国家卫生健康委员会"十三五"规划教材

全国中医住院医师规范化培训教材

推 拿 学

主　编　房　敏

副主编　龚　利　丛德毓　王金贵　刘长信　薛明新

编　委　（按姓氏笔画排序）

王　强（山东省立医院）　　　　　　　　李同军（黑龙江中医药大学附属第二医院）

王金贵（天津中医药大学第一附属医院）　李江山（湖南中医药大学）

艾　健（云南省中医医院）　　　　　　　吴　山（广州中医药大学第二附属医院）

丛德毓（长春中医药大学附属医院）　　　张振宇（中国中医科学院望京医院）

司马雄翼（湖南省岳阳市中医医院）　　　陈水金（福建中医药大学附属康复医院）

吕子萌（安徽中医药大学第一附属医院）　范宏元（贵州中医药大学）

吕立江（浙江中医药大学）　　　　　　　房　敏（上海中医药大学）

刘长信（北京中医药大学东直门医院）　　赵　焰（湖北省中医院）

刘玉超（首都医科大学附属北京中医医院）唐宏亮（广西中医药大学第一附属医院）

严　振（上海中医药大学附属岳阳中西　　龚　利（上海中医药大学附属岳阳中西

　　　　结合医院）　　　　　　　　　　　　　　医结合医院）

严晓慧（河南中医药大学）　　　　　　　薛明新（南京医科大学第一附属医院）

秘　书　邵　盛（上海中医药大学附属岳阳中西医结合医院）

人民卫生出版社

·北 京·

图书在版编目（CIP）数据

推拿学 / 房敏主编 . —北京：人民卫生出版社，
2020.8
ISBN 978-7-117-30383-5

Ⅰ. ①推… Ⅱ. ①房… Ⅲ. ①推拿 – 中医教育 – 教材
Ⅳ. ①R244.1

中国版本图书馆 CIP 数据核字（2020）第 158359 号

人卫智网	www.ipmph.com	医学教育、学术、考试、健康，购书智慧智能综合服务平台
人卫官网	www.pmph.com	人卫官方资讯发布平台

推 拿 学

Tuinaxue

主　　编：房　敏
出版发行：人民卫生出版社（中继线 010-59780011）
地　　址：北京市朝阳区潘家园南里 19 号
邮　　编：100021
E - mail：pmph @ pmph.com
购书热线：010-59787592　010-59787584　010-65264830
印　　刷：天津安泰印刷有限公司
经　　销：新华书店
开　　本：787 × 1092　1/16　印张：21
字　　数：472 千字
版　　次：2020 年 8 月第 1 版
印　　次：2020 年 10 月第 1 次印刷
标准书号：ISBN 978-7-117-30383-5
定　　价：78.00 元

打击盗版举报电话：010-59787491　E-mail：WQ @ pmph.com
质量问题联系电话：010-59787234　E-mail：zhiliang @ pmph.com

数字增值服务编委会

主　编　房　敏

副主编　龚　利　丛德毓　王金贵　刘长信　薛明新

编　委　(按姓氏笔画排序)

王　强(山东省立医院)

王金贵(天津中医药大学第一附属医院)

艾　健(云南省中医医院)

丛德毓(长春中医药大学附属医院)

司马雄翼(湖南省岳阳市中医医院)

吕子萌(安徽中医药大学第一附属医院)

吕立江(浙江中医药大学)

刘长信(北京中医药大学东直门医院)

刘玉超(首都医科大学附属北京中医医院)

严　振(上海中医药大学附属岳阳中西医结合医院)

严晓慧(河南中医药大学)

李同军(黑龙江中医药大学附属第二医院)

李江山(湖南中医药大学)

吴　山(广州中医药大学第二附属医院)

张振宇(中国中医科学院望京医院)

陈水金(福建中医药大学附属康复医院)

范宏元(贵州中医药大学)

房　敏(上海中医药大学)

赵　焰(湖北省中医院)

唐宏亮(广西中医药大学第一附属医院)

龚　利(上海中医药大学附属岳阳中西医结合医院)

薛明新(南京医科大学第一附属医院)

秘　书　邵　盛(上海中医药大学附属岳阳中西医结合医院)

3

修 订 说 明

为适应中医住院医师规范化培训快速发展和教材建设的需要,进一步贯彻落实《国务院关于建立全科医生制度的指导意见》《医药卫生中长期人才发展规划(2011—2020年)》和《国家卫生计生委等7部门关于建立住院医师规范化培训制度的指导意见》,按照《国务院关于扶持和促进中医药事业发展的若干意见》要求,规范中医住院医师规范化培训工作,培养合格的中医临床医师队伍,经过对首版教材使用情况的深入调研和充分论证,人民卫生出版社全面启动全国中医住院医师规范化培训第二轮规划教材(国家卫生健康委员会"十三五"规划教材)的修订编写工作。

为做好本套教材的出版工作,人民卫生出版社根据新时代国家对医疗卫生人才培养的要求,成立国家卫生健康委员会第二届全国中医住院医师规范化培训教材评审委员会,以指导和组织教材的修订编写和评审工作,确保教材质量;教材主编、副主编和编委的遴选按照公开、公平、公正的原则,在全国60余家医疗机构近1 000位专家和学者申报的基础上,经教材评审委员会审定批准,有500余位专家被聘任为主审、主编、副主编、编委。

本套教材始终贯彻"早临床、多临床、反复临床",处理好"与院校教育、专科医生培训、执业医师资格考试"的对接,实现了"基本理论转变为临床思维、基本知识转变为临床路径、基本技能转变为解决问题的能力"的转变,注重培养医学生解决问题、科研、传承和创新能力,造就医学生"职业素质、道德素质、人文素质",帮助医学生树立"医病、医身、医心"的理念,以适应"医学生"向"临床医生"的顺利转变。

根据该指导思想,本套教材在上版教材的基础上,汲取成果,改进不足,针对目前中医住院医师规范化培训教学工作实际需要,进一步更新知识,创新编写模式,将近几年中医住院医师规范化培训工作的成果充分融入,同时注重中医药特色优势,体现中医思维能力和临床技能的培养,体现医考结合,体现中医药新进展、新方法、新趋势等,并进一步精简教材内容,增加数字资源内容,使教材具有更好的思想性、实用性、新颖性。

本套教材具有以下特色:

1. **定位准确,科学规划** 本套教材共25种。在充分调研全国近200家医疗机构及规范化培训基地的基础上,先后召开多次会议深入调研首版教材的使用情况,并广泛听取了长期从事规培工作人员的意见和建议,围绕中医住院医师规范化培训的目标,分为临床学科(16种)、公共课程(9种)两类。本套教材结合中医临床实际情况,充分考虑各学科内亚专科的培训特点,能够满足不同地区、不同层次的培训要求。

2. **突出技能,注重实用** 本套教材紧扣《中医住院医师规范化培训标准(试行)》要求,将培训标准规定掌握的以及编者认为在临床实践中应该掌握的技能与操作采用"传统"模式编写,重在实用,可操作性强,强调临床技术能力的训练和提高,重点体现中医住院医师规范化培训教育特色。

3. **问题导向,贴近临床** 本套教材的编写模式不同于本科院校教材的传统模式,采用问题导向和案例分析模式,以案例提示各种临床情境,通过问题与思路逐层、逐步分解临床诊疗流程和临证辨治思维,并适时引入、扩展相关的知识点。教材编写注重情境教学方法,根据诊治流程和实际工作中的需要,将相关的医学知识运用到临床,转化为"胜任力",重在培养学员中医临床思维能力和独立的临证思辨能力,为下一阶段专科医师培训打下坚实的基础。

4. **诊疗导图,强化思维** 本套教材设置各病种"诊疗流程图"以归纳总结临床诊疗流程及临证辨治思维,设置"临证要点"以提示学员临床实际工作中的关键点、注意事项等,强化中医临床思维,提高实践能力,体现中医住院医师规范化培训教育特色。

5. **纸数融合,创新形式** 本套教材以纸质教材为载体,设置随文二维码,通过书内二维码融入数字内容,增加视频/微课资源、拓展资料及习题等,使读者阅读纸书时即可学习数字资源,充分发挥富媒体优势和数字化便捷优势,为读者提供优质适用的融合教材。教材编写与教学要求匹配、与岗位需求对接,与中医住院医师规范化培训考核及执业考试接轨,实现了纸数内容融合、服务融合。

6. **规范标准,打造精品** 本套教材以《中医住院医师规范化培训实施办法(试行)》《中医住院医师规范化培训标准(试行)》为编写依据,强调"规范化"和"普适性",力争实现培训过程与内容的统一标准与规范化。其临床流程、思维与诊治均按照各学科临床诊疗指南、临床路径、专家共识及编写专家组一致认可的诊疗规范进行编写。在编写过程中,病种与案例的选择,紧扣标准,体现中医住院医师规范化培训期间分层螺旋、递进上升的培训模式。教材修订出版始终坚持质量控制体系,争取打造一流的、核心的、标准的中医住院医师规范化培训教材。

人民卫生出版社医药卫生规划教材经过长时间的实践和积累,其优良传统在本轮教材修订中得到了很好的传承。在国家卫生健康委员会第二届全国中医住院医师规范化培训教材评审委员会指导下,经过调研会议、论证会议、主编人会议、各专业教材编写会议和审定稿会议,编写人员认真履行编写职责,确保了教材的科学性、先进性和实用性。参编本套教材的各位专家从事中医临床教育工作多年,业务精纯,见解独到。谨此,向有关单位和个人表示衷心的感谢!希望各院校及培训基地在教材使用过程中,及时提出宝贵意见或建议,以便不断修订和完善,为下一轮教材的修订工作奠定坚实的基础。

人民卫生出版社有限公司

2020 年 3 月

国家卫生健康委员会"十三五"规划教材
全国中医住院医师规范化培训
第二轮规划教材书目

序号	教材名称	主编		
1	卫生法规(第2版)	周　嘉	信　彬	
2	全科医学(第2版)	顾　勤	梁永华	
3	医患沟通技巧(第2版)	张　捷	高祥福	
4	中医临床经典概要(第2版)	赵进喜		
5	中医临床思维(第2版)	顾军花		
6	中医内科学·呼吸分册	王玉光	史锁芳	
7	中医内科学·心血管分册	方祝元	吴　伟	
8	中医内科学·消化分册	高月求	黄穗平	
9	中医内科学·肾病与内分泌分册	倪　青	邓跃毅	
10	中医内科学·神经内科分册	高　颖	杨文明	
11	中医内科学·肿瘤分册	李和根	吴万垠	
12	中医内科学·风湿分册	刘　维	茅建春	
13	中医内科学·急诊分册	方邦江	张忠德	
14	中医外科学(第2版)	刘　胜		
15	中医皮肤科学	陈达灿	曲剑华	
16	中医妇科学(第2版)	梁雪芳	徐莲薇	刘雁峰
17	中医儿科学(第2版)	许　华	肖　臻	李新民
18	中医五官科学(第2版)	彭清华	忻耀杰	
19	中医骨伤科学(第2版)	詹红生	冷向阳	谭明生
20	针灸学	赵吉平	符文彬	
21	推拿学	房　敏		
22	传染病防治(第2版)	周　华	徐春军	
23	临床综合诊断技术(第2版)	王肖龙	赵　萍	
24	临床综合基本技能(第2版)	李　雁	潘　涛	
25	临床常用方剂与中成药	翟华强	王燕平	

国家卫生健康委员会
第二届全国中医住院医师规范化培训教材
评审委员会名单

主 任 委 员　胡鸿毅　刘清泉

副主任委员　（按姓氏笔画排序）

王　阶　方祝元　冷向阳　陈达灿
高　颖　谢春光

委　　　员　（按姓氏笔画排序）

王艳君　毛静远　方邦江　任献青
向　楠　刘　萍　刘中勇　刘英超
刘金民　关雪峰　李　丽　杨思进
连　方　吴　伟　张　科　张允岭
罗颂平　周　华　冼绍祥　郝薇薇
徐春军　崔晓萍　彭清华

秘　　　书　舒　静　张广中　严雪梅

前　言

为适应中医住院医师规范化培训的快速发展和教材建设需要,进一步贯彻落实《关于建立住院医师规范化培训制度的指导意见》《国务院关于建立全科医生制度的指导意见》《医药卫生中长期人才发展规划(2011—2020年)》,按照《国务院关于扶持和促进中医药事业发展的若干意见》要求,规范中医住院医师规范化培训工作,培养合格的中医临床医师队伍,在国家卫生健康委员会和国家中医药管理局的指导下,人民卫生出版社经过对首版"国家卫生和计划生育委员会中医、中西医结合住院医师规范化培训教材"使用情况的深入调研和充分论证,组织专家教授全面开展全国中医住院医师规范化培训第二轮规划教材(国家卫生健康委员会规划教材)的修订编写。

《推拿学》住院医师规范化培训教材由全国范围内20余家中医院校及附属医院的多位推拿知名专家集体编写。本教材坚持与院校教育对接、与专科医师培训对接、与执业医师考试对接,为培养合格的中医住院医师提供临床培训指导;有助于受训者巩固推拿基础理论,完善推拿临床技能,掌握临床必备诊疗技术,以期达到中医住院医师临床培训标准。同时,本教材注重创新性、科学性、针对性、实用性与适用性相结合。

本教材彰显推拿临床诊治特征,中医经络理论为其核心,中医学和现代科学理论为其指导,手法和功法为其防治手段。整体观念、辨证施术,标本同治、缓急兼顾,以动为主、动静结合为其治疗总则。全书共9章,绪论与第1~4章为推拿基础知识,由房敏、龚利、严振、李同军编写;第5~6章为推拿临床技能,由丛德毓、刘玉超编写;第7章为推拿临床常见疾病治疗,由陈水金、吕立江、赵焰、龚利、吴山、吕子萌、薛明新、张振宇、刘长信、艾健、唐宏亮、司马雄翼、李江山、严晓慧、范宏元、王强编写;第8章为推拿主要流派介绍,由房敏、龚利、严振编写,第9章为推拿现代研究概况,由王金贵编写。全书全面和切实体现了中医住院医师规范化培训大纲推拿学科要求,并充分展示了全国各地推拿治疗、技术特色,力求真实反映目前全国推拿临床诊疗的现状。

在本教材编写过程中,我们强调临床思路第一、临床应用第一、临床规范第一,适度反映流派特色与本学科国内外前沿动态与进展。但由于水平有限,难免有不足之处,恳请广大读者指正。

《推拿学》编委会

2019 年 6 月

目　录

绪　论

1. 普训阶段　了解推拿发展源流。
2. 专训阶段　掌握各历史时期推拿发展特点。

推拿学属于临床学科,推拿治病,是以中医经络理论为核心指导,运用手法和功法作为防治手段,从而达到疏通经络气血、调整脏腑功能、祛病摄生的目的。推拿疗法,不仅广泛适用于骨伤科疾患,且能治疗内、外、妇、儿的许多病证。其术施治便捷,特色鲜明,疗效显著,既是饮誉于国内,又是蜚声于海外的传统医学中的一门学科。

据文献记载,先秦时期曾有许多医书流传于世,但皆因兵事战火而亡佚。传至今日的诸子百家之书,对医药之述,只是偶尔提及。对此时期推拿学成就的了解,主要来自20世纪考古学的重大发现,即殷墟甲骨卜辞和长沙马王堆汉墓帛简医书的记载。在约公元前1324—公元前1266年间留下的甲骨卜辞中,多次记载了宫廷的按摩医疗活动与男女按摩医师的名字。长沙马王堆汉墓帛简医书有14种,今定名为:《足臂十一脉灸经》《阴阳十一脉灸经》《脉法》《导引图》《养生方》《五十二病方》《合阴阳》等,大都书写于汉初或秦汉之际,依内容而言,多早于《黄帝内经》,至少可以推测,在当时运用按摩术解决临床问题已十分普及。

先秦时期,"按摩"是主要的治疗和养生保健手段,常常与"导引"联系在一起称谓。导引,唐代王冰解释为"摇筋骨、动支节";唐代释慧琳在《一切经音义》中认为导引是一种"自摩自捏,伸缩手足,除劳去烦"的方法,提出了自我操作的特点;《庄子·刻意》提出"吹呴呼吸,吐故纳新,熊经鸟伸,为寿而已矣,此道引之士,养形之人,彭祖寿考者之所好也。"强调了导引呼吸运动的要求。从这些古代文献可以概括地认为,"导引"是一种配合呼吸,进行自我手法操作、自主活动的防治疾病和强身保健的方法。它与现在的功法锻炼相类似。"按摩"则是一种可以配合呼吸,既自动又他动地进行手法操作的防病治病方法。因此,导引和按摩也是两种密切相关的疗法。尤其是自我手法操作,既可谓之按摩,也可称之导引。1973年,长沙马王堆出土的帛画《导引图》描绘44种导引姿势,其中有捶背、抚胸、按压等动作,并注明了各种动作所防治的疾病。这些动作，就是自我按摩的方法。湖北省江陵县张家山出土的简书《引书》是一部导引术专著，其中也描写了治疗颞下颌关节脱位的口内复位法、治疗落枕（急性斜颈）的仰卧位颈椎拔伸法、治疗肠澼（痢疾）的腰部踩踏法和腰部后伸扳法、治疗喉痹的颈椎后伸扳法，将推拿按摩方法用于骨伤科等疾病的诊治。同时，先秦时期的推拿还应用于临床急救，《周礼注疏》一书中说："扁鹊治虢太子暴疾尸厥之病，使子明炊汤，子仪脉神，子术按摩"，描述了春秋战国时期，名医扁鹊运用推拿等方法成功地抢救了尸厥病人一事。

秦汉时期，我国的医学著作就较完整地记载了推拿防治疾病的方法。据《汉书·艺文志》所载，当时有推拿专著《黄帝岐伯按摩》十卷，可惜这本我国最早的推拿学专著已佚。《黄帝内经》是我国现存最早，且比较全面、系统阐述中医学理论体系的医学巨著，约成书于秦汉时期。该书中有不少有关推拿的记载，概括了推拿具有行气、活血、舒筋、通络、镇静、止痛、退热等作用（《素问·调经论》《素问·举痛论》《素问·血气形志》等）；记载了推拿可以治疗痹证、痿证、口眼歪斜和胃痛等多种病症（《灵枢·经筋》《灵枢·杂病》《灵枢·癫狂》等）；描述了有关推拿工具——"九针"中的"圆针"和"锓针"（《灵枢·九针十二原》）；介绍了推拿治疗的适应证及禁忌证（《素问·举痛论》和《素问·玉机真藏论》）；还提出了对按摩人员的选材与考核标准（《灵枢·官能》）。

秦汉时期，临床已科学地应用体外心脏按压抢救自缢死者。东汉名医张仲景在《金匮要略·杂疗方第二十三》介绍"救自缢死"方法：将自缢者"徐徐抱解，不得截绳，上下安被卧之，一人以脚踏其两肩，手少挽其发，常弦弦勿纵之；一人以手按据胸上，数动之；一人摩捋臂胫，屈伸之，若已僵，但渐渐强屈之，并按其腹。如此一炊顷，气从口出，呼吸眼开，而犹引按莫置，亦勿苦劳之"。同时，推拿手法操作时，已注意与其他方法的结合。如《史记·扁鹊仓公列传》记载了汉代淳于意以寒水推头治疗头痛、身热、烦满等症；《金匮要略》中提到对四肢重滞的患者可用导引、吐纳、针灸、膏摩等法治疗，其中膏摩，即是将药煎成膏剂，涂在患处进行按摩。

两晋时期有不少将推拿应用于抢救的记载。如葛洪在《肘后备急方》中记载治卒心痛方："闭气忍之数十度，并以手大指按心下宛宛中取愈。"治卒腹痛方："使病人伏卧，一人跨上，两手抄举其腹，令病人自纵重轻举抄之，令去床三尺许便放之，如此二七度止，拈取其脊骨皮，深取痛引之，从龟尾至顶乃止，未愈更为之。"治卒腹痛方所介绍的"拈取其脊骨皮，深取痛引之"的方法，可谓是最早的捏脊法。捏脊法和抄腹法的出现，表明推拿手法逐渐从简单的按压、摩擦，向手指相对用力且双手协同操作的成熟化方向发展。

隋唐时期，推拿已发展为一门专业的治疗方法。如隋代所设置的全国最高的医学教育机构——太医署，有按摩博士的职务；唐代的太医署所设置的四个医学部门中就有按摩科，其按摩博士在按摩师和按摩工的辅助下，教授按摩生"导引之法以除疾，损伤折跌者正之"。这个时期的推拿学术发展有如下特点：一是推拿已成为骨伤病的普遍治疗方法，不仅适用于软组织损伤，而且对骨折、脱位也应用推拿手法整复。唐代蔺道人所著《仙授理伤续断秘方》为我国现存最早的骨伤科专著，第一次系统地将手法运用到骨伤科治疗之中，提出治疗闭合性骨折的四大手法"揣摸、拔伸、搏捺、捺正"，对骨伤科推拿手法的发展，做出了重大贡献。二是推拿疗法渗透到内、外、儿诸科，《唐六典》中载有按摩可除风、寒、暑、湿、饥、饱、劳、逸，并认为："凡人肢节脏腑积而疾生，宜导而宣之，使内疾不留，外邪不入。"唐代医学大家孙思邈尤推崇按摩疗法应用于小儿疾病，认为小儿"鼻塞不通有涕出""夜啼""腹胀满""不能哺乳"等病证，都可用按摩治疗。三是推拿广泛地被应用于防病养生。自我按摩，又称为导引，得到了充分发展。如隋代的《诸病源候论》，全书50卷中几乎每卷都附有导引按摩法，唐代孙思邈在《备急千金要方》中详细介绍的"婆罗门按摩法"和"老子按摩法"都是自我按摩、自我锻炼的方法。四是膏摩盛行。《备急千金要方》《外台秘要》中收录了大量的膏摩方，有莽草膏、丹参膏、乌头膏、野葛膏、苍梧道士陈元膏、木防己膏等，可根据不同病情选择应用。孙思邈还在《备急千金要方》中指出："小儿虽无病，早起常以膏摩囟上及手足心，甚辟寒风。"

隋唐时期，我国对外交流比较活跃。医史界一般认为，我国推拿在唐代开始传到日本，同时，国外的推拿方法也流入到我国。如《备急千金要方》中介绍的"婆罗门按摩法"，"婆罗门"即是古印度，说明与我国同样具有古代文明的印度，很早就与我国有推拿学术交流活动。

宋、金、元时期，推拿的学术发展标志主要体现在推拿作为一种治疗方法，广泛地应用于临床各科，并在此基础上产生了丰富的诊疗理论，使推拿治疗作用的认识得到不断深化。《圣济总录》明确提出：对按摩手法要进行具体分析，而后才能正确认识按摩的作用和临床应用。该书卷四"治法"一章中说："可按可摩，时兼而用，通谓之按摩，按之弗摩，摩之弗按，按止以手，摩或兼以药，曰按曰摩，适所用也。"并提出了按摩具有"斡旋气机，周流荣卫，宣摇百关，疏通凝滞"的作用，可达到"气运而神和，内外调畅，升降无碍，耳目聪明，身体轻强，老者复壮，壮者复治"的目的，并能"开达则壅蔽者以之发散，抑遏则慓悍者有所归宿"。书中对于"凡坠堕颠扑，骨节闪脱，不得入臼，遂致蹉跌者"，强调用按摩手法复位；对骨折者"急须以手揣搦，复还枢纽"，最后"加以封裹膏摩"。元代名医危亦林所著《世医得效方》记载了利用身体的重力牵引复位的各种方法，特别是髋关节脱位的倒吊复位法和脊椎骨折的悬吊复位法，以身体下坠力来替代拔伸手法。此外，宋代还运用按摩催产，如宋医庞安时用按摩法催产获得"十愈八九"的效果。金代创立"攻邪论"的张从正在《儒门事亲》一书中，认为按摩也具有汗、吐、下三法的作用，对推拿的治疗作用，提出了新的见解。据《宋史·艺文志》记载，宋代有《按摩法》和《按摩要法》各一卷，惜已亡佚。

明代，太医院设十三医科进行医学教育。《明史》卷七十四"太医院"条写道"太医院掌医疗之法，凡医术十三科，医官医生医士专科肄业，曰大方脉，曰小方脉，曰妇人，曰疮疡，曰针灸，曰眼，曰口齿，曰接骨，曰伤寒，曰咽喉，曰金镞，曰按摩，曰祝由。凡医家子弟，择师而教之，三年五年，一试、再试、三试，乃黜陟之"，按摩成为医术十三科之一。推拿在当时的发展，有两个显著特点：一是"按摩"之名开始有"推拿"之称。究其原因，可能是由于封建礼教的束缚，按摩科于明隆庆五年(1571年)被官方取缔，此时恰逢小儿推拿的蓬勃兴起，其影响之大，以至于本来专指小儿按摩的"推拿"一词，从明代起，广泛取代了按摩的概念。二是形成了小儿推拿的独特体系。小儿推拿不是推拿诊治方法在小儿疾病中的简单应用，而是在理论、手法、穴位上都有不同于推拿在其他临床各科中应用的特色。如小儿推拿的穴位有点,也有线(前臂的"三关"和"六腑")和面(如手指指面部的"脾""肝""心""肺""肾");在手法应用上,较多地使用推法和拿法,并有复式操作法等;在临床治疗中,配合药物,既用药物作为介质行操作手法,又用药物内服。惊证是儿科危重症,小儿推拿的发展与当时推拿治疗惊证的独特效果是分不开的。我国现存最早的小儿推拿专题文献《秘传看惊掐筋口授手法论》(约成书于1405年)可作佐证。这个时期有不少小儿推拿专著问世。《小儿按摩经》被收录于杨继洲的《针灸大成》一书中,作者仅说是"四明陈氏",该书是我国现存最早的推拿专著;《小儿推拿方脉活婴秘旨全书》,又名《小儿推拿秘旨》和《小儿推拿方脉全书》,系龚云林撰著,该书刊于万历三十二年(1604年);《小儿推拿秘诀》又名《推拿仙术》,为周于蕃所撰,完成于万历三十三年(1605年)。

清代,推拿无论在临床实践,还是在理论总结上仍得到了一定发展。首先是儿科杂病推拿临床应用的发展。17世纪70年代(康熙年间),熊应雄编撰的《小儿推拿广意》,对前人的推拿论述与经验进行了比较全面的总结,在详细介绍推拿疗法时,收录了不少小儿病症的内服方剂,具有较大的实用价值;张振鋆的《厘正按摩要术》在《小儿推拿秘诀》一书基础上增补了一些新的内容,书中所介绍的"胸腹按诊法"为其他医书所少见。此外,还有不少小儿推拿专著,如骆如龙的《幼科推拿秘书》、钱懷邨的《小儿推拿直录》、夏云集的《保赤推拿法》等,都是小儿推拿实践和理论的总结。其次,以骨伤科疾病为对象的正骨推拿已形成其相对独立的学科体系。《医宗金鉴·正骨心法要旨》对正骨推拿手法总结出"摸、接、端、提、按、摩、推、拿"的正骨八法;提出了手法操作的要领;对骨折、脱位的手法诊治意义,不仅提出有整复作用,而且指出有康复价值。最后,作为中医外治法之一的推拿,与其他外治法和药物疗法,在临床应用中相互补充,相互结合。吴尚先所著《理瀹骈文》(1864年),是清代外治法中成就最大、最有影响的一部著作,该书将推拿、针灸、刮痧等数十种疗法列为外治方法,并介绍将药物熬膏,或敷、或擦、或摩、或浸、或熨、或熏的方法,这使古代的膏摩、药摩得到了较大发展。

民国时期,推拿学科的发展特点是存在于民间、发展于民间。由于当时的卫生政策不重视中医,尤不重视操作型的医疗技术,所以,推拿只能以分散的形式在民间存在和发展。这种发展的方式,其缺陷是受一地之限,缺乏交流;但其优势是由于我国疆域辽阔,植根于民间,易顺应该地域流行病的特点和民间要求,发展为各具特色的推拿学术流派,如鲁东湘西的儿科推拿、北方的正骨推拿、江浙的一指禅推拿、山东的武功推拿、川蓉的经穴推拿,等等。这些众多的学术流派,是我国推拿学科的一大特色。这个时期,由于西方医学的传入,推拿与中医其他学科一样受到冲击。但推拿作为一门临床学科,在冲击中吸收了西方医学的解剖、生理等基础知识以充实自身的发展,如上海的㨰法推拿就是在这种情况下发展起来的;曹泽普的《按摩术实用指南》注重解剖知识,手法中叩击、振颤等法着重机械力的作用;杨华亭的《华氏按摩术》集古法与现代西洋之生理、病理、解剖、组织、电磁气学等于一体,以古法为经,新法为纬。

中华人民共和国成立后,推拿的临床、教学、科研、著作出版和推拿队伍的建设,都出现了空前的繁荣景象。1956年上海成立了中国第一所推拿专科学校——上海中医学院附属推拿学校,1958年上海建立了国内第一所中医推拿门诊部,通过设科办校,使推拿专业人才的培养除了"师带徒"的形式外,还有课堂集体教育的方式,培养了一大批推拿专业的后继人才,继承和整理了推拿的学术经验。20世纪60年代初、中期,推拿疗法在临床中得到广泛应用,并整理出版了推拿专业教材和专著,开展了推拿的实验观察和文献研究。20世纪70年代后期至80年代,高等中医院校正式设置推拿专业,如上海中医学院针灸推拿系于1977年招收针灸、推拿、伤科专业的本科生,培养五年制大学本科学生,之后,全国有条件的中医学院都相继成立了针灸推拿系;1982年上海中医学院又招收五年制推拿专业本科生,1986年上海中医学院推拿系成立,并招收了全国第一批推拿硕士研究生,培养推拿高级中医师;全国的医疗机构、康复(保健)机构,普遍设立推拿(按摩)科,推拿被更为广泛地应用到临床各科;1987年成立了全国性的推拿学术团体——中华全国中医学会(现中华中医药学会)推拿学会;1991年上海市中医药研究院推拿研究所成立,这是当时国内唯一一家专业性推拿科研机构。进入20世纪90年代,推拿教育层次进一步提高,全国多数中医院校的推拿专业从专科教育发展到本科教育;1997年在上海首次招收推拿学专业博士研究生,不断为推拿教学、临床、科研输送高素质的专业人才。2000年以后,推拿学科已成为上海、南京、成都、长春等中医院校及其附属医院的国家级或省市级重点学科(专科)。

纵观推拿医学的发展史,推拿疗法源远流长,而推拿成为一门相对的独立学科,是萌芽于明清,形成于20世纪60~80年代,之后才继续发展壮大。明清时期,推拿的实践已经发展到有特殊的穴位应用及特殊的手法操作,既有独特的诊断方法,也有自身的理论总结,因此,出现了不少推拿的专门著作,尤其是儿科推拿专著。20世纪60年代开始,不仅推拿应用的范围比较广泛,如有骨伤科、内科、儿科、神经科、妇科等疾病,而且,其他临床学科的专业工作者,也应用推拿疗法治疗其本学科的疾病,他们以自身学科的理论和临床思维,指导手法的具体应用。然而,推拿作为一种疗法,在治疗不同系统的疾病时,所运用的临床思维方法和诊断、治疗理论,出现了一种多元的现象。如治疗运动系统疾病时,基本上是采用现代解剖学、生理学、病理学等理论;治疗内科、妇科疾病时,是采用中医脏腑学说、经络学说的理论;治疗儿科疾病时,则是按照小儿推拿的特定穴位、小儿推拿复式操作法等独特的理论进行治疗的。这种理论学说上的多元性,容易催化学科的形成和发展。但是,如果多元现象长期不能整合起来,则说明学科尚不够成熟。推拿学科作为一个相对独立的体系,目前正处于这样的境况,推拿学科仍然面临其他各学科的冲击和挑战。

同时,也应该看到,生物医学模式已转向生物—心理—社会医学模式,由于疾病谱的变化,人们治疗疾病的方法正在从偏重于手术和合成药物,逐渐向重视自然疗法和非药物治疗转变。推拿具有简便、舒适、有效、安全的特性,这种独特的医疗作用已经引起了医学界的重视,20世纪70年代后期以来,中国推拿与国外进行了广泛的交流,中国推拿学者出国讲学、医疗,赢得了国外的好评;同时,不少国家和地区的推拿专业人员也来中国学习中医推拿,且人员日益增多,许多国家也对推拿医学开始进行研究。在科学发展的新时代,学科之间相互渗透为推拿医学的发展提供了新的机遇和空间,在这样的背景和条件下,传统而古老的中国推拿学必将得到充分的发展,推拿事业也将进入一个崭新的时期。

复习思考题

1. 导引与按摩有何区别?
2. 什么是膏摩?
3. 试述隋唐时期推拿学术发展的特点。
4. 试述明代推拿学术发展的特点。
5. 试述清代推拿学术发展的特点。

经络理论和小儿推拿特定穴

培训目标

1. 普训阶段　掌握十二经脉、经筋的基本理论。常用腧穴与小儿推拿特定穴定位、主治功效。

2. 专训阶段　掌握十二经脉、奇经八脉、经筋的基本理论。五输穴、八脉交会穴、俞募穴等常用腧穴与小儿推拿特定穴的定位、主治功效。

经络系统由经脉和络脉组成,其中经脉包括十二经脉、奇经八脉,以及附属于十二经脉的十二经别、十二经筋、十二皮部;络脉包括十五络脉和难以数计的浮络、孙络等(图 1-1)。

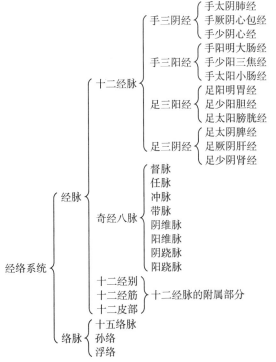

图 1-1　经络系统组成

第一节　十二经脉

十二经脉是手三阴经、手三阳经、足三阳经、足三阴经的总称，是经络系统的主体，故又称为"正经"。

一、十二经脉的名称

十二经脉的名称由手足、阴阳、脏腑三部分组成。首先用手、足将十二经脉分成手六经和足六经；凡属六脏及循行于肢体内侧的经脉为阴经，属六腑及循行于肢体外侧的经脉为阳经。根据阴阳消长变化的规律，阴阳又划分为三阴三阳，三阴为太阴、少阴、厥阴，三阳为阳明、太阳、少阳。按照上述命名规律，十二经脉的名称分别为手太阴肺经、手阳明大肠经、足阳明胃经、足太阴脾经、手少阴心经、手太阳小肠经、足太阳膀胱经、足少阴肾经、手厥阴心包经、手少阳三焦经、足少阳胆经、足厥阴肝经。

二、十二经脉在体表的分布规律

十二经脉左右对称地分布于头面、躯干和四肢，纵贯全身。与六脏相配属的六条阴经（六阴经），分布于四肢内侧和胸腹，上肢内侧为手三阴经，下肢内侧为足三阴经；与六腑相配属的六条阳经（六阳经），分布于四肢外侧和头面、躯干，上肢外侧为手三阳经，下肢外侧为足三阳经。十二经脉在四肢的分布呈现一定规律，具体表述如下：

按正立姿势，两臂下垂、拇指向前的体位，将上下肢的内外侧分别分成前、中、后三条区线。手足阳经为阳明在前、少阳在中、太阳在后；手足阴经为太阴在前、厥阴在中、少阴在后。其中足三阴经在足内踝上 8 寸以下为厥阴在前、太阴在中、少阴在后，至内踝上 8 寸以上，太阴交出于厥阴之前。

三、十二经脉表里属络关系

十二经脉"内属于腑脏，外络于肢节"，在体内与脏腑有明确的属络关系。其中阴经属脏络腑主里，阳经属腑络脏主表。如足阳明胃经属胃络脾，足太阴脾经属脾络胃，足少阳胆经属胆络肝，足厥阴肝经属肝络胆。

十二经脉之间存在着表里配对关系。如《素问·血气形志》所载："足太阳与少阴为表里，少阳与厥阴为表里，阳明与太阴为表里，是为足阴阳也。手太阳与少阴为表里，少阳与心主为表里，阳明与太阴为表里，是为手之阴阳也。"互为表里的经脉在生理上有密切联系，病理上相互影响，治疗时可相互为用。

四、十二经脉循行走向与交接规律

十二经脉循行走向的规律是：手三阴经从胸走手，手三阳经从手走头，足三阳经从头走足，足三阴经从足走腹（胸）。如《灵枢·逆顺肥瘦》所载："手之三阴，从藏走手；手之三阳，从手走头；足之三阳，从头走足；足之三阴，从足走腹。"

十二经脉相互交接的规律是：①相表里的阴经与阳经在手足末端交接，如手太阴肺经在食指端与手阳明大肠经相交接；足太阳膀胱经在小趾与足少阴肾经相交接。②同名的阳经与阳经在头面部交接,如手足少阳经皆通于目外眦。③相互衔接的阴经与阴经在胸中交接,如足太阴经与手少阴经交接于心中(图1-2)。

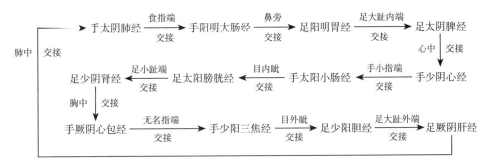

图1-2 十二经脉循行走向与交接规律

五、十二经脉气血流注规律

十二经脉气血源于中焦。十二经脉的循环流注有一定规律:从肺经开始,逐经相传,形成周而复始、如环无端的循环传注系统,将气血周流全身,使人体不断地得到营养物质而维持各脏腑组织器官的功能活动,其流注次序是:肺经—大肠经—胃经—脾经—心经—小肠经—膀胱经—肾经—心包经—三焦经—胆经—肝经,再由肝经相传肺经,流注不止,如《灵枢·卫气》载:"阴阳相随,外内相贯,如环之无端。"

六、十二经脉与脏腑器官的联络

十二经脉除了属络五(六)脏六腑外,还与其循行分布部位的其他组织器官有着密切的联络(表1-1)。临床上辨证分经,循经取穴,多以此为依据。

表1-1 十二经脉与脏腑器官联络

经脉名称	联络的脏腑	联络的器官
手太阴肺经	肺、大肠、中焦、胃口	肺系
手阳明大肠经	大肠、肺	下齿、口、鼻孔
足阳明胃经	胃、脾	鼻、上齿、口唇、耳、喉咙
足太阴脾经	脾、胃、心	咽、舌
手少阴心经	心、小肠、肺	心系、咽、目系
手太阳小肠经	小肠、心、胃	咽、耳、目内外眦、鼻
足太阳膀胱经	膀胱、肾	目内眦、耳、脑
足少阴肾经	肾、膀胱、肝、肺、心	喉咙、舌
手厥阴心包经	心包、三焦	
手少阳三焦经	三焦、心包	耳、目锐眦
足少阳胆经	胆、肝	目锐眦、耳
足厥阴肝经	肝、胆、胃、肺	阴器、喉咙、颃颡、目系、唇

第二节 奇 经 八 脉

一、奇经八脉的名称及循行分布

奇经八脉指督脉、任脉、冲脉、带脉、阴维脉、阳维脉、阴跷脉、阳跷脉八条经脉,因与十二经脉不同而别道奇行,故称为奇经八脉。奇经八脉与十二正经不同,既不直属脏腑,也无表里配合关系,且"别道奇行",故称"奇经"。

督脉行于腰背正中,上至头面,总督六阳经。任脉循行于腹胸正中,上抵颏部。冲脉与足少阴肾经相并上行,环绕口唇,且与任、督、足阳明等有联系。督脉、任脉、冲脉皆起于胞中,同出会阴,称为"一源三歧"。带脉起于胁下,绕行腰间一周。阴维脉起于小腿内侧,沿腿股内侧上行,至咽喉与任脉会合。阳维脉起于足跗外侧,沿腿膝外侧上行,至项后与督脉相会。阴跷脉起于足跟内侧,随足少阴等经上行,至目内眦与阳跷脉会合。阳跷脉起于足跟外侧,伴足太阳等经上行,至目内眦与阴跷脉会合,再沿足太阳经上额,于项后会合足少阳经。

二、奇经八脉的作用及临床意义

奇经八脉纵横交错地循行分布于十二经脉之间,主要作用体现在两方面:其一,沟通了十二经脉之间的联系,将部位相近、功能相似的经脉联系起来,达到统率有关经脉气血,协调阴阳的作用。如:督脉督领诸阳经,统摄全身阳气和真元,为"阳脉之海"。任脉妊养诸阴经,总调全身阴气和精血,为"阴脉之海"。冲脉具有涵蓄十二经气血的作用,有"十二经脉之海"和"血海"之称。带脉约束了纵行躯干部的诸条经脉。阳维脉主一身之表,阴维脉主一身之里,阴、阳维脉具有维系一身阴经和阳经的作用。阴、阳跷脉主肢体两侧的阴阳,调节下肢运动与寤寐。同时,奇经八脉在循行分布过程中,与其他各经相互交会沟通,也加强了十二经脉之间的相互联系。如督脉大椎穴为手足三阳经交会之处,任脉关元、中极穴为足三阴经之交会,冲脉加强了足阳明与足少阴经之间的联系,带脉联系着纵行于躯干的各条经脉等。其二,对十二经脉气血有着蓄积和渗灌的调节作用。奇经八脉犹如湖泊水库,而十二经脉之气则犹如江河之水。当十二经脉和脏腑之气旺盛时,奇经加以储蓄;当十二经脉生理功能需要时,奇经又能渗灌和供应。奇经八脉大体的循行分布、作用和临床意义见表1-2。

表1-2 奇经八脉的循行分布、作用和临床意义

奇经八脉	循行分布概况	作用、临床意义
任脉	腹、胸、颏下正中	妊养六阴经,调节全身阴经经气,故称"阴脉之海"
督脉	腰、背、头面正中	督领六阳经,调节全身阳经经气,故称"阳脉之海"

续表

奇经八脉	循行分布概况	作用、临床意义
冲脉	与足少阴经并行,环绕口唇,且与任督足阳明经等有联系	涵蓄十二经气血,故称"十二经之海"或"血海"
带脉	起于胁下,环腰一周,状如束带	约束纵行躯干的诸条经脉
阴维脉	起于小腿内侧,并足太阴、厥阴上行,至咽喉合于任脉	维系全身阴经
阳维脉	起于足跗外侧,并足少阳经上行,至项后会于督脉	维系全身阳经
阴跷脉	起于足跟内侧,伴足少阴等经上行,至目内眦与阳跷脉会合	调节下肢运动,司寤寐
阳跷脉	起于足跟外侧,伴足太阳等经上行,至目内眦与阴跷脉会合	调节下肢运动,司寤寐

第三节　十二经别

一、十二经别的名称及分布

十二经别是十二正经别行深入体腔的支脉。由于经别均由十二经脉分出,故其名称也依十二经脉而定,即有手三阴、手三阳经别和足三阴、足三阳经别。

十二经别的循行特点,可用"离、合、出、入"来进行概括。十二经别的循行,多从四肢肘膝关节附近正经别出(离),经过躯干深入体腔与相关的脏腑联系(入),再浅出体表上行头项部(出),在头项部,阳经经别合于本经的经脉,阴经经别合于其相表里的阳经经脉(合),由此十二经别按阴阳表里关系汇合成六组,称为"六合"。

二、十二经别的作用及临床意义

十二经别加强了十二经脉的内外联系,补充了十二经脉在体内外循行的不足。体现在:①加强了表里两经的联系作用,十二经别通过"六合"作用使十二经脉表里两经之间增加了联系。②加强经脉与脏腑联系的作用,经别进入体腔以后,大多数都循行于该经脉所属脏腑,特别是阳经经别全部联系到其本经有关的脏和腑。③加强十二经别与头部联系的作用,不仅阳经经别到达头部,阴经经别也合于头面。从而突出了头面部经脉和穴位的重要性及其主治作用,扩大了手足三阴经穴位的主治范围,为手足三阴经中部分穴位能够治疗头面和五官疾病,以及近代发展起来的头针、面针、耳针等奠定了理论基础。④弥补了十二经脉分布的不足,并加强了各经与心的联系。如足阳明胃经循行未联系到心,手少阴心经循行也未到胃,但足阳明经别的循行上通于心,沟通了心与胃之间的联系,从而为和胃气以安心神的治法提供了理论依据;又如足太阳膀胱经的承山穴能够治疗肛肠疾患,也是因为其经别"别入于肛"。

第四节　十二经筋

一、十二经筋的名称及分布

十二经筋,是十二经脉之气聚结于筋肉、骨骼、关节的体系,为十二经脉连属之筋的总称。《黄帝内经太素》:"十二经筋与十二经脉,俱禀三阴三阳行于手足,故分为十二。但十二经脉主于血气,内营五脏六腑,外营头身四肢。十二经筋内行胸腹郭中,不入五脏六腑。脉有经脉、络脉;筋有大筋、小筋、膜筋。十二经筋起处与十二经脉流注并起于四末,然所起处有同有别。其有起维筋、缓筋等,皆是大筋别名。"描述每一经脉连属之经筋,由大小、形状不一的"大筋、小筋、膜筋"等构成。

十二经筋位于十二经脉相应区域的皮部深层。《素问·五脏生成》:"诸筋者,皆属于节(王冰注:筋气之坚结者,皆络于骨节之间也)"。坚韧的筋都附着、连属于骨节,筋力坚韧,能约束、连缀骨骼和肌肉,使整个躯体得以保持一定的位置形态和功能。经筋在人体呈纵行的束状、带状分布,向心性走向,起于指、趾末端,沿肢体纵轴终止于胸腹及头面。每遇骨节部位则"结"或"聚",即附着于关节与骨面;每遇胸腹、腰背或头面部则"散"或"布",呈片筋、膜筋而分布。虽然有的经筋能入于体腔,但是与脏腑无属络关系。手足三阳经筋主要分布于四肢外侧及躯干背侧,依其运动之性为刚;手足三阴经筋主要分布于四肢内侧及胸腹侧,依其运动之性为柔,故筋有刚筋、柔筋之称。十二经筋循行体表的部位与十二经脉的外行部分大体相仿,循行周围的筋肉多属本筋所辖。

二、十二经筋的作用及临床意义

束骨利关节、支撑保护内脏、连缀百骸、维络周身是经筋的主要功能。《素问·痿论》:"阳明者,五脏六腑之海,主润宗筋,宗筋主束骨而利机关也。"人体关节的屈伸,肢体的活动,各种姿势的形成与变换,以及内脏的保护等主要是依靠经筋的作用。《灵枢·经脉》:"筋为刚,肉为墙",认为经筋主司运动和保护内脏。《素问·厥论》:"前阴者,宗筋之所聚",认为经筋与前阴的功能有关。《类经》:"十二经脉之外而复有经筋者,何也? 盖经脉营行表里,故出入脏腑,以次相传;经筋连缀百骸,故维络周身,各有定位。虽经筋所盛之处,则唯四肢溪谷之间为最,以筋会于节也。筋属木,其华在爪,故十二经筋皆起于四肢指爪之间,而后盛于辅骨,结于肘腕,系于关节,联于肌肉,上于颈项,终于头面,此人身经筋之大略也。"认为经筋的主要功能是"连缀百骸,维络周身"。

阴阳处于平衡状态时,肌肉的舒缩和关节的屈伸都是自如的。若阴阳失调,经筋发生异常改变时,可导致多种运动障碍的病症,如抽痛,或掣强、拘挛、痿纵、痿废等。《灵枢·经筋》全面论述了三阳、三阴经筋病症与证候,认为"寒则反折筋急,热则筋弛纵不收"。并明确提出了"燔针劫刺,以知为数,以痛为输"的治疗原则。十二经筋的理论,对于运用针灸推拿治疗肢体关节疾病等有直接的指导意义。

第五节　十 二 皮 部

一、十二皮部的名称及分布

十二皮部是十二经脉功能活动反映于体表的部位,也是络脉之气在皮肤所散布的部位。《素问·皮部论》指出:"欲知皮部,以经脉为纪者,诸经皆然。"皮部同别络,特别是浮络有更密切的关系。

二、十二皮部的作用及临床意义

十二皮部居于人体最外层,又与经络气血相通,是络脉之气(卫气)散布之处,故是机体的卫外屏障,起着保卫机体、抵御外邪和反映病候、协助诊断的作用。

皮部理论临床应用广泛。通过诊察皮部色泽、形态的变化,皮肤温度、感觉的异常等,可协助诊断;皮部也是推拿临床上重要的治疗部位,如膏摩等。

第六节　十 五 络 脉

一、十五络脉的名称及分布

十二经脉和任、督二脉各自别出一络,加上脾之大络,总称十五络脉,或十五别络。十五别络分别以其所别出处的腧穴命名。

十二经脉别络在四肢肘膝关节以下本经络穴分出后,均走向其相表里的经脉,阴经络脉走向阳经,阳经络脉走向阴经,阴阳经的络脉相互交通连接。任脉的别络,从胸骨剑突下鸠尾分出后,散布于腹部;督脉的别络,从尾骨下长强分出后,并走向背部两侧的足太阳经,散布于头部;脾之大络,出于腋下大包穴,散布于胸胁部。

全身络脉中,十五络脉较大。此外,络脉又因其形状、大小、深浅的不同,有不同的名称,如浮行于浅表部位的称为"浮络";络脉最细小的分支称为"孙络",遍布全身,难以计数。

二、十五络脉的作用及临床意义

四肢部的十二经别络,加强了十二经中表里两经的联系,沟通了表里两经的经气,补充了十二经脉循行的不足。躯干部的任脉别络、督脉别络和脾之大络,分别沟通了腹、背和全身经气,输布气血以濡养全身组织。

络脉理论对推拿临床有重要的指导意义。根据络脉病候和络脉沟通表里两经的特点,可以选用络穴治疗络脉的虚实病证和表里两经的病变;络脉理论还可用于诊察疾病,如通过诊察络脉颜色的变化,可测知脏腑经脉的相关病变;根据络脉理论,可通过推拿手法达到通畅气血、治疗疾病的目的。

第七节　常用腧穴

常用腧穴见表 1-3。

表 1-3　常用腧穴表

经络	穴名	定位	主治
手太阴肺经	中府	胸前壁外上方,云门下 1 寸,平第一肋间隙,距前正中线 6 寸	哮喘、胸闷、肩背痛
	尺泽	肘横纹中,肱二头肌腱桡侧凹陷中	肘臂挛痛、哮喘、胸胁胀痛、小儿惊风
	孔最	前臂掌面桡侧,当尺泽与太渊连线上,腕横纹上 7 寸	咳嗽、咯血、音哑、咽喉痛、肘臂痛
	列缺	前臂桡侧缘,桡骨茎突上方,腕横纹上 1.5 寸,当肱桡肌与拇长展肌腱之间	咳嗽、气急、头项强痛、牙痛
	太渊	腕掌侧横纹桡侧,桡动脉搏动处	咳嗽、气喘、乳胀、咽喉痛、手腕痛
	鱼际	拇指第 1 掌指关节后凹陷处,约当第 1 掌骨中点桡侧,赤白肉际处	胸背痛、头痛眩晕、喉痛、发热恶寒
	少商	拇指末节桡侧,距指甲角 0.1 寸	中风昏仆、手指挛痛、小儿惊风
手阳明大肠经	商阳	在食指桡侧,指甲角旁 0.1 寸	齿痛,咽喉肿痛、热病、昏迷
	二间	微握拳,当食指桡侧第 2 掌指关节前凹陷中	鼻衄、齿痛等五官疾患、热病
	三间	微握拳,在食指桡侧第 2 掌指关节后凹陷处	齿痛,咽喉肿痛、腹胀、腹痛、泄泻
	合谷	手背,第 1、2 掌骨间,当第 2 掌骨桡侧中点处	头痛、牙痛、发热、喉痛、指挛、臂痛、口眼歪斜
	阳溪	腕背横纹桡侧,手拇指上跷时,当拇长展肌腱与拇短伸肌腱间凹陷中	头痛、耳鸣、齿痛、咽喉肿痛、目赤、手腕痛
	偏历	屈肘,前臂背面桡侧,当阳溪与曲池连线上,腕横纹上 3 寸	鼻衄、目赤、耳聋、耳鸣、手臂酸胀、喉痛、水肿
	手三里	前臂背面桡侧,当阳溪与曲池连线上,肘横纹下 2 寸	肘挛、屈伸不利、手臂麻木酸痛
	曲池	屈肘,肘横纹外侧端,当尺泽与肱骨外上髁连线中点	发热、高血压、手臂肿痛、肘痛、上肢瘫痪
	肘髎	屈肘,曲池穴外上方 1 寸,当肱骨边缘处	肘臂部疼痛、麻木、挛急
	臂臑	在曲池穴与肩髃穴连线上,曲池穴上 7 寸,三角肌止点处	肩臂疼痛不遂、颈项拘挛、瘰疬、目疾
	肩髃	肩部,三角肌上,臂外展,当肩峰前下方凹陷处	肩膀痛、肩关节活动障碍、偏瘫

续表

经络	穴名	定位	主治
手阳明大肠经	扶突	在颈外侧部,横平喉结,当胸锁乳突肌前、后缘之间	咽喉肿痛,暴喑、瘿气、瘰疬、咳嗽、气喘
	口禾髎	在上唇部,水沟穴旁0.5寸,当鼻孔外缘直下	鼻塞、鼽衄、口歪、口噤
	迎香	鼻翼外缘中点旁,当鼻唇沟中	鼻炎、鼻塞、口眼歪斜
足阳明胃经	承泣	目正视,瞳孔直下,当眼球与眶下缘之间	目疾、口眼歪斜、面肌痉挛
	四白	面部,目正视,瞳孔直下,当眶下孔凹陷处	口眼歪斜、目赤痛痒
	地仓	面部,口角外侧,上直瞳孔	流涎、口眼歪斜
	颊车	面颊部,下颌角前上方约一横指,当咀嚼时咬肌隆起,按之凹陷处	口眼歪斜、牙痛、颊肿
	下关	面部耳前方,当颧弓与下颌切迹所形成的凹陷处	面瘫、牙痛
	头维	头侧部,当额角发际上0.5寸,头正中线旁4.5寸	头痛
	屋翳	在第2肋间隙,前正中线旁开4寸	咳嗽、气喘、咳唾脓血、胸肋胀痛、乳痈
	乳根	在第5肋间隙,当乳头直下,前正中线旁开4寸	乳痈、乳汁少、咳嗽、呃逆、胸痛
	梁门	在上腹部,脐中上4寸,前正中线旁开2寸	纳少、胃痛、呕吐
	天枢	腹中部,脐中旁开2寸	腹泻、便秘、腹痛、月经不调
	水道	在下腹部,脐中下3寸,前正中线旁开2寸	小腹胀满、小便不利、疝气、痛经、不孕
	归来	在下腹部,脐中下4寸,前正中线旁开2寸	小腹痛、疝气、月经不调、带下、阴挺
	髀关	在髂前上棘与髌骨外上缘连线上,屈髋时平会阴,居缝匠肌外侧凹陷处	下肢痿痹、腰痛膝冷
	伏兔	大腿前面,当髂前上棘与髌底外侧端连线上,髌底上6寸	膝痛冷麻、下肢瘫痪
	阴市	在髂前上棘与髌骨外上缘连线上,髌骨外上缘上3寸	下肢痿痹、膝关节屈伸不利、疝气、腹痛
	梁丘	屈膝,大腿前面,当髂前上棘与髌底外侧端连线上,髌底上2寸	膝痛冷麻
	犊鼻	屈膝,在髌韧带外侧凹陷中;又名外膝眼	膝痛、屈伸不利、下肢麻痹
	足三里	小腿前外侧,当犊鼻穴下3寸,距胫骨前缘一横指	腹痛、腹泻、便秘、下肢冷麻、高血压
	上巨虚	小腿前外侧,当犊鼻下6寸,距胫骨前缘一横指	夹脐痛、腹泻、下肢瘫痪
	下巨虚	小腿前外侧,当犊鼻下9寸,距胫骨前缘一横指	小腹痛、腰脊痛、乳痈、下肢痿痹

续表

经络	穴名	定位	主治
足阳明胃经	丰隆	小腿前外侧,当外踝尖上8寸,条口外,距胫骨前缘二横指	头痛、痰嗽、肢肿、便秘、狂癫、下肢痿痹
	解溪	足背与小腿交界处横纹中央凹陷处,当踇长伸肌腱与趾长伸肌腱之间	踝关节扭伤、足趾麻木
	内庭	足背第2/3趾间缝纹端	齿痛、咽喉肿痛、鼻衄、热病、胃病吐酸、腹泻、痢疾、便秘、足背肿痛、跖趾关节痛
	厉兑	第2趾外侧趾甲角旁约0.1寸	鼻衄、齿痛、咽喉肿痛、热病、多梦、癫狂
足太阴脾经	隐白	足大趾内侧趾甲角旁0.1寸	月经过多、崩漏、便血、尿血、癫狂、多梦、惊风
	太白	足内侧缘,当第1跖趾关节后下方赤白肉际凹陷处	胃痛、腹胀、肠鸣、泄泻、便秘、痔漏
	公孙	足内侧缘,当第1跖骨基底前下方	胃痛、呕吐、食不化、腹痛、泄泻、痢疾
	三阴交	小腿内侧,当足内踝尖上3寸,胫骨内侧缘后方	失眠、腹胀纳呆、遗尿、小便不利、妇科病
	地机	小腿内侧,当内踝尖与阴陵泉连线上,阴陵泉下3寸	腹痛、泄泻、水肿、小便不利、遗精
	阴陵泉	小腿内侧,当胫骨内侧髁后下方凹陷处	膝关节酸痛、小便不利
	血海	屈膝,大腿内侧,髌底内侧端上2寸,当股四头肌内侧头隆起处	月经不调、膝痛
	腹结	在下腹部,大横穴下1.3寸,前正中线旁开4寸	腹痛、腹泻、疝气
	大横	仰卧,腹中部,距脐中4寸	虚寒泻痢、大便秘结、小腹痛
	大包	在侧胸部腋中线上,当第6肋间隙处	气喘、胸胁痛、全身疼痛、急性扭伤、四肢无力
手少阴心经	极泉	上臂外展,腋窝顶点,腋动脉搏动处	胸闷胁痛、臂肘冷痛
	少海	屈肘举臂,肘横纹内侧端与肱骨内上髁连线中点处	肘关节痛、手颤肘挛
	通里	前臂掌侧,当尺侧腕屈肌腱桡侧缘,腕横纹上1寸	心悸怔忡、头晕、咽痛、暴喑、舌强不语、腕臂痛
	阴郄	前臂掌侧,当尺侧腕屈肌腱桡侧缘,腕横纹上0.5寸	心痛、惊悸、骨蒸盗汗、吐血衄血、暴喑
	神门	腕部,腕掌侧横纹尺侧端,尺侧腕屈肌腱桡侧凹陷处	惊悸、怔忡、失眠、健忘
	少府	在手掌面,第4、5掌骨之间,握拳时,小指尖所指处	心悸、胸痛、阴痛、痈疡、小指挛痛
	少冲	小指桡侧指甲角旁0.1寸	心悸、痛、癫狂、热病、昏迷、胸胁痛

续表

经络	穴名	定位	主治
手太阳小肠经	少泽	手小指末节尺侧,距指甲根角0.1寸	发热、中风昏迷、乳少、咽喉肿痛
	后溪	手掌尺侧,微握拳,当小指本节后远侧掌横纹头赤白肉际处	头项强痛、耳聋、咽痛、齿痛、目翳、肘臂挛痛
	腕骨	手掌尺侧,当第5掌骨基底与钩骨之间凹陷处,赤白肉际	头痛、肩臂挛痛、腕痛指挛、热病无汗
	阳谷	腕背横纹尺侧端,当尺骨茎突与三角骨之间的凹陷处	颈颔肿、腕痛、头痛、目眩、耳鸣、热病
	支正	前臂背面尺侧,当阳谷与小海连线上,腕背横纹上5寸	颈项强、手指拘挛、头痛、目眩
	小海	屈肘,当尺骨鹰嘴与肱骨内上髁之间凹陷处	肘臂疼痛、麻木、癫痫
	肩贞	在肩关节后下方,臂内收,腋后纹头上1寸	肩臂疼痛、上肢不遂、瘰疬
	天宗	肩胛部,当冈下窝中央凹陷处,与第4胸椎相平	肩背酸痛、肩关节活动不便、项强
	肩外俞	在背部,第1胸椎棘突下,旁开3寸	肩背疼痛、颈项强急
	颧髎	面部,当目外眦直下,颧骨下缘凹陷处	口眼歪斜
	听宫	耳屏前,下颌骨髁状突的后方,张口时呈凹陷处	耳鸣、耳聋、聤耳、齿痛
足太阳膀胱经	睛明	面部,目内眦角稍上方凹陷处	眼病
	攒竹	面部,当眉头陷中,眶上切迹处	头痛失眠、眉棱骨痛、目赤痛
	天柱	项部,斜方肌外缘之后发际凹陷中,约当后发际正中旁开1.3寸	头痛、项强、鼻塞、肩背痛
	大杼	第1胸椎棘突下,旁开1.5寸	咳嗽、项强、肩背痛
	风门	背部,当第2胸椎棘突下,旁开1.5寸	伤风、咳嗽、项强、腰背痛
	肺俞	背部,当第3胸椎棘突下,旁开1.5寸	咳嗽气喘、胸闷、背肌劳损
	厥阴俞	背部,当第4胸椎棘突下,旁开1.5寸	心痛、心悸、咳嗽、胸闷、呕吐
	心俞	背部,当第5胸椎棘突下,旁开1.5寸	失眠、心悸
	膈俞	背部,当第7胸椎棘突下,旁开1.5寸	呕吐、噎膈气喘、咳嗽、盗汗
	肝俞	背部,当第9胸椎棘突下,旁开1.5寸	胁肋痛、肝炎、目糊
	胆俞	背部,当第10胸椎棘突下,旁开1.5寸	胁肋痛、口苦、黄疸
	脾俞	背部,当第11胸椎棘突下,旁开1.5寸	胃脘胀痛、消化不良、小儿慢脾惊
	胃俞	背部,当第12胸椎棘突下,旁开1.5寸	胃病、小儿吐乳、消化不良
	三焦俞	腰部,当第1腰椎棘突下,旁开1.5寸	肠鸣、腹胀、呕吐、腹泻、痢疾、水肿、腰背强痛
	肾俞	腰部,当第2腰椎棘突下,旁开1.5寸	肾虚、腰痛、遗精、月经不调

续表

经络	穴名	定位	主治
足太阳膀胱经	气海俞	腰部,当第3腰椎棘突下,旁开1.5寸	肠鸣腹胀、痛经、腰痛
	大肠俞	腰部,当第4腰椎棘突下,旁开1.5寸	腰腿痛、腰肌劳损、肠炎
	膀胱俞	第2骶椎棘突下,旁开1.5寸,约平第2骶后孔	小便不利、遗尿、腰骶痛、腹泻、便秘
	上髎	第1骶后孔中,约当髂后上棘与后正中线之间	大小便不利、月经不调、阳痿、腰骶痛
	次髎	第2骶后孔中,约当髂后上棘下与后正中线之间	月经不调、痛经、带下、遗精、腰骶痛、下肢痿痹
	承扶	在大腿后面,臀横纹的中点	腰骶臀股部疼痛、痔疾
	殷门	承扶穴与委中穴的连线上,承扶穴下6寸	腰痛、下肢痿痹
	委阳	腘横纹外侧端,当股二头肌腱内侧	腰强痛、小腹胀满、小便不利、腿足挛痛
	委中	腘横纹中点,当股二头肌腱与半腱肌腱中间	腰痛、膝关节屈伸不利、半身不遂
	魄户	第3胸椎棘突下,旁开3寸	咳嗽、气喘、肺痨、项强、肩背痛
	膏肓	第4胸椎棘突下,旁开3寸	咳嗽、气喘、肺痨、肩胛痛、健忘、盗汗、遗精
	志室	第2腰椎棘突下,旁开3寸	遗精、阳痿、小便不利、腰脊强痛
	秩边	第4骶椎棘突下,旁开3寸	腰骶痛、下肢痿痹、便秘、痔疾
	承山	小腿后面正中,委中与昆仑间,当伸直小腿或足跟上提时,腓肠肌肌腹下出现尖角凹陷处	腰腿痛、腓肠肌痉挛
	飞扬	小腿后面,当外踝后,昆仑穴直上7寸,承山外下方1寸处	头痛、腰背痛、腿软无力
	昆仑	足部外踝后方,当外踝尖与跟腱之间凹陷处	头痛、项强、腰痛、踝关节扭伤
	申脉	足外侧部,外踝直下凹陷中	癫狂痫、腰腿酸痛
	金门	申脉穴前下方,骰骨外侧凹陷中	头痛、腰痛、外踝痛、癫痫、小儿惊风
	京骨	足外侧,第5跖骨粗隆下方,赤白肉际处	癫痫、头痛、项强、腰腿痛、膝痛足挛
	束骨	第5跖骨小头的后缘,赤白肉际处	头痛、项强、目眩、腰腿痛、癫狂
	至阴	足小趾外侧趾甲角旁0.1寸	胎位不正、滞产、头痛、目痛、鼻塞、鼻衄
足少阴肾经	涌泉	足底部,屈足时足前部凹陷处,约当足底2、3趾趾缝纹头端与足跟连线前1/3与后2/3交点处	偏头痛、高血压、小儿发热
	然谷	内踝前下方,足舟骨粗隆下缘凹陷中	月经不调、阴挺、阴痒、白浊、遗精、阳痿、消渴、腹泻、小便不利、咳血、咽喉肿痛、小儿脐风、口噤

续表

经络	穴名	定位	主治
足少阴肾经	太溪	足内侧,内踝后方,当内踝尖与跟腱之间凹陷处	喉痛、齿痛、不寐、遗精、阳痿、月经不调
	大钟	足内侧,内踝后下方,当跟腱附着部内侧前方凹陷处	腰脊强痛、足跟痛、气喘、咳血
	照海	足内侧,内踝尖下方凹陷处	月经不调
	复溜	太溪穴上2寸,当跟腱的前缘	水肿、汗证、腹胀、腹泻、腰脊强痛、下肢痿痹
	交信	太溪穴上2寸,胫骨内侧面后缘,约当复溜穴前0.5寸	月经不调、崩漏、疝气、腹泻、便秘
	阴谷	屈膝,腘窝内侧,当半腱肌腱与半膜肌腱之间	癫狂、阳痿、月经不调、膝股内侧痛
	大赫	脐下4寸,前正中线旁开0.5寸	遗精、阳痿、阴挺、带下
	俞府	锁骨下缘,前正中线旁开2寸	咳嗽、气喘、胸痛
手厥阴心包经	天池	乳头外侧1寸,当第四肋间隙中,前正中线旁开5寸	咳嗽、痰多、胸闷、气喘、胸痛、乳痈、瘰疬
	曲泽	肘横纹中,当肱二头肌腱的尺侧缘	上肢酸痛颤抖
	郄门	腕横纹上5寸,掌长肌腱与桡侧腕屈肌腱之间	心痛、心悸、咳血、疔疮、癫痫
	间使	腕横纹上3寸,掌长肌腱与桡侧腕屈肌腱之间	心痛、心悸、胃痛、呕吐、疟疾、癫狂病
	内关	前臂掌侧,当曲泽与大陵的连线上,腕横纹上2寸,掌长肌腱与桡侧腕屈肌腱之间	胃痛、呕吐、心悸、精神失常
	大陵	腕掌横纹中点处,当掌长肌腱与桡侧腕屈肌腱之间	心痛心悸、胃痛、呕吐、癫痫、胸胁痛
	劳宫	手掌心,当第2、3掌骨之间偏第3掌骨侧,握拳屈指时中指尖处	心悸、颤抖
	中冲	中指尖端的中央	中风昏迷、舌强不语、中暑、昏厥、小儿惊风、热病
手少阳三焦经	关冲	无名指尺侧指甲根角旁0.1寸	头痛、目赤、耳鸣、耳聋、喉痹、舌强、热病、心烦
	中渚	手背部,当掌指关节后方,第4、5掌骨间凹陷处	偏头痛、掌指痛屈伸不利、肘臂痛
	阳池	腕背横纹中,当指伸肌腱尺侧缘凹陷处	肩臂痛、腕痛、疟疾、消渴、耳聋
	外关	前臂背侧,当阳池与肘尖连线上,腕背横纹上2寸,尺骨与桡骨间	头痛、肘臂手指痛、屈伸不利
	支沟	腕背横纹上3寸,尺骨与桡骨正中间	便秘、耳鸣、耳聋、暴暗、瘰疬、胁肋疼痛、热病

续表

经络	穴名	定位	主治
手少阳三焦经	肩髎	肩部,肩髃后方,当臂外展时,于肩峰后下方凹陷处	肩臂酸痛、肩关节活动不便
	翳风	乳突前下方与耳垂之间的凹陷中	耳鸣、耳聋、口眼歪斜、牙关紧闭、颊肿、瘰疬
	角孙	当耳尖发际处	头痛、项强、目赤肿痛、齿痛
	耳门	耳屏上切迹前,下颌骨髁状突后缘,张口有孔	耳鸣、耳聋、聤耳、齿痛、头颔痛
	丝竹空	眉梢的凹陷处	癫痫、头痛、眩晕、目赤肿痛、眼睑𥆧动、齿痛
足少阳胆经	瞳子髎	目外眦外侧 0.5 寸,眶骨外缘凹陷中	头痛、目赤肿痛、羞明流泪、内障、目翳
	听会	耳屏间切迹前,下颌骨髁状突后缘,张口有孔	耳鸣、耳聋、聤耳、齿痛、口眼歪斜
	率谷	耳尖直上,入发际 1.5 寸	头痛、眩晕、小儿急、慢惊风
	阳白	目正视,瞳孔直上,眉上 1 寸	头痛、目眩、目痛、视物模糊、眼睑𥆧动
	头临泣	目正视,瞳孔与风池穴连线上,入前发际 0.5 寸	头痛、目眩、流泪、目翳、鼻塞、鼻渊、小儿惊痫
	风池	项部,当枕骨下,与风府相平,胸锁乳突肌与斜方肌上端间凹陷处	偏正头痛、感冒项强
	肩井	肩上,当大椎与肩峰端连线中点上	项强、肩背痛、手臂上举不便
	日月	乳头直下,第 7 肋间隙	黄疸、呕吐、吞酸、呃逆、胁痛
	带脉	侧腹,第 11 肋骨游离端直下平脐处	月经不调、闭经、赤白带下、疝气、腰痛、胁痛
	居髎	侧卧,髂前上棘与股骨大转子高点连线的中点处	腰腿痹痛、瘫痪、疝气、少腹痛
	环跳	股外侧部,侧卧屈股,当股骨大转子最凸点与骶管裂孔连线外、中 1/3 交点处	腰腿痛、偏瘫
	风市	大腿外侧部中线上,当腘横纹上 7 寸,或直立垂手时,中指尖处	偏瘫、膝关节酸痛
	膝阳关	阳陵泉上 3 寸,股骨外上髁外上方凹陷中	膝腘肿痛、挛急、小腿麻木
	阳陵泉	小腿外侧,当腓骨头前下方凹陷处	膝关节酸痛、胁肋痛
	光明	小腿外侧,当外踝尖上 5 寸,腓骨前缘	膝痛、下肢痿痹、目痛、夜盲、乳胀
	悬钟	小腿外侧,当外踝尖上 3 寸,腓骨前缘	头痛、项强、下肢酸痛
	丘墟	足外踝前下方,当趾长伸肌腱外侧凹陷处	踝关节痛、胸胁痛

续表

经络	穴名	定位	主治
足少阳胆经	足临泣	足背外侧,当足第4跖趾关节后方,小趾伸肌腱外侧凹陷处	瘰疬、胁肋痛、足跗肿痛、足趾挛痛
	侠溪	足背,第4、5趾间纹头上凹陷处	惊悸、头痛、眩晕、耳鸣、耳聋、颊肿、胁肋疼痛、膝股痛、乳痈
	足窍阴	第4趾外侧趾甲根角旁0.1寸	头痛、目痛、耳鸣、耳聋、咽痛、胸胁痛、足跗肿痛
足厥阴肝经	大敦	足大趾外侧趾甲根角旁约0.1寸	疝气、少腹痛、遗尿、癃闭、五淋、月经不调、崩漏、缩阴、阴中痛、阴挺、癫痫、善寐
	行间	足背,当第1、2趾间的趾蹼缘上方纹头处	中风、癫痫、头痛、目痛、痛经、带下、阴中痛、疝气、遗尿、癃闭、五淋、下肢内侧痛、足跗肿痛
	太冲	足背侧,当第1跖骨间隙后方凹陷处	头痛、眩晕、高血压、小儿惊风
	曲泉	屈膝,当膝内侧横纹头上方,半腱肌、半膜肌止端前缘凹陷中	月经不调、痛经、带下、阴挺、阴痒、产后腹痛、遗精、阳痿、疝气、小便不利、膝髌肿痛、下肢痿痹
	章门	侧腹部,当第11肋游离端下方	胸胁痛、胸闷
	期门	当乳头直下,第6肋间隙前正中线旁开4寸(侧腹部,当第11肋游离端下方前胸部)	胸胁痛
任脉	会阴	男性在阴囊根部与肛门连线的中点处;女性在大阴唇后联合与肛门连线的中点处	溺水窒息、昏迷、小便不利、阴挺、痔疮、遗精、月经不调
	曲骨	前正中线上,脐下5寸,当耻骨联合上缘中点处	少腹胀满、小便淋沥、遗尿、阳痿、月经不调、痛经
	中极	前正中线上,脐下4寸	遗尿、癃闭、遗精、阳痿、不育、月经不调、崩漏、阴挺、阴痒、不孕、带下
	关元	下腹部,前正中线上,当脐中下3寸	腹痛、痛经、遗尿
	气海	下腹部,前正中线上,当脐中下1.5寸	腹痛、月经不调、遗尿
	神阙	腹中部,脐中央	腹痛、泄泻
	水分	前正中线上,脐上1寸	水肿、小便不利、腹痛、腹泻、胃反吐食
	下脘	前正中线上,脐上2寸	腹痛、腹胀、腹泻、呕吐、食谷不化、小儿疳疾、痞块
	中脘	上腹部,前正中线上,当脐中上4寸	胃痛、腹胀、呕吐、消化不良
	巨阙	前正中线上,脐上6寸;或胸剑联合下2寸	癫狂痫、胸痛、心悸、呕吐、吞酸
	鸠尾	上腹部,前正中线上,脐上7寸;或剑突下,胸剑联合下1寸	心胸痛、反胃、癫痫

续表

经络	穴名	定位	主治
任脉	膻中	胸部,当前正中线上,平第4肋间,两乳头连线中点	咳喘、胸闷胸痛
	天突	仰靠坐位,颈部,当前正中线上,胸骨上窝中央	喘咳、咳痰不畅
	廉泉	微仰头,在喉结上方,当舌骨体上缘的中点处	舌强不语、暴瘖、喉痹、吞咽困难、舌缓流涎、舌下肿痛、口舌生疮
	承浆	颏唇沟的正中凹陷处	口歪、齿龈肿痛、流涎、暴瘖、癫狂
督脉	长强	尾骨端下,当尾骨端与肛门连线中点处	腹泻、便秘、脱肛
	腰阳关	腰部,当后正中线上,第4腰椎棘突下凹陷中	腰脊疼痛
	命门	腰部,当后正中线上,第2腰椎棘突下凹陷中	腰脊疼痛
	至阳	后正中线上,第7胸椎棘突下凹陷中	黄疸、胸胁支满、咳嗽、气喘、腰背疼痛、脊强
	灵台	后正中线上,第6胸椎棘突下凹陷中	咳嗽、气喘、脊痛、项强、疔疮
	身柱	后正中线上,第3胸椎棘突下凹陷中;约与两侧肩胛冈高点相平	身热头痛、咳嗽、气喘、惊厥、腰脊强痛、疔疮发背
	大椎	后正中线上,第7颈椎棘突下凹陷中	感冒、发热、落枕
	哑门	正坐,头微前倾,后正中线上,入发际上0.5寸	暴瘖、中风、癫狂痫、癔症、头痛、颈项强急
	风府	项部,当后发际正中直上1寸,枕外隆凸直下,两侧斜方肌之间凹陷中	头痛项强
	百会	头部,当前发际正中直上5寸,或两耳尖连线中点处	头痛头晕、昏厥、高血压、脱肛
	上星	囟会穴前1寸;或额前部发际正中直上1寸	头痛、目痛、鼻渊、鼻衄、热病、疟疾、癫狂
	素髎	鼻尖正中	昏迷、惊厥、新生儿窒息、鼻渊、鼻衄、喘息
	水沟	在人中沟的上1/3与下2/3交界处	昏迷、晕厥、中风、中暑、癔症、癫狂痫、急慢惊风、鼻塞、鼻衄、面肿、口歪、齿痛、牙关紧闭、闪挫腰痛
经外奇穴	印堂	额部,当两眉头之中间	头痛、鼻炎、失眠
	四神聪	在顶部,当百会前后左右各1寸,共4穴	头痛、眩晕、失眠、健忘、癫痫、目疾
	鱼腰	在额部,瞳孔直上,眉毛中	眉棱骨痛、眼睑眲动、眼睑下垂、目翳、口眼歪斜
	太阳	颞部,当眉梢与目外眦间,向后约一横指凹陷处	头痛、感冒、眼病

续表

经络	穴名	定位	主治
经外奇穴	球后	在面部,当眶下缘外 1/4 与内 3/4 交界处	目疾
	金津	在口腔内,当舌系带两侧静脉上,左为金津	口疮、舌强、舌肿、呕吐、消渴
	玉液	在口腔内,当舌系带两侧静脉上,右为玉液	口疮、舌强、舌肿、呕吐、消渴
	牵正	在面颊部,耳垂前 0.5~1 寸处	口歪、口疮
	安眠	在项部,当翳风穴与风池穴连线的中点	失眠、头痛、眩晕、心悸、癫狂
	翳明	在项部,当翳风后 1 寸	头痛、眩晕、失眠、目疾、耳鸣
	颈百劳	在项部,第 7 颈椎棘突之上 2 寸,后正中线旁开 1 寸	咳嗽、气喘、骨蒸潮热、盗汗、瘰疬、颈项强痛
	子宫	在下腹部,当脐中下 4 寸,中极旁开 3 寸	阴挺、月经不调、痛经、崩漏、不孕
	定喘	在背部,当第 7 颈椎棘突下,旁开 0.5 寸	哮喘、咳嗽、肩背痛、落枕
	胃脘下俞	在背部,当第 8 胸椎棘突下,旁开 1.5 寸	胃痛、腹痛、胸胁痛、消渴
	腰眼	腰部,当第 4 腰椎棘突下,旁开约 3.5 寸凹陷中	腰扭伤、腰背酸楚
	夹脊	在背腰部,当第 1 胸椎至第 5 腰椎棘突下两侧,后正中线旁开 0.5 寸,一侧 17 穴,左右共 34 穴	上胸部的穴位治疗心肺、上肢疾病;下胸部的穴位治疗胃肠疾病;腰部的穴位治疗腰腹及下肢疾病
	二白	在前臂掌侧,腕横纹上 4 寸,桡侧腕屈肌腱的两侧,一侧各 1 穴,一臂 2 穴,左右两臂共 4 穴	痔疾、脱肛、前臂痛、胸胁痛
	腰痛点	在手背侧,当第 2、3 掌骨及第 4、5 掌骨之间,当腕横纹与掌指关节中点处,一侧 2 穴,左右共 4 穴	急性腰扭伤
	外劳宫	在手背侧,当第 2、3 掌骨间,指掌关节后约 0.5 寸处(指寸)	落枕、手臂肿痛、脐风
	八邪	在手背侧,微握拳,第 1~5 指间,指蹼缘后方赤白肉际处,左右共 8 穴	手背肿痛、手指麻木、烦热、目痛、毒蛇咬伤
	四缝	在第 2~5 指掌侧,近端指关节的中央,一手 4 穴,左右共 8 穴	小儿疳积、百日咳
	十宣	在手十指尖端,距指甲游离缘 0.1 寸(指寸),左右共 10 穴	昏迷、癫痫、高热、咽喉肿痛
	肩前	肩部,正坐垂臂,当腋前皱襞顶端与肩髃穴连线的中点	肩痛、上肢疾患
	鹤顶	屈膝,膝上部,髌底中点上方凹陷处	膝关节肿痛

续表

经络	穴名	定位	主治
经外奇穴	膝眼	屈膝,在髌韧带两侧凹陷处。在内侧的称内膝眼,在外侧的称外膝眼	膝痛、腿痛、脚气
	胆囊穴	阳陵泉直下1寸(腓骨小头前下方凹陷处直下2寸)	胆绞痛
	阑尾	在小腿前侧上部,当犊鼻下5寸,胫骨前缘旁开一横指	急慢性阑尾炎、消化不良、下肢痿痹
	八风	在足背侧,第1~5趾间,趾蹼缘后方赤白肉际处,一足4穴,左右共8穴	足跗肿痛、趾痛、毒蛇咬伤、脚气

第八节　小儿推拿特定穴

　　小儿推拿特定穴是小儿推拿特有的穴位。这些穴位不仅有"点"状,还有"线"状及"面"状,且以两手居多,正所谓"小儿百脉汇于两掌"。小儿推拿特定穴操作"次数"仅供6个月~1足岁患儿临床应用时参考,临诊时尚要根据患儿年龄大小、身体强弱、病情轻重等情况而有所增减。上肢部穴位,一般不分男女,习惯于推拿左手(亦可推拿右手)。小儿推拿操作的顺序,一般是先头面,次上肢,再胸腹、腰背,最后是下肢。亦有根据病情轻重缓急或患儿体位而定顺序先后,可以灵活掌握。

　　1. 坎宫

　　[定位] 自眉头起沿眉向眉梢成一横线。

　　[操作] 两拇指自眉心向眉梢分推,称推坎宫(图1-3),又称推眉弓。30~50次。

　　[作用] 疏风解表,醒脑明目,止头痛。

　　[应用] 常用于外感发热、头痛,多与推攒竹、揉太阳等合用;若用于治疗目赤痛,多与清肝经、掐揉小天心、揉肾纹、清天河水等合用。

　　2. 天门(攒竹)

　　[定位] 两眉中间至前发际成一直线。

　　[操作] 两拇指自下而上交替直推,称开天门(图1-4),又称推攒竹。30~50次。

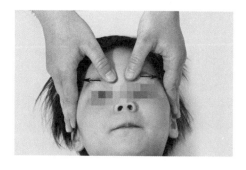

图1-3　推坎宫

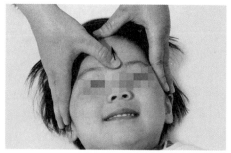

图1-4　开天门

［作用］发汗解表,镇静安神,开窍醒神。

［应用］常用于风寒感冒、头痛、无汗、发热等症,多与推坎宫、揉太阳等合用;若惊惕不安,烦躁不宁多与清肝经、捣小天心、掐揉五指节、清肝经、揉百会等合用。

3. 耳后高骨

［定位］耳后入发际高骨下凹陷中。

［操作］两拇指或中指端揉,称揉耳后高骨(图1-5)。30~50次。

［作用］疏风解表,安神除烦。

［应用］治感冒头痛,多与推攒竹、推坎宫、揉太阳等合用;亦可治神昏烦躁等。

4. 天柱骨

［定位］颈后发际正中至大椎穴成一直线。

［操作］用拇指或食中两指自上向下直推,称推天柱骨(图1-6)。或用汤匙边蘸水自上向下刮。推100~500次。

［作用］降逆止呕,祛风散寒。

［应用］主要治疗呕吐、恶心和外感发热、项强等症。治疗呕吐、恶心,多与横纹推向板门、揉中脘等合用;治疗外感发热、颈项强痛,多与拿风池、掐揉二扇门等同用。

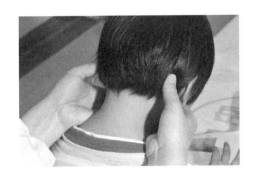
图1-5 揉耳后高骨

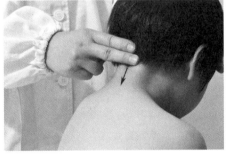
图1-6 推天柱骨

5. 乳根

［定位］乳下2分。

［操作］中指端或食指端揉,称揉乳根。20~50次。

［作用］宽胸理气,止咳化痰。

［应用］主要治疗胸闷、咳嗽、痰鸣、呕吐等症。临床上多乳旁、乳根两穴配用,以食、中两指同时操作。

6. 乳旁

［定位］乳外旁开2分。

［操作］中指端或食指端揉,称揉乳旁。20~50次。

［作用］宽胸理气,止咳化痰。

［应用］主要治疗胸闷、咳嗽、痰鸣、呕吐等症。临床上多乳旁、乳根两穴配用,以食、中两指同时操作。

7. 胁肋

［定位］从腋下两胁至天枢处。

［操作］以两手掌从两胁腋下搓摩至天枢处,称搓摩胁肋(图1-7),又称按弦走搓摩。50~100次。

［作用］顺气化痰,除胸闷,开积聚。

［应用］本穴性开而降,多用于小儿由于食积、痰壅、气逆所致的胸闷、腹胀等。若肝脾肿大,则需久久搓摩,非一日之功。而中气下陷或肾不纳气者宜慎用。

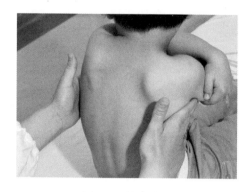

图1-7   搓摩胁肋

8. 腹

［定位］腹部。

［操作］沿肋弓角边缘或自中脘至脐,向两旁分推,称分推腹阴阳(图1-8);掌或四指摩称摩腹(图1-9)。分推100~200次;摩5分钟。

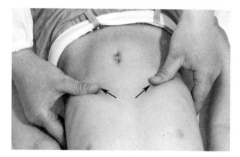

图1-8   分推腹阴阳

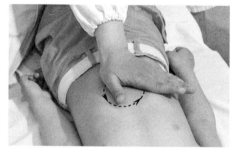

图1-9   摩腹

［作用］健脾和胃,理气消食。

［应用］对于小儿腹泻、呕吐、恶心、便秘、腹胀、厌食等消化功能紊乱效果较好,常与捏脊、按揉足三里合用。也是小儿保健手法之一。

9. 丹田

［定位］小腹部(脐下2寸与3寸之间)。

［操作］或揉或摩,称揉丹田(图1-10)或摩丹田。揉50~100次;摩5分钟。

［作用］培肾固本,温补下元,分清别浊。

［应用］多用于小儿先天不足,或寒凝少腹及腹痛、疝气、遗尿、脱肛等症,常与补肾经、推三关、揉外劳等合用。揉丹田对尿潴留有一定效果,常与推箕门、清小肠等合用。

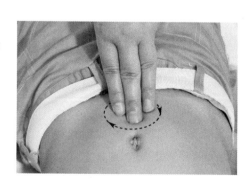

图1-10   揉丹田

10. 肚角

［定位］脐下2寸(石门)旁开2寸大筋。

〔操作〕用拇、食、中三指做拿法,称拿肚角(图 1-11);或用中指端按,称按肚角。3~5 次。

〔作用〕止腹痛。

〔应用〕对寒痛、伤食痛效果较好,也用于其他原因引起的腹痛。为防止患儿哭闹影响后续手法操作,拿肚角可最后操作。

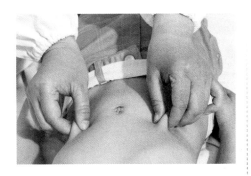

图 1-11 拿肚角

11. 脊柱

〔定位〕大椎至长强成一直线。

〔操作〕用食、中两指指面自上而下做直推,称推脊;用拇、食两指或拇、食、中三指自下而上捏背脊皮称为捏脊。捏脊一般捏 3~5 遍,每捏三下再将背脊皮提一下,称为捏三提一法。推 100~300 次,捏 3~5 遍。

〔作用〕调阴阳、理气血、和脏腑、通经络、培元气、清热。

〔应用〕推脊能清热,多与清天河水、退六腑、推涌泉等合用。捏脊治疗先天不足或后天不足的一些慢性病症,多与补脾经、补肾经、推三关、摩腹、按揉足三里等配合应用。单用捏脊,又名捏脊疗法,不仅常用于小儿疳积、腹泻等病症,也是小儿保健主要手法之一;还可应用于成人,治疗失眠、肠胃病、月经不调等病症。

12. 七节骨

〔定位〕第 4 腰椎至尾椎骨端(长强)成一直线。

〔操作〕用拇指桡侧面或食、中两指指面自下向上或自上向下做直推,分别称为推上七节骨和推下七节骨(图 1-12)。100~300 次。

〔作用〕温阳止泻,泄热通便。

〔应用〕推上七节骨能温阳止泻,多用于虚寒腹泻、久痢等症。常与按揉百会、揉丹田等合用,治疗气虚下陷的脱肛、遗尿等症。若属实热证,则不宜用本法,用后多令小儿腹胀或出现其他变症。推下七节骨能泄热通便,多用于肠热便秘或痢疾等症。若腹泻属虚寒者,不可用本法,以恐防滑泻。

13. 龟尾

〔定位〕尾椎骨端。

〔操作〕拇指端或中指端揉,称揉龟尾(图 1-13)。100~300 次。

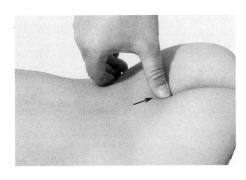

图 1-12 推下七节骨

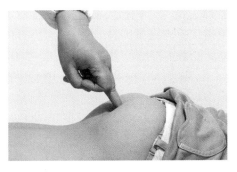

图 1-13 揉龟尾

［作用］调理大肠。

［应用］本穴即督脉之长强穴,揉之能通调督脉之经气。穴性平和,能止泻,也能通便。多与揉脐、推七节骨配合应用,以治腹泻、便秘等症。

14. 脾经

［定位］拇指桡侧缘一线(另有一说为拇指末节螺纹面)。

［操作］将患儿拇指屈曲,循拇指桡侧缘由指端向指根方向直推为补,称补脾经(图1-14)。而循拇指桡侧缘由指根向指端方向直推为清,称清脾经(图1-15)。补脾经和清脾经统称推脾经。100~500次。

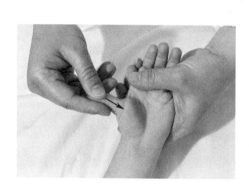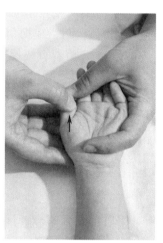

图1-14　补脾经　　　　　　　图1-15　清脾经

［作用］补脾经可健脾胃,补气血;清脾经可清热利湿,化痰止呕。

［应用］补脾经用于脾胃虚弱,气血不足而引起的食欲不振、肌肉消瘦、消化不良等症。清脾经用于湿热熏蒸、皮肤发黄、恶心呕吐、腹泻痢疾等症。小儿脾胃薄弱,不宜攻伐太甚,在一般情况下,脾经穴多用补法,体壮邪实者方能用清法。

15. 肝经

［定位］食指末节螺纹面。

［操作］自食指掌面末节指纹向指尖方向直推为清,称清肝经;自指尖向食指掌面末节指纹方向直推为补,称补肝经。补肝经和清肝经统称推肝经(图1-16)。100~500次。

［作用］平肝泻火,息风镇惊,解郁除烦。

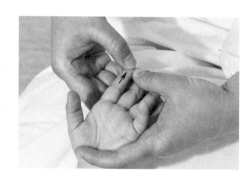

图1-16　推肝经

［应用］清肝经常用于惊风、抽搐、烦躁不安、五心烦热等症。肝经宜清不宜补,若肝虚应补时则需补后加清,或以补肾经代之,称为滋肾养肝法。

16. 心经

[定位] 中指末节螺纹面。

[操作] 自中指掌面末节指纹向指尖方向直推为清,称清心经;自指尖向中指掌面末节指纹方向直推为补,称补心经。补心经和清心经统称推心经。100~500 次。

[作用] 清心经可清心泻火;补心经可养心安神。

[应用] 清心经常用于心火旺盛引起的高热神昏、面赤口疮、小便短赤等症,多与清天河水、清小肠等合用。本穴宜用清法,不宜用补法,恐动心火之故。若气血不足而见心烦不安,睡卧露睛等症,需用补法时,可补后加清,或以补脾经代之。

17. 肺经

[定位] 无名指末节螺纹面。

[操作] 自指尖向无名指掌面末节指纹方向直推为补,称补肺经;自无名指掌面末节指纹向指尖方向直推为清,称清肺经。补肺经和清肺经统称推肺经。100~500 次。

[作用] 补肺经可补益肺气;清肺经可宣肺清热、疏风解表、化痰止咳。

[应用] 补肺经用于肺气虚损,咳嗽气喘,虚汗怕冷等肺经虚寒证。清肺经用于感冒发热及咳嗽、气喘、痰鸣等肺经实热证。

18. 肾经

[定位] 小指末节螺纹面。

[操作] 自指尖向小指掌面末节指纹方向直推为补,称补肾经;自小指掌面末节指纹向指尖方向直推为清,称清肾经。补肾经和清肾经统称为推肾经。100~500 次。

[作用] 补肾经可补肾益脑,温养下元;清肾经可清利下焦湿热。

[应用] 补肾经用于先天不足、久病体虚、肾虚久泻、多尿、遗尿、虚汗喘息等症。清肾经用于膀胱蕴热,小便赤涩等症。临床上肾经穴一般多用补法,需用清法时,也多以清小肠代之。

19. 小肠

[定位] 小指尺侧边缘,自指尖到指根成一直线。

[操作] 循小指尺侧边缘自指尖向指根方向直推为补,称补小肠;循小指尺侧边缘自指根向指尖方向直推为清,称清小肠。补小肠和清小肠统称为推小肠(图1-17)。100~300 次。

[作用] 清利下焦湿热。

[应用] 清小肠可泌别清浊,多用于小便短赤不利,尿闭,水泻等证。若心经有热,移热于小肠,以本法配合清天河水,能加强清热利尿的作用。若属下焦虚寒,多尿、遗尿则宜用补小肠。

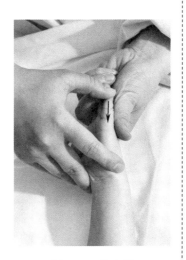

图 1-17　推小肠

20. 大肠

[定位] 食指桡侧边缘,自食指尖至虎口成一直线。

[操作] 循食指桡侧边缘自食指尖向虎口方向直推为补,称补大肠;循食指桡侧边缘自虎口向食指尖方向直推为清,称清大肠。补

大肠和清大肠统称推大肠(图 1-18)。100~
300 次。

〔作用〕补大肠可涩肠固脱,温中止泻;
清大肠可清利肠府,除湿热,导积滞。

〔应用〕补大肠多用于虚寒腹泻、脱肛
等症。清大肠多用于湿热,积食滞留肠道,
身热腹痛,痢下赤白,大便秘结等症。本穴
又称指三关,尚可用于小儿诊断。

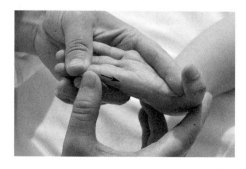

图 1-18　推大肠

21. 肾纹

〔定位〕手掌面,小指第 2 指间关节横纹处。

〔操作〕用中指或拇指端按揉,称揉肾纹(图 1-19)。100~500 次。

〔作用〕祛风明目,散瘀结。

〔应用〕揉肾纹主要用于目赤肿痛或热毒内陷,瘀结不散所致的高热,呼吸气凉,
手足逆冷等症。

22. 肾顶

〔定位〕小指顶端。

〔操作〕以中指或拇指端按揉,称揉肾顶(图 1-20)。100~500 次。

〔作用〕收敛元气,固表止汗。

〔应用〕揉肾顶用于自汗、盗汗或大汗淋漓不止等症。

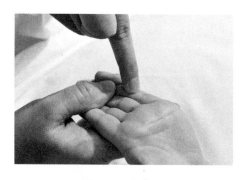

图 1-19　揉肾纹

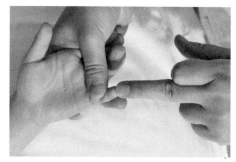

图 1-20　揉肾顶

23. 四横纹

〔定位〕手掌面,食、中、无名、小指第 1 指间关节横纹处。

〔操作〕用拇指指甲掐揉,称掐四横纹;四指并拢从食指横纹处推向小指横纹处,
称推四横纹。掐各 5 次;推 100~300 次。

〔作用〕掐四横纹能退热除烦,散瘀结;推四横纹能调中行气,和气血,消胀满。

〔应用〕多用于疳积、腹胀、气血不和、消化不良等症。常与补脾经、揉中脘等合
用。可用毫针或三棱针点刺本穴出血(或点刺并挤压出血及淡黄色液体)以治疗疳积,
效果好。

24. 小横纹

[定位] 手掌面,食、中、无名、小指掌指关节横纹处。

[操作] 用拇指指甲掐,称掐小横纹;用拇指侧推,称推小横纹。掐各 5 次;推100~300 次。

[作用] 退热,消胀,散结。

[应用] 推小横纹、掐小横纹主要用于脾胃热结、口唇破烂及腹胀等症。临床上用推小横纹治疗肺部干性啰音,有一定疗效。

25. 掌小横纹

[定位] 手掌面,小指根下,尺侧掌纹头。

[操作] 用中指或拇指端按揉,称揉掌小横纹(图1-21)。100~500 次。

[作用] 清热散结,宽胸宣肺,化痰止咳。

[应用] 揉掌小横纹主要用于喘咳,口舌生疮等症,为治疗百日咳、肺炎要穴。临床上用揉掌小横纹治疗肺部湿性啰音,有一定疗效。

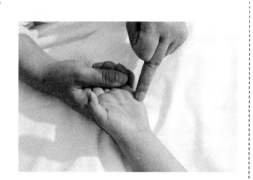

图 1-21　揉掌小横纹

26. 胃经

[定位] 拇指掌面近掌端第 1 节(或鱼际桡侧赤白肉际处)。

[操作] 自拇指根向掌根方向直推为补,称补胃经;自掌根向拇指根方向直推为清,称清胃经。补胃经和清胃经统称推胃经。100~500 次。

[作用] 清胃经可清中焦湿热,和胃降逆,泻胃火,除烦止渴;补胃经可健脾胃,助运化。

[应用] 清胃经多与清脾经、推天柱骨、横纹推向板门等合用,治疗脾胃湿热,或胃气不和所引起的上逆呕恶等症;若肠胃实热、脘腹胀满、发热烦渴、便秘纳呆,多与清大肠、退六腑、揉天枢、推下七节骨等合用。补胃经多与补脾经、揉中脘、摩腹、按揉足三里等合用,治疗脾胃虚弱、消化不良、纳呆腹胀等症。

27. 板门

[定位] 手掌鱼际平面。

[操作] 用指端揉,称揉板门或运板门(图1-22);用推法自拇指根推向腕横纹,称板门推向横纹(图1-23);用推法自腕横纹推向拇指根,称横纹推向板门。100~300 次。

[作用] 健脾和胃,消食化滞,止腹泻,止呕吐。

[应用] 揉板门多用于乳食停积,食欲不振或嗳气、腹胀、腹泻、呕吐等症。板门推向横纹能止腹泻,横纹推向板门能止呕吐。

28. 内劳宫

[定位] 掌心中,屈指握拳时中指与无名指指端之间中点。

[操作] 用中指端揉,称揉内劳宫;起自小指根掐运,经掌小横纹、小天心至内劳宫,称运内劳宫(水底捞明月)。揉 100~300 次;运 10~30 次。

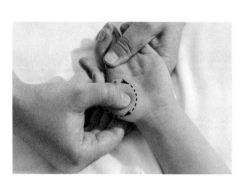

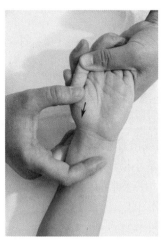

图 1-22   运板门   图 1-23   板门推向横纹

〔作用〕清热除烦,清虚热。

〔应用〕揉内劳宫用于心经有热致口舌生疮、发热、烦渴等症。运内劳宫(水底捞明月)为运掌小横纹、揉小天心、揉内劳宫的复合操作法,对心、肾两经虚热最为适宜。

29. 小天心

〔定位〕大鱼际与小鱼际交接处凹陷中。

〔操作〕用中指端揉,称揉小天心(图 1-24);用拇指甲掐,称掐小天心;以中指尖或屈曲的指间关节捣,称捣小天心。揉 100~300 次;掐、捣 5~20 次。

〔作用〕清热、镇惊、利尿、明目。

〔应用〕揉小天心主要用于心经有热致目赤肿痛、口舌生疮、惊惕不安;或心经有热,移热于小肠而见小便短赤等症。掐、捣小天心主要用于惊风抽搐、夜啼、惊惕不安等症。若见惊风眼翻、斜视,可配合掐老龙、掐人中、清肝经等合用;眼上翻者则向下掐、捣;右斜视者则向左掐、捣;左斜视者向右掐、捣。

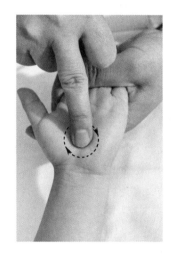

图 1-24   揉小天心

30. 运水入土、运土入水

〔定位〕手掌面,拇指根至小指根,沿手掌边缘一条弧形曲线。

〔操作〕自拇指根沿手掌边缘,经小天心推运至小指根,称运土入水(图 1-25);自小指根沿手掌边缘,经小天心推运至拇指根,称运水入土(图 1-26)。100~300 次。

〔作用〕运土入水可清脾胃湿热,利尿止泻;运水入土可健脾助运,润燥通便。

〔应用〕运土入水常用于新病、实证,如因湿热内蕴而见少腹胀满、小便赤涩、泄泻痢疾等症。运水入土多用于因脾胃虚弱而见完谷不化,腹泻痢疾,疳积,便秘等症。

31. 总筋

〔定位〕掌后腕横纹中点。

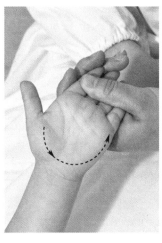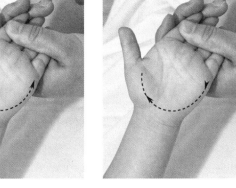

图 1-25　运土入水　　　　　图 1-26　运水入土

［操作］用指按揉,称揉总筋;用拇指甲掐,称掐总筋(图 1-27)。揉 100~300 次;掐 3~5 次。

［作用］清心经热,散结止痉,通调周身气机。

［应用］揉总筋多配合清天河水、清心经,治疗口舌生疮、潮热、夜啼等实热证;操作时手法宜快,并稍用力。掐总筋可治疗惊风。

32. 大横纹

［定位］仰掌,掌后横纹;近拇指端称阳池,近小指端称阴池。

［操作］两拇指自掌后横纹中点(总筋)起向两旁分推,称分推大横纹(图 1-28), 又称分阴阳;自两旁的阴池和阳池起向总筋合推,称合阴阳。30~50 次。

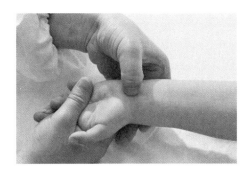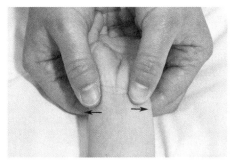

图 1-27　掐总筋　　　　　图 1-28　分推大横纹

［作用］平衡阴阳,调和气血,行滞消食,行痰散结。

［应用］分阴阳多用于阴阳不调、气血不和致寒热往来、烦躁不安,以及乳食停滞、腹胀、腹泻、痢疾、呕吐等症;在操作时,如实热证阴池宜重分,虚寒证阳池宜重分。合阴阳多用于痰结喘嗽,胸闷等症,若配合揉肾纹、清天河水能加强行痰散结的作用。

33. 左端正

[定位] 中指甲根桡侧赤白肉际处,称左端正。

[操作] 用拇指甲掐,称掐左端正;用拇指螺纹面揉,称揉左端正。掐 5 次;揉 50 次。

[作用] 升阳止泻。

[应用] 揉左端正有提升功能,主要用于水泻、痢疾等症。

34. 右端正

[定位] 中指甲根尺侧赤白肉际处,称右端正。

[操作] 用拇指甲掐,称掐右端正;用拇指螺纹面揉,称揉右端正。掐 5 次;揉 50 次。

[作用] 降逆止呕。

[应用] 揉右端正,有降逆功能,主要用于胃气上逆引起的恶心呕吐等症。

掐左、右端正,多配合掐老龙、清肝经等,用于治疗小儿惊风。可用本穴治疗鼻衄,方法是用细绳由中指第 3 节横纹起扎至指端(不可太紧),扎好后小儿静卧即可。

35. 老龙

[定位] 在中指背,距指甲根中点 1 分许。

[操作] 先以拇指甲掐之,继以揉之,称掐老龙(图 1-29)。掐 3~5 次。

[作用] 息风镇惊,开窍醒神。

[应用] 主要用于急救。若小儿急惊暴死或高热抽搐,掐之知痛有声音,可治;不知痛而无声音,难治。

36. 五指节

[定位] 掌背五指的第 1 指间关节。

[操作] 用拇指甲掐,称掐五指节;用拇、食指揉搓,称揉五指节。各掐 3~5 次;揉搓 30~50 次。

[作用] 安神镇惊,祛风痰,通关窍。

[应用] 掐五指节多与清肝经、掐老龙等合用,主要用于惊惕不安,惊风等症;揉五指节多与运内八卦、推揉膻中等合用,主要用于胸闷、痰喘、咳嗽等症。

37. 二扇门

[定位] 掌背中指根本节两侧凹陷处。

[操作] 用拇指甲掐,称掐二扇门;用拇指或食中二指偏锋按揉,称揉二扇门(图 1-30)。掐 5 次;揉 100~500 次。

[作用] 发汗透表,退热平喘。

[应用] 掐、揉二扇门是发汗要法。配合揉肾顶、补脾经、补肾经等,适宜于平素体虚外感者。揉时要稍用力,速度宜快,多用于风寒外感。

38. 上马

[定位] 手背无名指及小指掌指关节凹陷中。

[操作] 用拇指端揉,称揉上马;用拇指甲掐,称掐上马。掐 3~5 次;揉 100~500 次。

[作用] 滋阴补肾,顺气散结,利水通淋。

[应用] 临床上揉上马,主要用于阴虚阳亢、潮热烦躁、牙痛、小便赤涩淋沥等症。

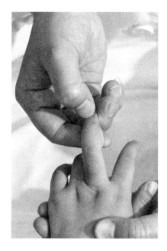
图 1-29 掐老龙

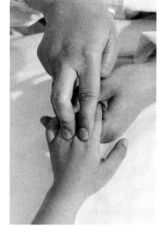
图 1-30 揉二扇门

本法对体质虚弱,肺部感染有干性啰音,久不消失者配合揉小横纹;湿性啰音配合揉掌小横纹,多揉有一定疗效。

39. 威灵

〔定位〕手背第2、3掌骨缝间。

〔操作〕用拇指甲掐,称掐威灵(图1-31)。掐5次,或醒后即止。

〔作用〕开窍醒神。

〔应用〕主要用于急惊暴死、昏迷不醒时的急救。

40. 精宁

〔定位〕手背第4、5掌骨缝间。

〔操作〕用拇指甲掐,称掐精宁(图1-32)。掐5~10次。

〔作用〕行气,破结,化痰。

〔应用〕多用于痰食积聚、气吼痰喘、干呕、疳积等症。本法于体虚者慎用,如必须应用时则多与补脾经、推三关、捏脊等同用,以免克削太甚,元气受损。本法用于急惊昏厥时,多配合掐威灵,能加强开窍醒神的作用。

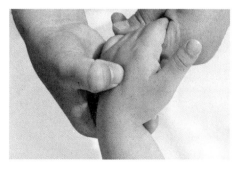
图 1-31 掐威灵

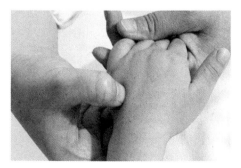
图 1-32 掐精宁

41. 一窝风

［定位］手背腕横纹正中凹陷处。

［操作］用指端揉,称揉一窝风(图1-33)。100~300次。

［作用］温中行气,止痹痛,利关节,发散风寒。

［应用］常用于受寒、食积等原因引起的腹痛等症,多与拿肚角、推三关、揉中脘等合用。对寒滞经络引起的痹痛,或感冒风寒等症,本法也有效。

42. 膊阳池

［定位］在手背一窝风后3寸处。

［操作］用拇指甲掐,称掐膊阳池;用指端揉,称揉膊阳池。掐3~5次;揉100~300次。

［作用］止头痛,通大便,利小便。

［应用］特别对大便秘结,多揉膊阳池有显效,但大便滑泻者禁用;用于感冒头痛,或小便赤涩短少,多与其他解表、利尿法同用。

43. 三关

［定位］前臂桡侧,阳池至曲池成一直线。

［操作］用拇指桡侧面,或食、中指面自腕推向肘,称推三关(推上三关)(图1-34);屈小儿拇指,自拇指外侧端推向肘,称为大推三关。100~300次。

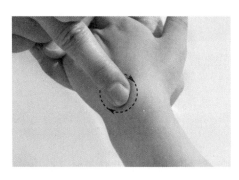

图1-33 揉一窝风

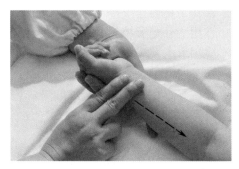

图1-34 推三关

［作用］补气行气,温阳散寒,发汗解表。

［应用］本穴性温热,主治一切虚寒病证,对非虚寒病证者宜慎用。临床上治疗因气血虚弱、命门火衰、下元虚冷、阳气不足引起的四肢厥冷、面色无华、食欲不振、疳积、吐泻等症,多与补脾经、补肾经、揉丹田、捏脊、摩腹等合用。对感冒风寒、怕冷无汗或疹出不透等症,多与清肺经、推攒竹、掐揉二扇门等合用。对疹毒内陷、黄疸、阴疽等症,亦有疗效。

44. 六腑

［定位］前臂尺侧,阴池至肘(内侧缘)成一直线。

［操作］用拇指桡侧面,或食、中指面自肘推向腕,称推六腑(推下六腑)或退六腑(图1-35)。100~300次。

［作用］清热,凉血,解毒。

［应用］本穴性寒凉,主治温病邪入营血、脏腑郁热积滞、壮热烦渴、肿毒(腮腺炎)等实热证。与补脾经合用,本穴有止汗的效果。若小儿平素大便溏薄,脾虚腹泻者,本法慎用。

推三关与推六腑为大热大凉之法,可单用,亦可合用。若小儿气虚体弱,畏寒怕冷,可单用推三关;若小儿高热烦渴、发斑等,可单用推六腑。两穴合用则能平衡阴阳,防止大热大凉,伤其正气。若寒热夹杂,以热为主者,则以推六腑三数,推三关一数之比推之;而以寒为重者,则以推三关三数,推六腑一数之比推之。

45. 天河水

［定位］前臂正中,总筋至洪池(曲泽)成一直线。

［操作］用食、中指面自腕推向肘,称推天河水(清天河水)(图1-36);用食、中指面蘸水自总筋处,一起一落弹打如弹琴状,直至洪池,同时边用口吹气边随之弹打,称打马过天河。100~300次。

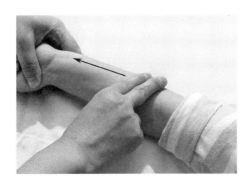

图 1-35 退六腑

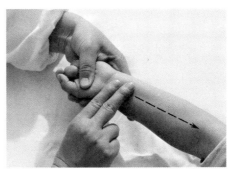

图 1-36 清天河水

［作用］清热解表,泻火除烦。

［应用］本穴性微凉,清热而不伤阴分,较平和,主要用于治疗热性病证。多用于小儿五心烦热、咽干口燥、唇舌生疮、夜啼等症;常与推攒竹、推坎宫、揉太阳等合用,治疗发热、头痛、恶风、汗微出、咽痛等外感风热者。打马过天河的清热作用大于清天河水,多用于实热、高热等症。

46. 箕门

［定位］大腿内侧,膝盖内上缘至腹股沟成一直线。

［操作］用食、中指面自膝盖内上缘,沿大腿内侧推向腹股沟(直推法),称推箕门。100~300次。

［作用］利尿。

［应用］推箕门性平和,配合揉丹田、按揉三阴交等,用于尿潴留;配合清小肠等,用于小便赤涩不利。

？复习思考题

1. 经络的组成和作用是什么？
2. 如何理解十二经脉的交接流注？
3. 如何理解十二经筋的分布特点？
4. 什么是小儿推拿特定穴？
5. 试述小儿特定穴"五经穴"的定位及作用。

第二章

推拿作用原理和治疗原则

PPT 课件

 培训目标

1. 普训阶段　掌握推拿作用原理和治疗原则。
2. 专训阶段　掌握推拿作用原理和治疗原则;了解经络、气血、脏腑、筋骨理论与推拿的关系,相关经典著作的论述。

第一节　推拿作用原理

推拿防治疾病,手法操作和功法锻炼是主要手段,在推拿治疗中起着关键的作用。推拿手法通过作用于人体体表的特定部位而对机体生理、病理产生影响。随着推拿医学的发展及现代研究的深入,对推拿的治疗作用原理有了进一步的认识。概括起来,推拿具有疏通经络,调和气血;理筋整复,滑利关节;调整脏腑功能,增强机体免疫能力等作用。

一、疏通经络,调和气血

经络,"内属于腑脏,外络于肢节"(《灵枢·海论》),为人体内经脉和络脉的总称。它通达表里,贯穿上下,像网络一样,遍布全身,将人体所有的组织器官联结成一个统一的有机整体。它是人体全身气血运行的通路,具有"行血气而营阴阳,濡筋骨利关节"(《灵枢·本脏》)的作用,以维持人体的正常生理功能。

经气,是脏腑生理功能的动力,经气的盛衰,直接反映了脏腑功能的强弱,推拿手法作用于体表的经络穴位上,可引起局部经络反应,起到激发和调整经气的作用,并通过经络影响到所连属的脏腑、组织、肢节的功能活动,以调节机体的生理、病理状况,达到百脉疏通,五脏安和,使人体恢复正常生理功能的目的。如搓摩胁肋可疏肝理气而使胁肋胀痛缓解。现代研究证实,长时间柔和的推拿手法,可使中枢神经抑制,周围神经兴奋等。说明推拿对经气的调整作用,是通过调节神经系统的兴奋和抑制,并通过神经的反射作用,进而调整内脏功能来实现的。

39

气血，是构成人体和维持人体生命活动的基本物质，是脏腑、经络、组织器官进行生理活动的基础。气血具有营养和滋润作用，气血周流全身运行不息，促进人体的生长发育和新陈代谢。人体一切疾病的发生、发展无不与气血相关，气血调和则阳气温煦，阴精滋养，经络畅通，抵御外邪；气血失和则外邪入侵，经络闭塞，能使皮肉筋骨、五脏六腑均失去濡养，以致脏腑组织等人体正常的功能活动发生异常，不通则痛，就会产生疼痛麻木等一系列症状。如《素问·调经论》指出："五脏之道，皆出于经隧，以行血气，血气不和，百病乃变化而生，是故守经隧焉"。

推拿具有调和气血，促进气血运行的作用。其途径有四：一是推拿对气血的生成有促进作用。推拿通过手法的刺激可调节与加强脾胃的功能，即健运脾胃。脾胃有主管饮食消化和运输水谷精微的功能，而饮食水谷是生成气血的重要物质基础，故有脾胃是"后天之本"和"气血生化之源"之说，推拿可引起胃运动的增强，促进脾的运化功能，进而增强脾胃升降，有利于气血的化生。二是通过疏通经络和加强肝的疏泄功能，促进气机的调畅。气血的运行有赖于经络的传注，经络畅通则气血得以通达全身，发挥其营养组织器官，抵御外邪，保卫机体的作用；肝的疏泄功能，关系着人体气机的调畅，气机条达舒畅，则气血调和而不致发生瘀滞。三是通过手法对人体体表的直接刺激，推动了气血的运行，起到行气活血的作用。手法在体表经穴、部位的直接刺激，使局部的毛细血管扩张，肌肉血管的痉挛得到缓解或消除，则经脉通畅，血液循环加快。正如《素问·血气行志》中说："形数惊恐，经络不通，病生于不仁，治之以按摩醪药。"四是通过手法对机体体表做功，产生热效应，从而加速了气血的流动，也起到散寒止痛的作用。《素问·举痛论》指出"寒气客于肠胃之间，膜原之下，血不得散，小络急引故痛，按之则血气散，故按之痛止。"又说："寒气客于背俞之脉则脉泣，脉泣则血虚，血虚则痛，其俞注于心，故相引而痛，按之则热气至，热气至则痛止矣。"

二、理筋整复，滑利关节

筋、骨及关节，是人体的运动器官。中医学的"筋"，又称"经筋"，是指与骨及关节相连的肌筋组织，包括现代解剖学的肌肉、肌腱、筋膜、韧带、关节囊、腱鞘、滑液囊、椎间盘、关节软骨盘等软组织。气血调和，阴阳平衡，才能确保机体筋骨强健，关节滑利，从而维持正常的生活起居和活动功能。正如《灵枢·本脏》所说："是故血和则经脉流行，营覆阴阳，筋骨劲强，关节清利矣。"

筋、骨及关节受损，则必累及气血，以致脉络损伤，气滞血瘀，肿胀疼痛，从而影响肢体关节的活动。日常工作生活中，各种原因可造成有关软组织的损伤，称为筋伤或伤筋。筋伤必然会不同程度影响到骨及关节，产生"筋出槽、骨错缝"等解剖位置异常的一系列病理变化，出现诸如关节错缝（脱臼滑脱、不全脱位）、椎骨错缝（小关节紊乱）、椎间盘突出、肌肉筋膜或韧带撕裂等病症。临床上运用适当的按、揉、推、擦等手法，可将部分轻度撕裂的肌肉、肌腱、韧带组织抚顺理直而消肿止痛；运用适当的拨、推、扳等手法，可将滑脱的肌腱回复到正常解剖位置；运用适当屈伸、旋转、牵拉等手法，可解除关节交锁现象，使移位嵌顿的关节软骨板回纳；运用适当的牵引、拔伸、扳法、按压法、摇法等手法，可改变椎管内突出物与神经根的位置关系；运用适当的脊柱旋转复位法、脊柱旋转拔伸复位法、脊柱斜扳法等,可调整脊柱小关节紊乱。

正如《医宗金鉴·正骨心法要旨》所说:"因跌仆闪失,以致骨缝开错,气血郁滞,为肿为痛,宜用按摩法。按其经络,以通郁闭之气,摩其壅聚,以散瘀结之肿,其患可愈。"说明推拿具有理筋整复,滑利关节的作用。这表现在三个方面:一是手法作用于损伤局部,可以促进气血运行,消肿祛瘀,理气止痛;二是推拿的整复手法可以通过力学的直接作用来纠正筋出槽、骨错缝,达到理筋整复的目的;三是被动和主动运动相结合的手法和功法可以起到松解粘连,滑利关节的作用。

三、调整脏腑功能,增强机体免疫能力

"正气存内,邪不可干",只要人体有充分的抗病能力,致病因素就不起作用;"邪之所凑,其气必虚",说明疾病之所以发生和发展,是因为人体的抗病能力处于相对劣势,邪气乘虚而入。疾病的发生、发展及其转归的全过程,是正气和邪气相互斗争,盛衰消长的结果。

从人体后天之本来看,脏腑是化生气血,通调经络,主持人体生命活动的主要器官。脏腑功能与人体正气功能有直接关系。中医的脏腑,包括五脏、六腑和奇恒之腑。脏腑有受纳排浊,化生气血的功能。当脏腑功能失调或衰退,则受纳有限,化生无源,排浊困难,从而正气虚弱,邪气壅盛。所产生的病变,通过经络传导反映在外,出现如精神不振、情志异常、腹胀、疼痛以及肌痉挛等各种症状,即所谓"有诸内,必形诸外"。

推拿手法作用于人体体表上的相应经络腧穴、痛点(或疼痛部位),并通过经络的连属与传导作用,对内脏功能进行调节,可以达到治疗疾病和增强抗病能力的目的。临床实践表明,不论是虚证或实证,寒证或热证,只要在相应穴位、部位上选用适宜的推拿手法操作进行治疗,均可得到不同程度的脏腑功能改善。如按揉脾俞、胃俞穴可调理脾胃,缓解胃肠痉挛,止腹痛;肾阳不足者可用擦命门穴达到温补肾阳的作用;肝阳上亢者可用点按法强刺激太冲穴,达到平肝潜阳的作用。现代研究证实,在足三里穴上运用按揉或一指禅推法,既能使分泌过多的胃液减少,抑制胃肠的功能,也可使分泌不足的胃液增多,兴奋胃肠的功能;用较强的按法、拿法刺激内关,可使心率加快,可用于治疗心动过缓;用较弱的按法、揉法刺激内关,又可使心率减慢,用于治疗心动过速;按揉肝俞、胆俞、胆囊穴,可抑制胆囊收缩,减少胆汁排出,使胆绞痛缓解。这些说明了推拿不仅可以调整阴阳、补虚泻实,而且对脏腑功能具有良好的双向调节作用。

手法调整脏腑功能的作用体现在三个方面:一是在体表的相应穴位上,施于手法,是通过经络的介导发生作用的;二是脏腑的器质病变,是通过功能调节来发生作用的;三是手法对脏腑功能具有双向调节作用,手法操作要辨证得当。推拿手法通过脏腑功能的调整,使机体处于良好的功能状态,有利于激发机体内的抗病因素,扶正祛邪。

第二节　推拿治疗原则

整体观念和辨证论治是中医治疗疾病总的法则,也是推拿治疗疾病总的法则,其指导临床运用推拿治疗疾病时,制订针对推拿临床具有普遍指导意义的治疗原则。临床上因人、因病、因症、因时、因地,采用和组合不同的推拿方法治疗疾病,是在推拿治疗原则下制订的。这些原则是:整体观念,辨证施术;标本同治,缓急兼顾;以动为主,动静结合。

一、整体观念,辨证施术

整体观念的原则,在推拿临床中,既要体现在分析局部症状时,要注意机体整体对局部的影响;又要在处理局部症状时,重视机体整体的调整。辨证论治是中医的精华所在,在临床推拿工作中,辨证论治具体表现为辨证施术,即根据辨证的结果确立治疗法则,选择手法的操作方法、穴位和部位,进行具体的操作治疗。对于按照现代医学分类的疾病进行推拿治疗,辨证施术的原则表现了同病异治和异病同治的特点。同病异治与异病同治是以病机的异同为依据的治疗原则,即《素问·至真要大论》"谨守病机,各司其属"之意。同病异治,即同一疾病采用不同的推拿手法治疗。有些疾病,不同的阶段其具体的病机不同,所以在治疗方法上选用的推拿手法及穴位、部位就因之而异。异病同治,即不同的疾病采用相同的推拿手法治疗。某些疾病,病变部位和症状虽然不同,但因其主要病机相同,所以在治疗方法上可以选用相同的推拿手法及穴位、部位。

1. 脏腑经络辨证与推拿施术　人体的一切生理、病理活动,都离不开脏腑,临床上所出现的证候,也是脏腑的外在表现。掌握有关脏腑经络的辨证论治,必须以脏腑经络的基础理论作为指导,选用相应的经络腧穴和不同强度刺激的推拿手法,或补泻或平和治疗疾病,对于推拿治疗内科、妇科等疾病尤为重要。

(1) 肺与大肠:肺与大肠互为表里。肺为娇脏,司呼吸,易受外邪侵袭。若外感风寒,肺失宣降,多见恶寒发热、头痛无汗、鼻塞流涕等。推拿治疗取手太阴肺经和手阳明大肠经穴为主,用手法强刺激以泻之。若邪热犯肺,肺气失宣,症见咳嗽气喘、痰黄多黏、胸痛、身热口渴等,推拿治疗宜取手太阴、手阳明经穴为主,用强刺激手法(如掐法)泻之。大肠为传导之官,主传递食物糟粕。若大肠传导功能失司,其症多见肠鸣腹痛、泄泻等,治疗多采用手足阳明经穴、募穴及相应下合穴,强刺激和柔和手法并用。若久泻不止,脱肛等,治疗可用轻快柔和手法,如按揉丹田,提拿腹直肌等。若风寒痹阻经络,可出现肢体酸痛、麻木,臂痛不举等,治疗上选手阳明经穴位为主,推拿用刺激较强的泻法,配合擦法、擦法等。

(2) 脾与胃:脾与胃互为表里。脾主运化,胃主受纳,腐熟水谷。脾病以虚证居多,胃病多见实证,但寒热虚实两脏又是常兼有之。虚证:由脾胃阴津亏损,阳气不足等引起。常见脾胃气虚、脾阳虚、脾不统血和胃阴不足等证,推拿治疗多取足太阴、足阳明胃经腧穴为主,用轻刺激的柔和手法以补之。实证多由外邪侵袭,内伤饮食等引起,常见寒湿困脾、脾胃湿热、食滞胃脘等证,推拿治疗多取足太阴、足阳明及小肠募穴为主,用刺激较强的手法以泻之。若胃受纳失常、食滞胃脘,呕吐或泻下酸腐臭秽等证,推拿治疗选取足阳明、足太阴及募穴、背俞穴,手法采用刺激量较重的泻法。若寒邪偏盛,胃脘疼痛,出现遇寒加重等证,推拿治疗选取足阳明、足太阴、手厥阴经穴及下合穴为主,手法运用轻柔缓和的补法。若风寒湿邪侵袭经络或脾胃蕴热上逆,出现口舌生疮,喉痛,缺盆中痛,下肢经脉循行部位麻木疼痛或是痿痹不用等证,推拿治疗选用本经腧穴,用较强的泻法或轻快柔和的手法以攻补兼施。

(3) 心与小肠:心与小肠互为表里,主血脉,司神明,是维持人体生命、精神及思维活动的中心,故外邪或内伤七情影响心神时,都可引起病变。若思虑过度,劳伤心神可见失眠健忘、头晕耳鸣等证,推拿治疗选取手厥阴、足少阴经穴为主,手法用柔和的补法或补泻兼施。如郁症日久,可见心悸、不寐,哭笑无常,或见面赤口渴,小便赤热等证,治疗选手少阴、手厥阴、足阳明及背俞穴为主,推拿用强刺激的手法以泻之。小肠与大肠相连,分清泌浊,若心热下移小肠或热结本腑,可见心烦,咽痛,小便短赤,小腹胀痛等症,宜选手少阴、手太阳及募穴、下合穴为主,手法用刺激量较强的泻法。若感受寒邪可见小腹隐痛,肠鸣溏泻,小便频数等,治宜取本经募穴、背俞穴及下合穴为主,用轻柔缓和的补法。若邪袭经络可见经脉循行部位疼痛麻木,痿痹不用,小腹痛连及腰脐等证,治宜取手太阳及下合穴、背俞穴为主,选用刺激量较强的手法或用刚柔兼施的补泻手法。

(4) 肾与膀胱:肾主骨生髓,络膀胱,为先天之本。若外感六淫或房事过度伤肾,均可发病。若劳损过度,久病失养,致肾气亏耗,可见面色淡白,腰膝酸软,头晕耳鸣,形寒畏冷等,推拿治疗选本脏募穴、背俞穴及任督二脉穴位,手法用轻柔温和的补法为主,以刺激量较小的平补平泻手法为辅。若外邪侵袭经络,则见四肢疼痛,痿痹不用等证,治宜用本经腧穴,可用刺激量轻重兼施的手法。膀胱主行气化水,若下焦虚寒,气化无权,则可见小便频数或遗尿等证,治宜选取本脏募俞穴和足太阳、足少阴经穴为主,用轻快柔和或中等刺激量的手法。若风寒外侵,伤及经络,则可见项背、腰臀等经脉循行部位疼痛、拘急或痿痹麻木不用等证,治宜取本经腧穴,用强刺激或刺激量稍重的手法,也可选用轻重交替手法。

(5) 心包与三焦:心包与三焦互为表里,有护卫心神的作用。若外感风寒湿邪,伤及经脉,多见胸部疼痛牵引至腋下,心烦及循行部位疼痛、麻木、痿痹不用,手掌发热等证,治疗选用本经腧穴,手法用刺激量较强的泻法,或用轻重交替的补泻兼施的方法。人体津液的输布与代谢,有赖于三焦的气化作用,若气化功能失常,导致水湿内停,可见肌肤肿胀、腹胀、气逆腹冷,或遗尿等证,治宜取募俞穴、下合穴及足三里等,手法用强刺激的泻法。

(6) 肝与胆:肝与胆相表里,主筋,藏血,喜调达、恶抑郁。凡精神情志失调,均与肝有关。若情志所伤,肝气郁结,可见胁肋疼痛,胸闷不舒,易怒,或腹痛,泄泻等证。治宜取足厥阴、足少阳、足阳明、足太阴经穴为主,实证者手法用刺激量较强的泻法,虚证者选用轻快柔和的和法以疏调之。若寒邪侵袭经络,可见少腹冷痛,疝气,睾丸偏坠而痛,或其经脉循行部位疼痛,麻木,转筋拘急,掣痛等证,治取本经穴,用刺激量中等的手法。胆附于肝,其脉络肝,与之互为表里,若湿热之邪致胆的疏泄功能失调,可见头痛目眩、口苦咽干、耳鸣耳聋、胁肋胀痛等证,治宜取本脏募俞穴及足少阴经穴为主,手法用刺激量轻柔的一指禅推拿或指揉法。若外感风寒或湿邪阻滞经络,可见经脉循行部位疼痛,选取本经穴位,手法用点按或推揉补泻兼施。

2. 八纲辨证与推拿施术 根据中医学理论,运用望、问、闻、切四诊,确立阴阳、表里、寒热、虚实八纲辨证,按照病情的发展变化选择适宜的推拿手法治疗疾病。

(1) 阴阳:阴阳是八纲辨证的总纲,实际是总的分辨概念。推拿治病从阴阳五行的角度来分,一般阳证可用掐法、按法、点法等。阴证多用推法、揉法、擦法等。

(2) 表里:表证是指六淫、疫疠邪气经皮毛、口鼻侵入人体所产生的证候,表现为发热恶寒、鼻塞流涕等证,推拿宜用摆动类、摩擦类等手法,如一指禅推法、擦法等。里证是疾病深入于里(脏腑、气血、骨髓)的一类证候,常见壮热、烦躁神昏、小便短赤等证,推拿用刺激量稍重的手法,使之渗透入里。多用挤压类手法、摩擦类手法,如点法、摩法、揉法等。

(3) 寒热:寒证或热证是疾病本质属于寒性或热性的证候。有时里热表寒,或里寒表热,寒热夹杂。寒证常见恶寒喜暖、肢冷蜷卧、小便清长等证,多用摆动类、摩擦类手法,如摩法、揉法、擦法等。热证常见恶热喜冷、口渴喜冷饮、烦躁不宁、小便短赤等证,推拿治疗常采用泻法,多用挤压类、摩擦类手法,如掐法、点法等。

(4) 虚实:虚证是对人体正气虚弱的各种临床表现的病理概括。虚证有先天不足、后天失养和疾病耗损等原因,常见口咽干燥、五心烦热、形寒肢冷、精神萎靡、自汗等症状。推拿治疗用轻快柔和的温补法与和法,多用摆动类、摩擦类、挤压类手法,如一指禅推法、揉法、摩法等。实证是对人体感受外邪,或体内病理产物堆积而产生的各种临床表现的病理概括。实证有外邪入侵和脏腑功能失调等原因,常见脘腹胀痛拒按、胸闷烦躁、小便不利等证。推拿治疗采用泻法,如挤压类、摩擦类手法等。对于虚中夹实,实中有虚,应根据虚实的轻重,或先补后泻,或先泻后补,或补泻兼施进行推拿手法操作。

3. 气血辨证与推拿施术 气血津液,在生理上是脏腑生理活动的物质基础,又是脏腑功能活动的产物,因此脏腑发生病变,可以影响到气血津液的变化。而气血津液的变化,又必然会影响到脏腑的功能。

(1) 气病:气的辨证一般分为气虚、气陷、气滞、气逆四种。气虚证常见少气懒言、神疲乏力、头晕目眩等,宜取督脉、任脉、手足阳明经穴为主,手法选用摩法、揉法、一指禅推法等,以补气为主。气陷证常见久痢久泄、腹部坠胀、脱肛等,宜取督脉、任脉、手足阳明经穴为主,手法宜用摩法、揉法、一指禅推法、托法等,以益气升提为主。气滞证多因情志不舒,或用力努伤、闪挫等,使某一脏腑或部位气机阻滞而运行不畅,推拿治疗时根据不同原因采用不同手法。若情志不畅,取手足厥阴、足少阳经穴位为主,手法用摩法、分法、拿法等,以疏肝理气为主;若由用力努伤、闪挫等引起,可局部取穴与循经取穴相结合,常用揉法、摩法、点法等,以理气通络为主。气逆证多见呃逆、嗳气、呕吐、头痛、眩晕、昏厥等,宜取手足阳明经穴为主,手法宜用摩法、点法、按法等,以降气止逆为主。

(2) 血病:血虚证有濡养不足及心神失常两方面的特点,常见面色无华、头晕眼花、心悸失眠、手足发麻,妇女月经量少色淡、闭经等证,宜用揉法、一指禅推法、按法等,以补血为主;血瘀证常见疼痛,痛如针刺或固定不移,或疼痛夜间加剧,或体表有肿块等证,宜取足太阴、足厥阴、足太阳经穴为主,用揉法、摩法、点法、拿法等,以活血化瘀为主;血寒证以寒象、瘀血和疼痛为特点,可见手足疼痛、恶寒而得温则痛减、形寒肢冷、妇女少腹冷痛、经色紫暗夹有血块等,宜取足太阴、足太阳经穴,选用摩法、擦法等,以温经散寒为主。

4. 三因辨证与推拿施术　三因制宜是指因时、因地、因人制宜,即根据患者所处的季节(包括时辰)、地理环境和个人具体情况,而制订适宜的推拿治疗方法。

(1) 因时制宜:在推拿治疗疾病时应考虑患者所处的季节,因为四时气候的变化对人体的生理功能和病理变化有一定影响。如秋冬之季,肌肤腠理致密,推拿介质多用葱姜水、麻油,手法力度应稍强;春夏季节,肌肤腠理疏松,推拿介质可用滑石粉以防汗,或薄荷水以清凉,手法力度要稍轻,多用轻快柔和的手法。因时制宜还包括针对某些疾病的发作或加重规律而选择有效的治疗时机。如情志疾患多在春季发作,故应在春季到来之前进行治疗;痛经患者常是经行腹痛,可在经前一周开始治疗。

(2) 因地制宜:由于患者所处地理环境、气候条件不同,人体的生理功能、病理特点也有所区别,治疗应有差异。如北方地区或寒冷季节,手法多缓慢、深透性强;南方地区或温热季节,手法多轻快、发散性强。另外,也要注意治疗环境,患者在手法治疗过程中及治疗后不可受风,周围环境要安静而不可嘈杂等。

(3) 因人制宜:就是根据患者的性别、年龄、体质等的不同特点而制订适宜的治疗方法。由于男女在生理上有不同特点,如妇人以血为用,在治疗妇人病时要多考虑调理冲脉、任脉等。患者个体差异更是决定推拿手法治疗的重要环节。如体质虚弱、皮肤薄嫩、对手法较敏感者,手法宜轻;体质强壮、皮肤粗厚、手法感应较迟钝者,手法可适当重些。因人制宜最为重要,根据患者的年龄、性别、体质、胖瘦和部位等不同,选择不同的治疗方法。如小儿患者推拿时手法要轻柔,可配合介质,成人体质强者手法可稍重,体质弱者手法可稍轻;肌肉丰厚部可稍重,头面胸腹的肌肉薄弱部手法可稍轻;病变部位浅者手法稍轻,病变部位较深者手法可稍重。

二、标本同治,缓急兼顾

疾病的临床表现多种多样,任何疾病的发生、发展,总是通过若干症状表现出来,但这些症状只是疾病的现象,并不都反映疾病的本质,有的甚至是假象。"治病必求于本",本,是指疾病的本质、疾病的主要矛盾和矛盾主要方面;求本,即是针对疾病最根本的病因病机进行治疗。"标"和"本"的含义有多种,二者是相对而言的,主要是用来说明病变过程中各种矛盾的主次关系。例如,症状与病因,症状为标,病因为本;病变部位与症状表现部位,病变部位则是本,症状表现部位为标。只有在充分了解疾病的各个方面,包括症状表现在内的全部情况的前提下,通过综合分析,才能透过现象看到本质,找出疾病的根本原因,从而确定何者为标、何者为本,根据辨证论治,确立恰当的治疗方法。疾病的临床症状常是复杂多变的,标本的关系也不是绝对的,在一定条件下可以相互转化,因此临证时还要注意掌握标本转化的规律,不为假象所迷惑,始终抓住疾病的主要矛盾,做到治病求本。

临床上治本和治标应是根据病情辩证地对待。某些标病危急情况,若不及时解决,可能使患者难以忍受或危及生命,此时应当采取"急则治标"的原则,先治其标病,而后再治其本病。治标只是在应急情况下所采取的权宜之计,但它必不可少,它能为治本创造条件。对于常见的慢性病或急性病恢复期,治疗时应针对疾病的本质进行治疗,此时应当采取"缓则治本"的原则。

由于推拿学具有自身的特点,在"治病必求于本"的原则指导下,应该标本同治、缓急兼顾。既要针对疾病的主要矛盾治疗,又要注重疾病次要矛盾的处理;既要积极治疗疾病的急性发作,又要兼顾疾病慢性症状的处理。同时,在推拿临床中,正确地应用标本同治、缓急兼顾的治疗原则,不仅要制订推拿本身具体的治疗方法,还应该依据这一原则与其他治疗方法合理地结合。

三、以动为主,动静结合

推拿治疗疾病,属于一种运动疗法。不论手法对机体的作用方式,还是指导病员所进行的功法训练,都是在运动。推拿"以动为主"的治疗原则,是指在手法操作时,或指导病员进行功法锻炼时,应该根据不同的疾病、病情和病理状况,确定其作用力的强弱、节奏的快慢、动作的徐疾和活动幅度的大小。适宜的运动方式,是取得理想疗效的关键。同时,推拿治疗在"以动为主"时,也必须注意"动静结合",一是在手法操作时,要求医务人员和病员都应该情志安静,思想集中,动中有静;医者做到"手动而心静"。二是推拿治疗及功法锻炼后,病员应该注意安静休息,使机体有一个自身调整恢复的过程;引导患者做到"被动治疗和安心静养"。医务人员在制订治疗方案时,动和静一定要有机结合。

第三节　推　拿　治　法

根据中医学理论,尤其是辨证施治原则,在长期的临床实践中,推拿学科已形成温法、通法、补法、泻法、汗法、和法、散法、清法等常用的推拿治疗方法,简称为"推拿八法"。根据不同病情而选择适当手法,是临床上推拿辨证施术的具体运用。

1. 温法　即温热之,具有温通经络,舒筋活血作用,如摆动类、摩擦类、挤压类等手法。常用于治疗慢性筋伤、虚寒证,治疗时手法多缓慢、柔和,作用时间较长,患者有较深沉的温热等刺激感。起到温经散寒,补益阳气的作用,适用于阴寒虚冷的病证。又如摩揉丹田,擦肾俞、命门等能温补肾阳;按摩中脘、关元,拿肚角等能温中散寒止痛。

2. 通法　即疏通之,具有活血止痛,松解粘连作用,如挤压类、摩擦类、运动类手法,可轻重交替施治。用于陈旧性、经久难愈的慢性损伤,如慢性腰肌劳损、肩背筋膜劳损等病证,常用推法、擦法、按法、点法、拨法配合背部夹脊穴,达到畅通气血,强筋壮骨的作用。又如擦摩胁肋以疏肝气,掐拿肩井,以通气行血。

3. 补法　即滋补之,具有补益气血,强壮筋骨作用,如摆动类、摩擦类、振动类等手法。平素体虚,肾气虚弱,外感风寒湿邪,留滞肌肉筋脉,以致筋脉不和,肌肉筋膜拘挛,经络阻闭,气血运行障碍而致慢性关节疼痛,腰痛。疼痛多为隐痛,时轻时重,喜温畏冷,其中以摩法、擦法、搓法、振法、拍法等最为常用。又如胃脘虚寒疼痛,遇寒加重,得热痛减等证,多采用摩揉中脘、关元、脾俞、胃俞、肾俞,按揉膻中、膈俞等,以健脾和胃,加强胃腑功能,疏理气机。气血虚弱者用摩腹、揉脐、按揉足三里等以健脾胃,促进生化之源;肝肾虚者用擦命门、腰阳关,揉关元、气海等穴,补肾经,摩揉涌泉穴等以滋补肝肾,壮阳为主。

4. 泻法 即泻下之,具有泻下、疏通作用,多用轻重交替的摩擦类、挤压类手法等。常用于内科疾病,如腹痛、腹胀、便秘和痛经等。宜用按法、点法、捏法、拿法、摩法等,多选用中脘、天枢、大横、长强及摩腹等,如心胃火盛见烦渴、口舌生疮、大便干结等,可选用摆动类、摩擦类等手法,以泄热通下。若寒湿伤及经络,四肢屈伸不利、麻木不仁,常用摩擦类、振动类等手法以通经络止痛。

5. 汗法 即发汗之,具有祛风散寒解表作用,多选用摆动类、挤压类和叩击类手法。汗法用于风寒外感和风热外感证。外感风寒可用先轻后重的拿法以强刺激,达到祛风散寒、发汗解表的目的。外感风热用轻快柔和的拿法,使腠理疏松,微汗解表。多选用一指禅推法、拿法、捏法等手法,配合风池、大椎、风府、合谷、外关、风门、肺俞穴等以祛风解表、散热通经、祛风宣肺。

6. 和法 即和解之,具有调和气血,平衡阴阳作用,常选用摆动类、摩擦类等手法。凡病在半表半里,且不宜汗、不宜吐、不宜下者,均可用和解之法,运用平稳而柔和、频率稍缓的推拿手法,可疏通脉气、调和气血。如气血不和,经脉不通所引起的肝胃不和及胃痛、月经不调等,宜用揉法、摩法、推法、抹法等。肝胃不和常用推揉膀胱经背俞穴,以和脏腑阴阳,揉中脘、章门、期门,搓胁肋,揉按关元、中极,搓擦八髎等以健脾和胃,和阴阳气血。

7. 散法 即消散之,具有行气散瘀、活血作用,多使用摩擦类、挤压类等手法。其主要作用是"摩而散之,消而化之",使结聚疏通。临床中对于气滞、血瘀、积聚,饮食过度,脾失健运所致的胸腹胀满等证,可用摩法、按法、拨法、捏法、拿法、一指禅推法以散之;肝气郁滞所致的胁肋疼痛,常以搓抹双胁的方法散之;有形的凝滞积聚,可用一指禅推、摩、揉、搓等手法以达消结散瘀的作用。

8. 清法 即清除之,具有清热解毒、凉血止血等清除热邪作用,多选用摩擦类、挤压类等手法。临床中热性病的症状极其复杂,必须辨其卫气营血、表里虚实,要根据不同情况采取相应的治疗方法。以按法、点法、捏法、拿法等为常用。如病在表者,当治以清热解表,多用拿风池、揉肺俞等;表实热者,逆经轻推背部膀胱经,揉大椎等;表虚热者,顺经轻推背部膀胱经,顺揉太阳穴等;病在里且属气分大热者,当清其气分之邪热,逆经轻推脊柱,掐揉合谷、外关等;阴亏虚热者,轻擦腰部,推涌泉等;血分实热者,逆经重推脊柱,退六腑等。

扫一扫
测一测

❓ 复习思考题

1. 推拿有哪些作用?
2. 手法调整脏腑功能体现在哪些方面?
3. 推拿治疗的原则是什么?
4. 如何理解推拿"以动为主,动静结合"的治疗原则?
5. 何谓推拿八法?

第三章

PPT 课件
03章PPT

推拿临床诊治特征

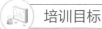 培训目标

1. 普训阶段　掌握推拿治疗的适应证与禁忌证,以及推拿意外的处理方法。
2. 专训阶段　掌握推拿治疗的适应证与禁忌证,以及推拿意外的处理方法;掌握"筋出槽""骨错缝"的基本理论(筋骨整体观)。

第一节　推拿临床诊治特点

一、指导理论的多元化

中医推拿是中医外治法之一,虽不同于药物,但其基本理论也是以中医基础理论为依据,如阴阳五行、脏腑经络、气血津液等。现代推拿学临床中,在治疗不同系统疾病时应用的理论有一种多元现象。如在治疗内科、妇科疾病时,是采用中医脏腑学说、经络学说等理论;治疗儿科疾病时,则是以小儿推拿的特定穴位、小儿推拿复式操作法等独特的理论为指导;在治疗运动系统疾病时,基本上是应用现代解剖学、生理学、病理学等知识,以筋骨并重理论作为指导。

（一）经络学说

基于长期临床实践而逐渐形成的"经络学说"是推拿治疗疾病的核心理论之一,按照传统中医学理论的认识,推拿手法具有疏通经络、行气活血、调整脏腑的作用,对此应有深入的理解。

推拿手法操作需要循经络、按穴位来进行,经络内属脏腑、外联肢节,是人体内信息、物质和能量传递的通道,经气运行于经络之内,穴位是经气汇聚之所,在推拿手法的刺激下,人体会产生多种得气感,而得气与否,以及得气的强弱都是判断推拿手法刺激量和推拿疗效的前提条件,得气感的产生有赖于经气的运行和活跃,得气感越强则说明经气运行越流畅,所以,推拿手法直接作用于经穴,主要是通过激发经气的运行,从而起到疏通经络的作用。《素问·血气形志》说"形数惊恐,经络不通,病生于

不仁,治之以按摩醪药。"可见,在《黄帝内经》时代就已经认识到,推拿手法具有疏通经络的作用,这一作用也是推拿手法其他作用的基础。"经脉所至,主治所及",此之谓也。

气血运行于经脉之中,经络具有"行血气而营阴阳,濡筋骨,利关节"的功能。推拿手法作用于体表,直接刺激经穴,一方面通过激发经气,调整局部气血运行;另一方面,通过调动与经络相连的脏腑功能,尤其是心肺功能,推动全身的气血运行,从而实现其行气活血的作用。《素问·调经论》说:"血气不和,百病乃变化而生。"明确指出,若气血运行不畅,可进一步引起多种病理变化。如气虚鼓动无力或气滞运行不畅,可进一步导致血瘀,瘀血闭阻经络则引起疼痛,即所谓"不荣则痛"或"不通则痛",推拿手法通过行气活血,可起到祛瘀止痛的作用,正如《素问·举痛论》所说:"寒气客于背俞之脉则脉泣,脉泣则血虚,血虚则痛,其俞注于心,故相引而痛,按之则热气至,热气至则痛止矣。"由此可见,推拿所产生的热效应,是其行气活血作用的基础。

推拿手法调整脏腑的作用主要是通过以下三个途径来实现的。一是通过对经络的刺激,直接调整与之相连的脏腑功能;二是通过对背俞穴和腹募穴的刺激,调整对应脏腑的功能;三是通过对特定穴的作用,综合调整内在脏腑的功能。总之,推拿手法疏通经络、行气活血、调整脏腑三方面的作用是相互联系的,经络疏通是基础,气血畅达是关键,脏腑功能协调一致是根本。这三方面的作用是推拿手法用于治疗疾病的理论基础。

(二) 筋骨整体观

由于从现代科学的角度来看,推拿学是一种以力学为特征的物理疗法,所以为了正确地掌握和操作手法,推拿学十分重视现代生物力学的理论和应用。推拿治疗骨伤科疾病,建立了"筋骨整体观"的指导思想。在临床诊治中,往往会发生认识骨伤疾病的病理变化,过于强调骨质增生、关节软骨面破坏及脊柱椎间盘退变在疾病发病过程中的作用,而忽视肌肉、韧带、肌腱和筋膜损伤在疾病发展过程中的作用;重影像学检查,轻体征检查,过于强调骨结构变化,对因软组织病变造成的脊柱与四肢骨关节整体动态功能改变认识不足;手法治疗时,注重关节运动手法,轻视松解类手法的应用,只认识骨关节空间位移效应作用,对脊柱和四肢骨关节调整手法可以缓解或消除软组织内本体感受器的病理性神经电信号传入的内在机制缺乏认识。因此,基于"筋骨整体观"和推拿学科特征,在推拿治疗骨伤科疾病时,应掌握以下几个认识。

1. 骨关节、椎间盘与筋肉组织病变损伤是骨伤疾病演变过程中的两个方面。骨关节和椎间盘退变固然可增加软组织损伤的机会,软组织损伤病变,同样因其影响脊柱和四肢骨关节的稳定和运动功能,而加速脊柱和四肢骨关节、椎间盘的退变。两者之间相互关联,且软组织损伤在骨伤疾病的急性发病机制中,具有更为重要的意义。

2. 在骨伤疾病影像学检查中,不仅要观察骨结构和椎间盘组织异常病变的局部器质性改变,同样要重视因软组织病变、骨结构及节段稳定性下降所产生的脊柱和四肢骨关节整体功能性形态改变,如倾斜、旋转、错缝等现象。临床上许多问题往往并不因骨质增生而引起,而由软组织病变、骨结构及节段失稳所致,不能仅凭一张影像学诊断下结论。

3. 骨质增生和关节错位是随年龄增长的一种生理性反应和机体适应性代偿表现,当其引起附近软组织损伤及产生压迫刺激时,才会导致临床症状和体征的发生。关节运动手法固然可以产生脊柱和四肢骨关节空间位移效应而发挥治疗作用,同样也可以消除或减轻关节周围肌肉、筋膜组织内的本体感受器发放病理性传入感觉冲动,从而治疗疾病,整骨也可治筋;松解手法虽然主要作用于肌肉、韧带、筋膜等软组织,但手法实施的结果,因为同时可改善脊柱和四肢骨关节的稳定性、骨结构及节段运动的协调性,又可恢复和加强脊柱和四肢骨关节的运动功能,故理筋同样整骨。

4. 在推拿手法的运用上,需要明确的指征,脊柱和四肢骨关节运动类手法不可滥用,以免因反复使用而进一步损害其稳定性。反复地对脊柱和四肢骨关节应用调整手法,必然会造成维持其内源性稳定的韧带组织出现蠕变效应,更加松弛,以致脊柱和四肢骨关节的稳定性进一步下降,从而影响疗效。

5. 推拿治疗骨伤科的疾病,除了应用运动关节类手法外,同时应该重视行气活血、舒筋通络、温寒散瘀作用的一类手法的应用。尤其是一些因退行性变化、劳损而致的脊柱、四肢关节疾病,临床症状迁延反复,时作时息,应该指导病员运用中国传统功法,进行主动的功能锻炼。筋骨整体观,不仅要把筋和骨看成相互联系的整体,而且应在中医整体观念的指导下,运用中医经络藏象学说指导推拿手法和功法治疗骨伤科疾病。

（三）神经及神经—体液调节学说

现代医学研究证明,投射到脊髓后角内的伤害性感觉感受器和躯体感觉神经可以影响自主神经系统和内脏的功能。推拿手法作用于人体,它往往会产生一种复合感觉刺激,包括酸、胀、麻、热、痛等,这些感觉是手法作用的直接结果,推拿手法正是借助于这些感觉刺激,通过神经系统调节和"神经—内分泌—免疫网络"调节来发挥作用的。推拿手法所产生的感觉刺激可以兴奋不同的神经纤维,产生多种生物电活动,一方面将冲动传至中枢的不同水平,经整合后再沿下行纤维传出,调节相关内脏组织的功能;另一方面,可通过局部反射弧而发挥调节作用。在这一系列的电活动传导过程中,还伴随着一些化学物质的变化,如神经递质、激素、免疫活性物质、细胞因子等,这种作用往往是通过神经—内分泌—免疫网络调节来实现的。例如用轻、重两种手法按揉或按压家兔"内关穴",皆可明显提高动物的耐痛阈,其镇痛效应以手法作用后即刻最为显著,后效应可持续 10 分钟。如果以普鲁卡因呈环形封闭内关穴上方前臂组织,则轻、重两种手法的镇痛效应均被完全取消,提示手法的镇痛首先是一种外周输入所致的痛抑制。进一步研究表明,阿片受体拮抗剂纳洛酮可翻转轻手法的镇痛效应,而对重手法的镇痛效应无影响,说明轻手法的镇痛效应有内源性阿片肽的参与;β- 受体和 5- 羟色胺受体阻断剂普萘洛尔则可同时翻转轻手法和重手法的镇痛效应,提示轻、重手法的镇痛机制存在一定差异,而且,除内源性阿片肽系统之外,手法的镇痛效应还存在其他调制途径。采用推挽灌流方法收集推拿前后中脑导水管灰质灌流液,以轻手法按揉内关穴使 β- 内啡肽含量升高了 110.9%;而以重手法按压内

关穴却使 β- 内啡肽的含量降低了 37.3%。这一现象与痛行为测试结果相互印证,证明轻手法主要是通过激活内源性阿片肽系统而发挥镇痛作用的,而重手法的镇痛机制则有所不同。

（四）脊柱病因学说

该学说的提出始于 20 世纪 50 年代关于颈椎病的研究,以后进一步扩展到胸、腰椎疾病。有研究显示,临床上被诊断为颈、胸、腰椎病症的患者中,约 1/3 伴有自主神经功能紊乱和相应的内脏疾病,当脊椎病症好转后,其相应的脏器疾病也得到好转或痊愈。目前,通过脊柱部位推拿治疗而取得疗效的内、妇、五官科疾病已达 70 余种。这便是脊柱病因学说的临床基础。

由脊椎和椎间盘构成的脊柱部分是一个静力性力学系统,附着于脊柱的肌肉和韧带构成了一个动力性力学系统,为了满足生理活动的需要,脊柱经常要在三维方向上做各种运动或维持特定的姿势,上述两个力学系统的协调平衡是保持其正常生理活动的重要前提条件。同时,脊柱的结构和运动状态又直接影响着椎管内的脊髓和穿行于椎间孔的自主神经与躯体神经的生理功能,并进而引起各种效应器官的功能变化。脊柱病因学说的一个基本观点是"固定假说(fixation theory)",即脊柱运动单位的活动度减小,属脊椎关节半脱位范畴,中医学中所描述的脊椎关节"骨错缝"与之有相似之处。造成脊椎关节被"固定"的原因主要有:①脊椎关节周围关节囊的绞索或嵌顿;②骨骼肌特别是两个相邻椎体间的肌梭发生痉挛;③局部炎症刺激;④椎间盘等组织退变引起的脊柱关节内机械感受器功能异常。

脊椎关节被"固定"后可继发一系列病理反应和变化,有关的假说主要有以下几种。

1. 躯体自主神经反射假说　脊椎关节被固定,可使位于脊髓后角的 Ⅳ 型伤害性感受器敏感性增高,从而可以感受到疼痛阈值以下的骨骼肌异常张力刺激,神经冲动经多阶段传递可直达中枢神经系统,一方面引起躯体组织的反射,另一方面还影响着从损伤或邻近部位发出的自主神经所支配的组织器官的功能,其中最直接的作用便是影响交感神经和血管的功能。研究表明,哮喘、支气管炎、急性肺不张、肌肉萎缩和退变、胃酸分泌异常或胃肠不适、冠状动脉痉挛、心肌缺血、肌肉骨骼系统疼痛综合征等病症的发生和发展,皆不同程度地与躯体自主神经反射活动异常有关。

2. 神经、脊髓受压假说　脊椎被固定时,相邻的两个椎体位置发生改变,使 1~2 个相关椎间孔的体积轻度缩小,当椎间孔缩小至安全临界值时,便可继发脊神经等组织受压,进而可能出现神经营养障碍。在有脊椎先天性变异、畸形、椎间盘及关节突关节退变的情况下,神经受压的机会会明显增加。同样,位于主椎管内的脊髓组织也可能因此而受到压迫,但与神经受压假说相比,其实验依据尚不十分充分。脊神经受压并伴发局部炎症反应,出现根性神经痛;同时还可引起轴浆运输发生障碍,进一步加剧神经组织变性。

3. 椎 - 基底动脉供血不足假说　颈椎关节力学失衡、机械性刺激或压迫、交感神经刺激反应、血管自身动力学异常等均可导致椎 - 基底动脉供血不足,从而引起一系列临床症状,主要包括:①单侧或双侧头痛;②迷路症状,如耳鸣、听力减退、耳聋等;

③前庭症状,如与颈椎旋转活动密切相关的眩晕;④视力障碍,如视力减退、视力模糊、复视、幻视、短暂性失明等;⑤发音障碍,如发音不清、发音嘶哑、口唇麻木感,甚者发音困难等;⑥精神神经症状,如精神抑郁、记忆力减退、失眠、多梦等;⑦与颈椎突然转动密切相关的猝倒。

基于上述假说理论,推拿手法主要是通过两个途径来实现其治疗作用的。其一,手法直接作用于脊柱周围软组织(主要是浅层软组织)的病理损害点,通过解除肌肉痉挛、松解组织粘连,使脊柱动力性力学系统恢复平衡。其二,利用力学杠杆原理,运用特定的手法调整脊椎关节之间的位置关系,使其正常的解剖结构得以恢复;同时,整复手法操作过程中,软组织受到一个较大的突然性的拉力作用,也有利于其(尤其是深层软组织)痉挛的解除和粘连的松解。

(五) 生物全息律

"全息"一词源于激光物理学,用激光感光的底片,它的任何一个碎片仍能显示出原有物体的完整影像,这一现象称之为"全息"。自20世纪80年代以来,有研究者提出生物体中也普遍存在着全息现象,并称之为生物全息律。传统中医学中的"尺肤诊法""舌诊""五轮学说""耳穴""鼻穴"等,为生物全息律学说提供了一定的佐证;反射区学说也可纳入生物全息律学说体系之中,在这一学说指导下发展起来的足部反射区和手部反射区疗法,已成为手法治疗与保健学的重要分支。

反射区学说认为,在足部和手部存在着与人体内脏等组织器官一一对应的敏感区域,并称之为"反射区",当内脏等组织器官发生病理变化时,会在相应的反射区找到阳性反应点,如用手按压可感受到颗粒状或结节状物的存在,并伴有疼痛感,在这些阳性反应区域施以一定的手法治疗,可以调节相应内脏等组织器官的功能,最明显的一个例证即是:按压肾、输尿管、膀胱等反射区后,患者很快出现排尿现象。

二、手法治疗与功法训练为主要防治手段

手法治疗和功法训练是推拿临床防治疾病的主要手段。手法治疗以操作者的手,或借用一定器具以达到手的功能延伸,或者适当运用操作者肢体的其他部分,在受治者体表的特定部位上做规范性的动作,以此来达到防病治病的目的。其具体的操作形式有很多种,包括手指、手腕、腕部、肘部以及肢体其他部位如头顶、脚踩等,甚至运用桑枝棒,直接在患者体表进行操作,通过功力作用于特定部位或经络腧穴而产生作用。

功法训练对推拿专业人员来说,有两重意义。一是推拿专业人员本人需要进行功法锻炼,以助于掌握手法的技巧;也有利于增强体质,胜任长时间具有一定力量的手法操作。二是指导和帮助患者进行功法训练。推拿临床工作人员的功法锻炼有动功和静功之分。而训练患者的功法锻炼,则是推拿医务人员针对病员不同疾病的病理和症状,选择中国传统功法如易筋经、五禽戏、太极拳等相应的功法姿势,指导和帮助患者进行意念、呼吸、形体结合的功法运动。

三、宽泛的适应证与严格的禁忌证

推拿学的临床特点是宽泛的适用范围。推拿的治疗范围,是由推拿手法的作用决定的。不同的临床学科,如骨科、内科、妇科、神经科、儿科等,若手法能改善其临床疾病的某些病理过程,缓解症状,必然会被毫无异议地采纳。它作为一种疗法,其适应证是广泛的,对于运动系统、神经系统、消化系统、呼吸系统、循环系统、泌尿系统、生殖系统等疾病都有一定的疗效,涵盖了临床各学科,如眩晕、感冒、头痛、失眠、胃脘痛、胆囊炎、腹泻、便秘、落枕、颈椎病、漏肩风、腰椎间盘突出症、急性腰扭伤、椎骨错缝、四肢关节伤筋、中风后遗症、痛经、月经不调、婴儿腹泻、斜颈、咳嗽、咳喘、近视等,包括在抢救中的应用。

治疗范围广,但并非对每一种病症推拿均有良好的治疗效果,因此推拿具有严格的禁忌证。手法所产生的治疗效果,是由手法的作用原理所决定的。当不同疾病出现同一病理变化,手法作用产生治疗效果时,临床症状就会得以改善和消除。可是,当同一疾病在不同时期,其某一病理阶段,手法无法产生作用时,治疗就无效。因此,手法的临床应用,一定要根据不同疾病及不同的病理阶段,把握好手法能产生的主治、辅助、参与的不同作用,进行针对性的治疗;对无效及可能发生的有害结果,应该清楚,加以避免。一般认为各种感染性、化脓性疾病和骨结核、严重骨质疏松等患者;各种开放性软组织损伤、骨关节或软组织肿瘤等患者;有局部皮肤破损、皮肤病、严重出血倾向的患者;胃、十二指肠等急性穿孔的患者;有严重的心、脑、肝、肾、肺等脏器病症的患者;有精神疾病等不能与医生合作的患者;急性脊柱损伤伴有脊髓症状的患者;过度饥饿、疲劳及酒后的患者;原因不明、未予明确诊断,并伴有疼痛、发热、眩晕等症状的患者均不适合选用推拿治疗。

第二节　影响推拿疗效的因素

一、手法的选择

手法是推拿治疗疾病的主要手段,推拿医师在临床上能否选用恰到好处的推拿手法,直接影响推拿的治疗效果。因为人有男女老少之别,病有虚实久暂之分,治疗部位有大小深浅等不同,所以,选用手法要贯彻辨证论治的原则,以充分发挥手法的治疗作用。

(一) 辨证施法

推拿手法的选取与中医内治疗法一样,也应以中医基础理论为指导,遵循辨证论治的原则,辨证施用手法。正如《理瀹骈文》中云"外治之理即内治之理",又云"外治必如内治者,先求其本,本者何也,明阴阳识脏腑也"。辨证是治疗的前提和依据,只有明确病变的阴阳、表里、虚实、寒热等属性,才能从复杂多变的疾病现象中抓住病变本质,把握病症的标本、轻重、缓急,采取相应的手法以扶正祛邪、调整阴阳,使气血复归于平衡,达到治疗疾病的目的。因此,手法的选取不仅是对症的局部治疗,必须贯穿着辨证论治的思想,才能达到满意的效果。

（二）辨病施法

在推拿治疗过程中运用什么手法，除了辨证以外，还应辨病选择手法。例如：关节运动障碍者，常选用摇法、扳法、伸展法等关节被动运动类手法；关节错位者，应用扳法、拔伸法、平端法等整复关节类手法；有粘连者，则应使用扳法、弹筋拨络法、理筋法等。此外，对于治疗某一疾病的推拿手法，推拿医生既要掌握一般规律与常性，又要注意临证变通，随着病情的进退，主症与兼证，主要痛点与次要痛点的增减、消失、转化等，综合分析，及时进行手法的加减。

（三）辨人施法

由于推拿手法的治疗效果受人体诸多因素的影响，包括患者的年龄、性别、体质、生活习惯、职业特点、痛阈值的大小等，因此，手法的选择及临床具体运用应有所不同。例如青壮年，体质强，操作部位在腰臀四肢，可选用强刺激手法；老年患者，体质虚弱，操作部位在头面胸腹，或小儿等，则要选用轻刺激手法。

（四）辨病位施法

推拿手法的选取应视疾病所在部位的不同而选用相应的手法。病位在腰臀四肢，选用穴位在深层，手法刺激量可较大，不宜选用轻柔手法。如环跳穴的推拿治疗手法一般应选用点法、按法、肘按法等重手法。又如面瘫患者操作部位在头面部，则以一指禅推法、揉法、擦法等轻刺激手法为主。

（五）补虚泻实

补虚泻实是中医治病的基本法则之一，也是手法选取原则之一。推拿治疗疾病，虽然不同于中药、针灸，但同样非常重视补泻。临床施术时，根据患者体质的强弱和证候的虚实，具体分析，区别对待，酌情施用手法，采取或补、或泻、或兴奋、或抑制等不同手法技术，作用于患者体表特定的部位或穴位，虚者补之，实者泻之，从而起到扶助正气、祛除邪气，或促进机体的生理功能、抑制脏腑组织亢奋的作用。

二、治疗部位的选择

推拿治疗部位的选择一般包括推拿施术部位的选择、患者体位的选择，以及推拿的取穴与配穴。

（一）施术部位的选择

推拿治疗的施术部位是根据疾病的部位来选取的，一般选取疾病所在的部位或穴位作为治疗部位，同时选取与疾病相关的或针对疾病临床疗效较好的相关经络、远端穴位和部位。

（二）患者体位的选择

推拿操作过程中，患者选用何种体位是根据具体使用的操作手法要求而定的。例如，腰背部𢭆法，患者取俯卧位；胸腹部及颜面部一指禅推法，患者取仰卧位。又如腰部斜扳法，患者取侧卧位。

三、刺激量的选择

在手法刺激量的掌握和选择上，要根据患者的疾病性质、病症部位、选用的穴位，以及患者的性别、年龄、体质强弱和医生操作手法的功力等因素综合考虑，灵活运用，如《医宗金鉴》所说的"一旦临证,机触于外,巧生于内,手随心转,法从手出"。

（一）辨证辨病选择刺激量

不同的病症需要不同的刺激量,同一病的不同证型亦需要不同的刺激量,高于阈值的手法往往成为伤害性刺激,低于阈值的手法又难见疗效,故针对不同病症以及不同证型选择合适的手法刺激,对提高疾病的治疗效果是非常重要的。例如对软组织损伤一类疾病而言,损伤早期,刺激量宜小,用柔和的手法如㨰法、擦法、摩法等以活血消肿止痛;损伤后期或关节运动障碍者,刺激量宜大,用较重的手法如弹拨法、运动关节类手法等以舒筋通络、解除粘连。治疗内科及妇科疾病,多采用接触面积小、刺激量小,但深透性强的手法,如一指禅推法,这样可使手法的刺激集中于特定的穴位上,以调整相应的脏腑功能。经期妇女在腰骶与腹部要慎用或不用重手法,特别是早孕妇女的腰腹要禁用手法刺激。总之,辨病与辨证应选择适当的手法,以形成适应于相应病症的刺激量,从而达到治疗目的。

（二）辨人选择刺激量

刺激量的选取也受人体诸多因素的影响,所以在临床应用时,还应根据患者年龄大小、体质强弱、性别的不同,选用适宜的刺激量。青壮年肌肉发达,骨骼坚固,手法在同一部位的刺激量宜大;老年人肌肉松弛、骨骼松脆,手法的刺激量在同一部位则应减小,以免造成损伤;妇女及小儿在相应的部位亦应减小刺激量等。

（三）辨部位选择刺激量

一般情况下,病变范围较广、部位较深、肌肉比较丰厚的部位,用接触面积大而深沉有力、刺激量大的手法,如腰臀部操作,一般应选用点法、按法、肘按法等重手法。

四、治疗时间的选择

推拿治疗有适宜的时间,要根据患者年龄、体质、疾病特征选取不同的治疗时间,并不是治疗时间越长,治疗效果越好。机体对手法机械刺激的反应有一定规律,经过一个或长或短的潜伏期,手法效应才开始显现。随着操作时间的持续,效应逐渐上升达到峰值,然后再逐渐下降至稳定。一般来说,急性病或者疾病的急性期,单次手法治疗的时间不宜过长,治疗间隔可以略短,1 天 1 次或者隔天 1 次;慢性疾病或疾病恢复期,在考虑患者年龄和体质情况后,可适当延长治疗时间,增加疗程。具体治疗时间,应根据疾病特点和患者具体情况,灵活运用。

五、推拿处方

根据病因病机进行辨证论治,然后处方遣药,是中医诊治的规范。因此,推拿治疗也应处方遣"药",只有科学处方,才能取得最佳疗效。推拿处方,应以中医阴阳五行理论和脏腑经络学说等理论为指导,通过四诊合参,辨证分析,确定疾病的病因病机、推拿的治疗原则,然后进行推拿处方。推拿处方的组成应包括推拿操作手法,推拿操作部位、主穴和配穴,推拿治疗时间和频次,以及随证加减变化等。

复习思考题

扫一扫
测一测

1. 如何理解推拿指导理论的多元化?
2. 推拿手法调整脏腑的作用途径有哪些?
3. 如何理解"筋骨整体观"?
4. 推拿的适应证有哪些?
5. 推拿的禁忌证有哪些?

第四章

推拿临床常用检查法

 培训目标

1. 普训阶段　掌握推拿科专科检查的基本方法。
2. 专训阶段　掌握骨骼系统、神经系统等疾病相关基础知识,推拿专科体检技能。

在内、外、妇、儿、骨伤等疾病的治疗中,推拿疗法均得到广泛的应用,而其有效的前提便是正确的诊断。因此,临床进行检查时必须遵循中医诊疗整体概念并结合现代医学基本知识,运用六诊(望、闻、问、切、动、量)全面查体,辨明主次,判断病情。

必须强调的是,物理检查法只是诊断方法中的一种,在此基础上必须结合病史、影像检查、实验室辅助检查等所获得的资料,加以全面分析,才能综合了解患者的局部与全身状况,得出正确的诊断,为有效的推拿治疗打下基础。

第一节　头　面　部

一、望诊

头面部望诊的重点是望神色和观察头面部的形态变化。头为诸阳之会,精明之府,中藏脑髓,与脏腑气血关系密切。因此通过头面部的望诊可了解机体整体状况的变化。

(一) 望神色

神是人体生命活动的总称,亦是对人体精神意识、思维活动以及气血、脏腑功能外在表现的高度概括。《素问·移精变气论》指出:"得神者昌,失神者亡。"说明望神色可判断正气的盛衰在疾病过程中的转化。脏腑气血外荣于面。色与泽两方面的异常变化,是人体不同病理状况所致。色的不同反映着机体精气的盛衰,因此,察颜面肤色是否润泽,对辨别疾病的性质和推断病情的轻重与转归有较重要的意义。

一般而言,神志清楚,鉴识精明,反应灵敏,气色鲜明,双目灵活,明亮有神,面色清润者,说明正气未伤,病变位置浅,脏腑功能未衰,即便病情较重,预后亦多良好;反之若精神萎靡,面色晦暗,反应迟钝,目光呆滞者,为正气已伤,说明病变已深,预后欠佳。若出现神昏谵语、面色苍白、四肢厥冷、目黯睛迷、瞳孔散大或缩小、汗出如油、形羸色败者,则为危象,提示预后极差。如久病、重病、精气极度衰微的患者,突然出现精神好转等虚假现象,称为"假神",通常比喻为"残灯复明""回光返照",应予以特别注意。

临床上若见面色㿠白、虚浮,则多属阳气虚弱,可见于大失血后或哮喘等症。面色淡白无华,形体消瘦,则多属血虚。急性病中突然面色苍白,则多属阳气暴脱,可见于各种原因引起的休克。若面、目、身俱黄,则称为黄疸。色鲜明者谓之阳黄,其性多属湿热;色晦暗者谓之阴黄,其性多属寒湿。面赤则多见于热证。面色青灰、口唇青紫则多为气滞血瘀所致。小儿蛔虫病,面上可出现圆形灰白色的"虫斑"。小儿惊风或癫痫发作时,面色多青而晦暗。风寒头痛或受寒腹痛,疼痛剧烈时,面色多苍白而带青。午后两颧潮红,多属阴虚阳亢之虚热证。眼眶周围黑,多见于肾虚水泛之水饮病,或寒湿下注之带下症。

若为创伤患者,通过观察患者面部表情,可初步推断伤情之轻重:轻伤则神志清楚,言语如常;重伤则面色苍白,表情淡漠或神昏谵语。

(二) 望形态

机体外形的强弱,与五脏功能的盛衰相统一。一般来说,内盛则外强,内衰则外弱。额骨及颞骨双侧凸出,顶部扁平,呈方形,多见于佝偻病患儿。一侧不能闭眼,额部皱纹消失,做露齿动作时,口角斜向健侧,患侧鼻唇沟消失,多为面部神经麻痹;中枢性的面瘫主要表现为颜面下半部的瘫痪,口角歪向患侧。头部不自主震颤,可见于震颤性麻痹患者或老年人。下颌关节强直,若发于单侧,则颏部偏于患侧,面部不对称,患侧饱满,健侧扁平;若病发于双侧,自幼得病者,则全下颌骨发育不良,须部后缩,形成"鸟面"畸形;病发于成年者,则畸形不甚显著,但张口功能受限。

外伤患者则应检查鼻骨有无歪斜、塌陷,鼻部有无血肿、瘀斑,呼吸道有无堵塞(当鼻骨骨折时,骨折局部压痛明显,可触及下陷鼻骨)。双眼有无充血,眶周有无瘀斑或肿胀,视物是否清楚,瞳孔有无散大、缩小或变形,双侧是否对称,对光反射是否存在。若出现耳漏、鼻漏或咽喉血肿则常提示颅底骨骨折。出现下颌关节脱位的患者,口呈半开状,咬合无力。

二、触诊

触诊属于切诊的范畴,即检查者用手触摸患者体表的一定部位,辨其寒、热、润、燥、肿、胀、疼痛,并观察患者对于按压的反应。

(一) 婴儿囟门检查

双手掌分别置于左右颞部,拇指按于额部,用食指和中指检查囟门。正常前囟可触及与脉搏一致的跳动,囟门与颅骨相平齐,略有紧张感。若前囟隆起,除小儿哭叫外,多见于高热、颅内出血等使颅内压增高的疾病。前囟应于出生后12~18个月闭合,若闭合延迟,则多见于佝偻病等。若前囟凹陷,则多见于吐泻伤津的患儿。

(二) 张口度的测定

张口时,上下颌牙齿之间的距离,相当于自己2、3、4指三指并拢时手指末节的宽度,若下颌关节强直,则宽度减小甚至牙关紧闭。

（三）外伤患者检查

对有头部外伤的患者,若外观无明显改变,要认真细致触诊,重点要摸清颅骨是否有塌陷,特别要关注有皮下血肿的患者深层是否有骨折,有无头皮开放性创口或头皮撕脱伤,有无皮下出血或血肿,颅骨有无凹陷或畸形等。当下颌关节脱位时,双侧关节窝空虚,其前方可触及隆起的髁状突。

第二节　颈　项　部

一、望诊

患者一般宜取坐位,对于病情严重无法支撑头部的特殊患者,可采取卧位检查。由于颈椎疾病多数涉及上肢运动与感觉,因此检查时需脱去上衣,袒露颈部、两侧肩部及上肢,患者两肩放平,两臂自然下垂,目视前方。

1. 颈部及其软组织皮肤有无窦道、瘢痕、寒性脓肿(寒性脓肿多为颈椎结核)。高位病变应注意观察咽后壁有无脓肿,低位病变的浮肿多出现于颈部。颈部两侧软组织有无局限性隆起或肿胀。

2. 颈椎的生理曲度是否正常,有无平直或局限性后凸、扭转、侧弯,颈部肌肉有无短缩或痉挛。如有颈椎结核、骨折的患者,其颈椎常出现角状后凸。

3. 颈部有无畸形,颜面是否对称,斜颈(小儿先天性斜颈)患者头部向一侧倾斜,颜面多不对称,单侧胸锁乳突肌明显隆起;头部轻度前倾位,姿势牵强,多为落枕、颈椎病所致;颈椎关节紊乱或脱位的患者,下颌偏向一侧,头部无法转动,甚至颈部无法支持头部重量,需用手扶持头部;强直性脊柱炎颈椎强直的患者,垂头驼背,头部旋转失灵,若视侧方之物,必全身转动;颈椎结核患者当椎体破坏时,头部亦不能自由转动。

二、触诊

1. 触诊方法　进行颈部触诊时,嘱患者颈部略微前屈 30° 左右,检查者用左手扶住前额以固定头部,自枕骨粗隆开始向下逐个棘突依次进行触诊,其中第二、六、七颈椎棘突较大,易于触摸。触摸棘突、棘突间隙及双侧肌肉。

2. 主要检查内容　注意检查棘突是否异常弯曲,压痛位于棘突的中央还是两侧,并逐步加重力量测定压痛点的深浅,一般浅层压痛多因棘间韧带、棘上韧带或浅筋膜之疾患所致。若压痛点位于颈椎的横突,则表示关节突关节存在炎症或损伤;若关节突关节紊乱,则在下颈椎棘突旁及肩胛骨内上角处有压痛,多为颈椎病。压痛位于棘间韧带或项肌,则可能为扭伤或"落枕"。若压痛位于锁骨上方或颈外侧三角区,则说明可能存在颈肌筋膜炎。落枕、颈椎病的患者,常可在颈项部触摸到强硬痉挛的肌肉。对于颈椎后凸畸形的患者,触诊时不宜用力过重,若怀疑为颈椎结核时,则应检查咽后壁,以观察有无咽后壁脓肿形成以助诊断。颈椎棘突连线上若触摸到硬结或条索状物,可能出现项韧带钙化。

三、动诊

颈部运动检查时,嘱患者坐位,头部正直,双肩固定,使躯干不参与颈椎的运动,然后再做各方向的活动。

1. 屈伸运动　嘱患者头尽量前倾,正常时下颌可以触及胸部,曲度大约为35°~45°;检查后伸时,嘱患者头尽量后仰,正常时恰好可以看到头顶上的天花板,曲度约为 35°~45°。

2. 旋转运动　嘱患者向一侧转动头部,正常时下颌几乎可以触及同侧肩部,曲度大约 60°~80°。然后再转向对侧,双侧进行对比。

3. 侧屈运动　嘱患者将耳朵向肩部靠近,正常时头部可倾斜 45°。

【注意事项】检查时要重点观察运动的流畅性,有无运动障碍,需排除代偿性动作。对颈椎骨折脱位的患者,禁止做运动检查,以防造成脊髓损伤。

四、特殊检查

1. 椎间孔挤压试验　患者坐位,检查者双手交叠置于患者头顶,并控制颈椎在不同的角度下进行按压。如出现颈部疼痛或上肢放射性痛,则为阳性反应。挤压试验的机制在于通过外力使椎间孔缩小,加重病灶对颈神经根的刺激,故出现疼痛或放射性痛。

2. 颈部分离试验　患者取正坐位,检查者双手分别托住患者下颌与枕部,并向上牵拉。若患者能感受到颈部和上肢疼痛减轻,即为阳性。分离试验的机制是拉开并扩大狭窄的椎间孔,舒展小关节囊,减轻其对颈神经根的挤压与刺激,使疼痛减轻。

3. 臂丛神经牵拉试验　患者取坐位,头略屈,检查者站立于患侧,一手托住患者头部,另一手握患侧手腕做反向牵引,此时牵拉臂丛神经,若患肢出现窜痛麻木,则为阳性,提示臂丛神经受压,临床多见于神经根型颈椎病。

4. 超外展试验　患者取立位或坐位,将患肢从侧方外展高举过肩、过头,若桡动脉搏动减弱或消失,即为阳性。用于检查锁骨下动脉是否被喙突及胸小肌压迫,如存在压迫,即为超外展综合征。

5. 深呼吸试验　患者端坐,两手放置于膝部,先比较两侧桡动脉搏动力量的强弱,然后让患者颈部尽力后伸做深吸气动作,并将头转向患侧,同时下压肩部,再比较两侧脉搏及血压,往往患侧脉搏及血压减弱或消失,疼痛加重。相反,抬高肩部,头转向前方,则脉搏恢复,疼痛缓解。主要用于检查有无颈肋和前斜角肌综合征。

第三节　胸　　部

一、望诊

1. 皮肤及软组织　胸部望诊应广泛袒露胸廓,注意胸部皮肤有无红肿、包块及皮下青筋暴露。如患者患有乳腺炎,则其乳房红肿变硬,有明显压痛,且多伴有发热。

2. 胸廓形态　应注意胸廓的形态。桶状胸多见于肺气肿及支气管哮喘的患者,整个胸廓表现为高度扩张,尤其是前后径扩大,外形像桶状。鸡胸见于佝偻病的患者,表现为胸骨(尤其是下部)显著前突,胸廓的前后径扩大,左右径缩小。胸廓形态变化亦可由脊柱畸形所引起,如脊柱结核等疾患所造成的脊柱后凸,可使胸部变短,肋骨相互接近或重叠,胸廓牵向脊柱;如发育畸形、脊柱的某些疾患或脊柱旁一侧肌肉麻痹,使脊柱侧凸,脊柱突起的一侧胸廓膨隆,肋间隙加宽,而另一侧胸廓扁平,肋骨互相重叠或接近,两肩高低不等。在肋软骨部,如有局限性高凸,皮色不变,质硬无移动,多是肋软骨炎;若发生于胸壁浅层,质软有波动,则为胸壁结核或局限性脓肿。

3. 外伤患者检查　应注意观察是否存在胸式呼吸,胸部创伤的患者为减轻疼痛,多采用腹式呼吸。此外,多发性双侧肋骨骨折患者,胸部可明显塌陷,形成连枷胸而出现反常呼吸。

二、触诊

1. 压痛点　一般而言,内脏病变依据该脏器的解剖位置,在相应的体表上有疼痛反应及压痛。检查时可令患者指出疼痛的大体部位,以便有的放矢。

2. 外伤患者检查　胸壁有皮下气肿时,用手按压可有捻发音或握雪感,多由于胸部外伤致使肺或气管破裂,导致气体散逸至皮下。当检查肋骨骨折时,检查者用食指和中指分别置于肋骨两侧,沿着肋骨的走行方向,从后向前下方滑移并仔细触摸,骨折如有移位,则能触及骨折断端和压痛,骨折移位不明显时,则可能仅有压痛。

三、特殊检查

胸廓挤压试验:用于肋骨骨折和胸肋关节脱位的诊断。检查分两步:先进行前后挤压,检查者一手扶住后背,另一手从前面推压胸骨,使之产生纵向挤压力,如有肋骨骨折时,则骨折处有明显的疼痛感或骨擦音;再行横向挤压,用双手分别置于胸廓两侧,由两边向中间用力挤压,如有骨折或胸肋关节脱位,则在损伤处会出现疼痛反应。

第四节　腹　　部

一、望诊

1. 腹部疾病　站立时如见上腹部凹陷,而脐部及下腹部隆起,则多为胃下垂患者。正常腹部无法看到蠕动波,仅极度消瘦患者因腹壁较薄而可能看到。幽门梗阻或肠梗阻时,则出现明显的胃或肠蠕动波,且常伴有胃型或肠型。腹部静脉曲张,伴有腹水、脾肿大者,多为肝病导致的门脉高压症;小儿骨瘦如柴,腹大如鼓,并见青筋暴露,多为疳积。

2. 外伤患者检查　对有外伤史的患者,应重点观察腹部有无膨隆,有无局限性包块,有无腹式呼吸,局部有无淤血。此外,还要区分损伤在上腹部还是下腹部,骨盆骨折时常出现下腹部血肿和瘀斑。

二、触诊

1. 压痛点　阑尾炎压痛点,即麦氏点,位于右髂前上棘与脐连线的中、外 1/3 交界处,当阑尾炎发作时,阑尾穴(足三里直下 2 寸)处常有压痛或酸胀感,并且以右侧较为明显。胆囊炎压痛点即胆囊点,位于右季肋缘与腹直肌右缘的交角处。胆囊压痛检查时用拇指或其余四指压住胆囊点,嘱患者深度吸气,当胆囊下移时,碰到手指部感到剧烈疼痛而突然屏气,即为阳性体征。胆道蛔虫症患者压痛点,位于剑突下二指,右旁开二指处存在明显压痛,此处即为胆总管压痛点。胃溃疡压痛区位于上腹部偏左或正中,范围广泛;十二指肠溃疡压痛区位于上腹部偏右,常有明显的局限性压痛。胃肠道穿孔等急性腹膜炎患者,出现腹肌紧张,全腹压痛及反跳痛,为腹膜刺激征的表现。触诊时,腹肌紧张按之如木板,称板状腹。

2. **外伤患者的检查**　腹部触诊检查的重点应注意是否存在脏器损伤,无论是肝脾损伤还是空腔脏器损伤,均有明显的腹肌紧张感。检查时先触摸肝区、脾区是否有压痛;肝浊音界是否消失;移动性浊音是否阳性;肠鸣音是否存在,以及有无亢进或减弱。其他部位的触痛应注意膀胱、尿道、肾实质等有无损伤。应结合全身情况尽早判断有无活动性出血。若触及腹腔存在肿物,除创伤性血肿外,临床上与骨伤科有关的疾病最常见者为腰椎结核与椎体肿瘤。触诊时还应摸清肿物的大小、边界软硬程度、表面光滑度、有无波动、移动度,触痛反应敏感程度等这些均应仔细区别,以便正确判断损伤性质。

三、特殊检查

腹壁反射:患者取仰卧位,下肢屈曲,腹肌放松,检查者用钝尖物体由外向内,迅速而轻地划过其两侧季肋部、脐平面和腹股沟上部腹壁处皮肤。反射正常时可见到腹肌收缩。上腹壁反射中心位于 T_7~T_8;中腹壁反射中心位于 T_9~T_{10};下腹壁反射中心位于 T_{11}~T_{12}。单侧腹壁反射消失见于锥体束损害,某一水平的腹壁反射消失提示相应的周围神经及脊髓损害。

第五节　腰　背　部

一、望诊

1. **骨性标志及生理性弯曲**　先让患者上身裸露,下部显露出两侧髂前上棘。患者直立,背向检查者,头胸部挺直,目视前方,双手下垂,双足并拢。要全面细致地观察患者体型与生理曲线。检查者首先从后方观察腰背部骨性标志:正常时双肩平行对称,两肩胛骨内角与第三胸椎棘突位于同一水平。两肩胛骨下角与第七胸椎棘突位于同一水平。所有胸腰椎棘突全部位于背部正中线上,即位于枕骨结节至第一骶椎棘突连线上。两髂前上棘连线与第四腰椎棘突位于同一水平。然后立于侧面观察腰背部是否存在生理弯曲,胸椎正常生理性向后弯曲和腰椎向前弯曲是否存在,一般青年人胸椎生理性后曲较小,而腰椎生理性前曲较大。老年人则胸椎生理性后曲度较大,而腰椎生理性前曲较小。检查时必须认真观察,细致分析,注意是否存在异常改变。

2. **异常弯曲**

(1) 后凸畸形:胸椎后凸畸形分为弧形后凸(即圆背畸形)与角状后凸(即驼背畸

形)两种。由于个体差异较大,应根据情况具体分析是否是病态。弧形后凸畸形的发生,都是由于多个椎体病变所造成的,如青年椎软骨病、类风湿性脊柱炎、老年性骨质疏松症等。角状后凸畸形多是由于单个椎体或 2~3 个椎体病变所造成的。如椎体压缩性骨折、脱位、椎体结核或肿瘤骨质破坏等。

临床还常见腰椎生理性前凸增大,具体表现为臀部明显向后凸起,躯干后仰,这多数是由于骨盆前倾所造成,如水平骶椎或下腰椎滑脱、小儿双侧先天性髋关节脱位等。在此姿势下,畸形就会显得明显(刀背样畸形)。

(2) 侧弯畸形:从后方观察,脊柱在额状面上应位于一条直线上,若左右存在侧弯,称侧弯畸形。检查时注意原发性侧弯位于胸部还是腰部,侧弯凸向哪侧,此侧之胸廓有无畸形,是否向后隆起。若侧弯畸形不甚明显时,可让患者向前弯腰,双上肢交叉置于胸前,双手放于对侧肩上,此种姿势可充分显露侧弯畸形。很多原因都可以造成脊椎侧弯,如不良的姿势、下肢不等长、肩部畸形、腰椎间盘突出症、小儿麻痹后遗症、慢性胸腔或胸廓病变等,故侧弯畸形是某一种疾病的后遗症或体征,而并非某一种疾病。下腰椎部若出现侧弯,必须要鉴别是原发性侧弯还是代偿性侧弯。胸椎出现侧弯畸形时,下腰椎可出现代偿性侧弯。而原发性下腰椎侧弯则多见于腰椎间盘突出症。

根据脊柱的解剖结构是否发生改变,可将脊柱侧弯分为功能性脊柱侧弯和结构性脊柱侧弯两大类。功能性脊柱侧弯本身不存在结构性异常,此类多为可逆性,可采用下述方法鉴别:取卧位时侧弯消失者为功能性侧弯;令患者双手悬垂于单杠之上,此时脊柱侧弯消失者为功能性侧弯;脊柱前屈试验,当患者脊柱前屈达 80° 时,功能性侧弯可消失,而结构性侧弯则仍然存在。

二者进行鉴别的临床意义在于:结构性侧弯是由于椎骨、韧带、椎间盘、神经或肌肉等组织结构产生的病变,一般不可逆,无法用改变姿势体位的办法纠正。此类侧弯较严重,曲度较固定,侧弯凸侧脊柱旋转突出,脊柱前屈时更为明显,严重的侧弯往往伴随着胸廓畸形。

3. 皮肤色泽　腰背部望诊还应注意皮肤颜色、汗毛和局部软组织的肿胀情况。若腰背部出现不同形状的咖啡色斑点,提示神经纤维瘤或纤维异样增殖症;腰骶部汗毛过长、皮肤色浓,多为先天性骶椎裂;腰部中线软组织处肿胀,多为硬脊膜膨出;一侧腰三角区部肿胀,多为流注脓肿。

二、动诊

脊柱运动的个体性差异较大,一般来说,运动范围随年龄增长而减小。不同职业的人,运动范围也不尽相同,如体操运动员、杂技演员等脊椎活动范围会比普通人大,故而此类患者在活动轻度受限时,往往仍在正常活动范围,须注意鉴别。在脊柱不同的节段,活动度也存在差异,主要与小关节的排列方向有关,因胸椎小关节突过长,且为冠状位关节面,同时又受肋骨的影响,故活动度最小,而腰椎为近似矢状位关节面,故而活动度较大。胸腰段脊椎运动存在四种类型:

1. 前屈运动　检查时患者取立位,嘱患者先低头,然后向前做缓慢弯腰运动,检查者要密切观察脊柱上每个棘突的移动,观察棘突是否有节律地逐渐形成均匀弧形;是否存在骶棘肌紧张或痉挛现象;骨盆是否出现代偿性前倾;前屈运动是否存在障碍。正常腰椎前屈可达 80°~90°。如不易测算,也可测手指与足趾间的距离,即双手指伸直,中指指尖与足趾间的距离。

2. 后伸运动　检查者一手扶住患者骨盆,另一手扶住其肩部,防止因骨盆前移和下肢弯曲而形成躯干后仰,代替脊柱后伸运动。协助患者做脊柱后伸运动,先嘱患者头向后仰,再缓慢地使脊柱向后做过伸运动,正常者可达 30°。同时检查者要仔细观察每个节段的变化情况,注意观察发生疼痛反应和运动障碍的部位,以便于分析定位。

3. 侧屈运动　患者取直立位,检查者用双手固定其骨盆,防止左右倾斜。然后让患者头胸向侧方弯曲运动,观察有何异常表现与程度,并作双侧对比,正常侧屈可达20°~30°。

4. 旋转运动　检查者双手固定患者双侧髂骨翼,保持骨盆平衡,然后嘱患者做左右躯干旋转运动,注意观察运动的范围,并双侧对比,正常者可达到 30°。出现运动障碍或有疼痛反应均属异常体征。

当腰椎病变活动受限时,行走步态会失去正常姿势,同时双上肢前后摆动也不自然,通过对各种异常步态的观察,可判断腰椎部有无病变及其病变性质。

三、触诊

腰背部触诊主要通过触摸、叩击腰背部来寻找、分析压痛点以此判断病变。

1. 触摸棘突　检查者将中指放于棘突尖,食指、无名指置于棘突两侧,自上而下滑行触诊,注意棘突是否存在异常隆起或凹陷,棘突间隙是否相等,棘突、棘上韧带及棘间韧带有无增厚、肿胀或压痛,棘突的排列是否在一条直线上,有无侧弯或棘突歪斜。

2. 寻找压痛点　自上而下依次按压棘突、棘间韧带、腰骶关节、关节突关节、横突、椎旁肌、骶髂关节等,寻找并记录压痛点的部位及深浅,压痛点往往是病变或损伤组织的所在部位。浅表性压痛说明病变浅在,多为棘上、棘间韧带、筋膜或肌肉的损伤;深部压痛表明可能椎体或附件有病变或损伤,例如横突骨折或横突间韧带撕裂伤的患者,多在骶棘肌外缘局部存在深压痛。第三腰椎横突综合征,在横突尖部存在明显的深部压痛,并有时沿臀上皮神经向臀部放射。腰 4~5 椎间盘突出的患者,腰 4~5椎板间线的部位有明显的深在压痛并向患侧下肢放射,最远可至足中线部位。

3. 肌肉痉挛　检查时患者取俯卧位,全身肌肉放松。触摸椎旁肌肉是否存在痉挛。肌肉痉挛者往往提示局部软组织损伤或有骨折、脱位等,但亦可病损继发于他处而出现保护性肌痉挛。

4. 叩击检查　患者取俯卧位,检查者用手指或叩诊锤,以适当的力量,从第 7 颈椎至骶椎依次叩击各个棘突,注意叩痛部位有无深部叩击痛。

四、特殊检查

1. 拾物试验　本试验主要用于判断小儿脊柱前屈功能是否存在障碍。当小儿不配合检查时,常用此方法进行检查。置一物于地面,嘱患儿拾起,注意观察患儿的取物动作与姿势。正常时,应直立弯腰伸手拾起。当脊柱有病变时,腰不能前屈,患儿则屈髋、屈膝,腰部板直,一手扶住膝部下蹲,用另一手拾起该物。此为拾物试验阳性。

2. 俯卧背伸试验　用于检查婴幼儿脊柱是否有保护性僵硬及脊柱病变,患儿俯卧,双下肢伸直并拢,检查者提起其双足,使其腰部过伸。正常脊柱呈弧形后伸状态。有病变者则大腿、骨盆与腹壁同时离开床面,脊柱呈强直状态。

3. 腰骶关节试验(骨盆回旋试验)　主要用于检查是否存在腰骶部疾患。患者仰卧,双腿并拢,使其尽量屈膝、屈髋,检查者嘱被检者用双手扶住膝部并用力按压,使大腿贴近腹壁,此时腰骶部呈被动屈曲状态,如有病变则腰骶部出现疼痛,此反应为阳性。

4. 直腿抬高试验及加强试验　患者仰卧,检查者一手握住患者足部,另一手保持膝关节位于伸直位,将双下肢分别做直腿抬高动作。正常时,双下肢同样能抬高80°以上,除腘窝部存在紧张感外,并无疼痛及其他不适。若一侧下肢抬高幅度降低,不能继续抬高,同时伴有下肢放射性疼痛者则为直腿抬高试验阳性,应记录其抬高的度数。当直腿抬高到最大限度时略微下降一定角度并将足跟背伸,若引起患肢放射性疼痛加剧者,即为加强试验阳性。借此可以区分由于髂胫束、腘绳肌或膝关节后关节囊紧张所造成的直腿抬高受限。因为背伸踝关节只加剧坐骨神经及小腿腓肠肌的紧张,对小腿以上的肌肉则无影响。

5. 健腿直腿抬高试验　检查健侧腿直腿抬高试验时,若引发患肢坐骨神经放射性痛者为阳性,常见于较大的腰椎间盘突出症或中央型腰椎间盘突出症。

6. 坐位屈颈试验　患者取坐位或半坐位,双腿伸直,使坐骨神经处于紧张状态,然后被动或主动向前屈颈,若出现患肢疼痛即为阳性。

7. 股神经紧张试验　患者取俯卧位,检查者用一手固定患者骨盆,另一手握住患肢小腿下端,使膝关节伸直或屈曲,将大腿强力后伸,若出现大腿前方放射样疼痛,即为阳性,表示可能存在股神经根受压。

8. 跟臀试验　患者取俯卧位,双下肢伸直。检查者一手按住其骶髂部,另一手握住患侧踝部,并将小腿抬起,膝关节逐渐屈曲,使足跟逐渐接近臀部。若出现腰部和大腿前侧放射性痛,即为阳性,提示股神经损害,并可根据疼痛的起始位置来判断其受损的部位。

第六节　骨　　盆

一、望诊

检查时一般采取立位,先观察前面,双侧髂前上棘是否位于同一水平线上,有无骨盆倾斜等。如腰椎侧弯、髋关节疼痛、骨盆骨折移位(陈旧性),以及双下肢不等长等均可造成骨盆倾斜,必须细致观察。此外,骨盆环骨折还可出现严重血肿及瘀斑。从后方观察,注意两髂后上棘是否位于同一高度,如果向上移位或向后突出,则多是骶髂关节错位所致。

二、触诊

1. 骨性标志　临床上多采取卧位检查,先触及双侧髂前上棘,以此作为触摸其他部位的骨性标志,尤其对肥胖患者要仔细触摸。

2. 压痛及意义　耻骨部位如有压痛,若为外伤患者多有骨折存在,否则应注意骨肿瘤等骨病的存在;产后或外伤后耻骨联合部压痛,且耻骨联合间隙增宽,可能提示耻骨联合分离;若无外伤史,则见于耻骨联合软骨炎或耻骨联合结核等。髂嵴外缘压痛,多数是臀筋膜炎或臀上皮神经炎所致;若骶骨背面存在广泛压痛,多为骶棘肌起始部筋膜损伤所致;骶髂关节部压痛,临床上多见于骶髂关节炎、骶髂关节结核、扭伤或类风湿早期;在臀大肌触到纤维状条索,则是臀大肌纤维挛缩,或是臀筋膜炎;坐骨结节部压痛常是坐骨结节滑囊炎或坐骨结节结核所致;骶尾关节部压痛,则是骶尾部挫伤,骶骨下端骨折或尾骨骨折、脱位所致。上述各压痛点均须结合临床病史综合分析判断。

三、特殊检查

1. 骨盆挤压试验　用于诊断骨盆骨折和骶髂关节病变。患者取卧位,检查者双手分别置于髂骨翼两侧,两手同时向中线部挤压,如存在骨折则会发生疼痛,为骨盆挤压试验阳性。或嘱患者取侧卧位,检查者将双手置于上侧髂骨部,向下按压,后法多用于检查骶髂关节是否存在病变。

2. 骨盆分离试验　多用于骨盆骨折及骶髂关节病变的检查。患者取仰卧位,检查者将双手分别置于双侧髂前上棘部,双手同时向外推按髂骨翼部,使之向两侧分开,如存在骨盆骨折或骶髂关节病变时局部会出现疼痛反应,称骨盆分离试验阳性。

3. "4字"试验　用于骶髂关节病变的诊断。患者取仰卧位,将健侧腿伸直,患侧小腿置于伸直腿的膝上,即两腿构成一个"4"字,检查者用一手扶住患侧膝部,另一手按住健侧髂前上棘,以观察是否诱发同侧骶髂关节疼痛,如骶髂关节发生疼痛为阳性体征。

4. 床边试验　用于骶髂关节病变的检查。患者取平卧位,将患侧臀部置于床边,健侧腿尽量屈膝、屈髋,检查者用一手按住膝部,使大腿尽量靠近腹壁,另一手将患腿移至床边外并用力向下按压,使之过度后伸,让骨盆沿横轴旋转,若骶髂关节出现疼痛则为阳性体征。

5. 单髋后伸试验　用于骶髂关节病变的检查,患者取俯卧位,双下肢并拢伸直,检查者用一手按住骶骨中央部,另一手肘部托住患侧大腿下部,用力向上将患肢抬起,使之过度后伸,若骶髂关节疼痛则为阳性体征。

第七节　肩　关　节

由于神经反射的原因,临床上某些内脏疾病会在外表现为体表某些区域的疼痛,因此遇到肩部疼痛的患者,首先要排除因内脏疾病而引起的疼痛。若左肩疼痛需排除心脏疾病;右肩疼痛需排除肝胆疾病。另外,有些肩部疼痛是由颈椎病引起,称之为"颈肩综合征"。所以当患者肩部疼痛时,对其进行整体检查是十分必要的。

一、望诊

肩部望诊时,双肩必须同时裸露,以便进行对比检查。

1. 肿胀   当患者出现肩部肿胀时,要注意观察其皮肤颜色的情况,肩部有无窦道、肿块及静脉怒张,对比双侧三角肌的形态,判断是否存在萎缩。任何一种较严重的肩部外伤,均可引起不同程度的肩部肿胀,如牵拉伤、挫伤、腱袖破裂等筋腱损伤;当发生肩部骨折脱位时,肿胀将更为严重,如大结节骨折、肱骨外科颈骨折等。急性化脓性肩关节炎时,肩部肿胀而且局部灼热,触痛敏感。肩锁关节脱位时,肿胀位于肩上部。锁骨骨折肿胀位于肩前部,锁骨上窝饱满。

2. 畸形   要观察双肩部是否对称并处于同一水平面上,双侧肩胛骨内缘与中线间的距离是否相等。当出现锁骨骨折、肩关节脱位等损伤时,患者为缓解肌肉牵拉性疼痛,肩部往往倾斜于患侧。此外,当由臂丛神经损伤或偏瘫造成的肩部肌肉麻痹时,也会出现垂肩畸形。当肩关节脱位时,肩峰部异常突出而出现"方肩"畸形。肩部肌肉萎缩和腋神经麻痹,亦可致肩关节发生半脱位,而出现"方肩"畸形。当出现"先天性高位肩胛症"时会出现肩胛骨高耸,如为双侧则出现颈部短缩畸形。前锯肌麻痹会导致肩胛胸壁关节松动,肩胛骨向后方凸起,如累及双侧则称为"翼状肩",但要注意应与脊柱侧弯而引起的肩胛骨后凸畸形相鉴别。

3. 肩部肌肉萎缩   多出现在肩部疾病的晚期,肩部骨折经过长期固定,肌肉可出现失用性肌萎缩。若伴有神经损伤而出现肌肉麻痹,导致运动功能丧失,则出现神经性肌萎缩。当出现肩关节化脓性炎症、结核、肩关节周围炎、肩部肿瘤等疾病时,肩关节运动受限,也往往会出现肌肉萎缩,检查时要认真进行双侧对比。

二、动诊

患者取站立位,检查者立于被检者一侧。

1. 前屈运动   正常时可达 90°。检查时用一手固定患侧肩部,嘱患者向前抬起上肢,参与前屈运动的肌肉主要是三角肌前部与喙肱肌。

2. 后伸运动   正常时可达 45°,检查时嘱患者将上肢后伸,参与后伸运动的主要肌肉是背阔肌与大圆肌。

3. 外展运动   正常时可达 90°,检查时嘱患者屈肘 90°,然后上臂做外展运动,参与外展运动的主要肌肉是三角肌和与冈上肌。

4. 内收运动   正常时可达 45°,检查时嘱患者屈肘,上臂置于胸前向内移动,参与内收运动的主要肌肉是胸大肌。

5. 外旋运动   正常时可达 30°,检查时嘱患者屈肘 90°,检查者一手扶住肘部,另一手扶腕部,使上臂做外旋动作,参与外旋运动的主要肌肉是冈下肌与小圆肌。

6. 内旋运动   正常时可达 80°,检查时嘱患者屈肘 90°,前臂内收至胸前,或将前臂绕到背后部能够摸到对侧肩胛下角者为正常,参与内旋运动的主要肌肉是肩胛下肌与背阔肌。

7. 上臂上举   是肩部所特有的运动。进行上举动作时,上臂可以沿着冠状面和矢状面举起。在沿冠状面举起的过程中,肱骨头必须伴随相应的外旋,沿矢状面举起的过程中,则须伴随相应的内旋。因此,肱骨头外旋或内旋运动的限制,会影响上举动作的完成。上举是一个较为复杂的动作,能够完成此动作则说明肩部功能基本良好。

8. 环转运动   即用上臂以肩肱关节为中心做画圈动作。环转运动可以沿冠状面、矢状面或横面中的任何一个面进行。

三、触诊

1. 骨性标志　肩部触诊时要重点触摸其骨性标志,肩峰、肱骨大结节、喙突三点组成的三角形,称为肩三角。肩峰是肩外侧最高点骨性突出部;其下方的另一骨性高突处为肱骨大结节;肩峰前方为锁骨外侧端;在锁骨中、外 1/3 交界处下方一横指、肱骨头内上方处为喙突。

2. 压痛点　上述骨性标志往往是临床疾病常见压痛点所在位置。如肩关节周围炎时其压痛点多在肱骨大、小结节间沟,喙突与冈上窝部,后期形成广泛性粘连而发生功能障碍,肱二头肌长头肌腱炎的压痛点多局限于结节间沟,且可触及增粗的长头肌腱;肱二头肌短头肌腱炎的压痛点多局限于喙突;当发生三角肌下滑囊炎时,则压痛广泛,但主要位于三角肌区;冈上肌腱炎或冈上肌腱断裂时,压痛多位于肱骨大结节尖顶部。肩背部肌膜炎则可在背部肩胛骨周围附近触及多个压痛点与结节。

3. 外伤患者检查　触诊亦可用于骨折或脱位的诊断,如锁骨位于皮下,当骨折后容易触知,当骨折有移位时尚能触及骨摩擦音与异常活动。当肩关节脱位时,肩三角关系发生改变,并可在肩峰下方触到明显凹陷与空虚感,在腋窝部或肩前方可触到肱骨头。肩锁关节脱位时,在锁骨外端可触到突起的骨端,当向下按压时,有琴键样弹跳感并伴有明显压痛。

四、特殊检查

1. 搭肩试验(Dugas 征)　患者屈肘时如果在手搭至对侧肩部的同时,肘部能够贴近胸壁者为正常,若患者无法完成上述动作,或仅能完成两动作之一者为阳性,提示有发生肩关节脱位的可能性。

2. 落臂试验　患者取站立位,先将患肢被动外展 90°,然后令其缓慢下放,若不能慢慢放下,或出现突然直落到体侧者则为阳性,说明有肩袖破裂的存在。

3. Yergason 试验　又称肱二头肌抗阻力试验。患者屈肘 90°,检查者用一手扶住其肘部,另一手扶其腕部,嘱患者用力做屈肘及前臂旋后动作,检查者给予一定阻力,若出现肱二头肌肌腱滑出,或结节间沟处产生疼痛感为阳性体征,前者为肱二头肌长头腱滑脱,后者为肱二头肌长头肌腱炎。

4. 直尺试验　正常人的肩峰位于肱骨外上髁与肱骨大结节连线的内侧。检查者用直尺边缘贴于患者上臂外侧,一端贴于肱骨外上髁的同时,另一端能与肩峰接触则为阳性,说明肩关节出现脱位。

5. 疼痛弧试验　嘱患者肩部外展或被动外展患肢,当外展至 60°~120° 范围时,若冈上肌腱在肩峰下摩擦,肩部会出现疼痛反应为阳性体征,此特定区域的外展痛称为疼痛弧。

6. 冈上肌腱断裂试验　嘱患者肩部外展,当外展至 30°~60° 时可以看到患侧三角肌用力收缩,但不能外展上举上肢,且越用力越耸肩。若检查者被动外展患肢超过 60° 时,患者又能主动上举上肢。此特定区出现阳性征时,说明有冈上肌腱的断裂或撕裂。

第八节　肘　关　节

一、望诊

肘部望诊时需将两髁充分暴露,双侧对比检查,首先观察肘关节的轮廓有无肿胀及变形。

1. 肘部肿胀　对于肘关节存在明显肿胀外观的患者,检查时须认真区分是关节内还是关节外肿胀,是全关节还是局限性肿胀。对肿胀的性质也必须仔细分析,是外伤性抑或是病理性(化脓感染、结核等)肿胀。当关节内有积液时,早期表现为尺骨鹰嘴突两侧的正常凹陷消失,反而变得饱满。当存在大量积液时,关节肿胀更加明显,且呈半屈曲状态(因为此姿势关节内容积可达最大)。对关节内积液者,应进一步检查并明确其性质。

外伤患者若出现局限性肿胀,常提示某一局部区域的损伤。以肘内侧肿胀为著者,可能为肱骨内上髁骨折;以肘外侧肿胀为著者则有肱骨外上髁或桡骨小头骨折的可能;若以肘后方肿胀为主者则有尺骨鹰嘴突骨折的可能。此外,当发生局部软组织挫伤时,肿胀亦较局限。

2. 肘部畸形

(1) 肘外翻:正常的肘关节伸直时,上臂与前臂之间可形成一生理性外偏角(即携带角),男性在5°~10°之间,女性在10°~15°之间,携带角大于15°时即为肘部外翻畸形。常见于先天性发育异常、肱骨下端骨折对位欠佳或肱骨下端骨骺损伤在生长发育中逐渐形成畸形。肘外翻的患者,由于尺神经经常受到牵拉与磨损,晚期时常发生尺神经炎,甚者出现神经麻痹。

(2) 肘内翻:携带角小于5°者,为肘内翻。临床上最常见的原因是由于尺偏型肱骨上髁骨折后,因复位不良或骨骺损伤造成生长发育障碍所致。

(3) 肘反张:肘关节过伸达到或超过10°以上者称之为肘反张,多由于肱骨下端骨折复位不良导致髁干角过小所致。

(4) 靴形肘:临床见于肘关节脱位或伸直型肱骨髁上骨折,由于肱骨下端与尺桡骨上端的关系改变,于侧面观察肘部时,状如靴形,故称"靴形肘"。

(5) 矿工肘:尺骨鹰嘴突滑囊炎的患者,其肘后形成状如乒乓球样的囊性肿物,因多发于矿工而得名。

二、动诊

1. 屈肘运动　肘关节正常屈曲时可达到140°,主要负责屈肘的肌肉是肱二头肌,当嘱患者做屈肘动作时,以手能摸到同侧肩部者为正常,先做主动运动检查,然后做被动检查。引起屈肘运动障碍的常见疾病有化脓性关节炎、关节滑膜结核、风湿性关节炎、靠近关节的骨折与脱位、骨化性肌炎等。

2. 伸肘运动　肘关节正常伸直时在0°~5°之间,主要负责伸肘的肌肉是肱三头肌,检查时嘱患者最大限度屈肘,然后再将肘部伸直,观察能否达到正常的范围。使肘关节难以伸直的疾病,最常见于尺骨鹰嘴骨折、肱骨髁间骨折或肘关节长期屈肘固定,致使鹰嘴窝被纤维组织充填而阻碍肘关节的伸直,或肘前存在肌腱挛缩、瘢痕形成、骨性阻挡等阻碍肘关节伸直。

3. 旋转运动　前臂的旋转运动主要是由上下尺桡关节来完成,肱桡关节次之,当前臂发生旋转时,主要是桡骨绕着尺骨转。正常前臂后旋可达 80°~90°,主要负责旋后的肌肉是旋后肌与肱二头肌。检查时,患者取端坐或站立位,屈肘 90°。双上臂紧靠胸壁侧面,拇指向上,然后嘱患者做后旋动作,双侧对比检查,判断前臂是否存在后旋功能障碍。检查中应当防止患者肘部以内收动作来代替前臂旋后运动。旋前运动主要由旋前圆肌和旋前方肌来完成,正常前臂旋前可达 90°。检查时体位同前,在前臂中立位做旋前运动,掌心向下者为正常。检查时务必防止患者用上臂外展动作来代替旋前运动。发生旋转功能障碍的原因多见于下尺桡关节脱位、前臂骨折的畸形愈合或桡骨小头骨折脱位等。

三、触诊

1. 肘后三角触诊及临床意义　当肘关节屈曲 90° 时,肱骨外上髁、内上髁和尺骨鹰嘴突三点连线所构成的等腰三角形,称为肘后三角。当肘关节伸直时,此三点位于一条直线上。临床通过检查三点关系的变化来判断肘部骨折或脱位,当肱骨髁上骨折时,三点关系保持正常;而若发生肘关节脱位时,则此三角关系破坏,可以此鉴别肱骨髁上骨折与肘关节脱位。此外,尺骨鹰嘴骨折时,近端被肱三头肌拉向上方,肱骨内、外髁发生骨折移位,肘后三角亦会发生改变。故触摸肘后三角时,先触到尺骨鹰嘴突,然后再触摸肱骨内、外髁,对此三点仔细观察,可判断肘部的骨折与脱位。

2. 肘部常见压痛及临床意义　肱骨外上髁为前臂伸肌群的起点,容易造成牵拉性损伤(或劳损),从而形成肱骨外上髁炎。尤其多发于网球运动员,故有“网球肘”之称。而肱骨内上髁存在压痛则为肱骨内上髁炎,但临床较少见。小儿桡骨头半脱位时,压痛点位于桡骨小头前方,成人桡骨小头骨折时,压痛点在肘前外侧。此外,肱骨内外髁发生撕脱骨折、尺骨喙突与鹰嘴突骨折,压痛点多位于骨折的局部。在肘后部触摸到囊性包块时,常见疾病是尺骨鹰嘴突滑囊炎,若在鹰嘴突双侧触到黄豆大小的硬性包块,可在关节内移动时,多是存在关节内游离体(或称关节鼠)。损伤后期,若在肘前方触及边界不清、硬度较大的肿块,多为骨化性肌炎。

四、特殊检查

1. 网球肘试验　前臂稍弯曲,手部半握拳,腕关节尽量屈曲,然后将前臂完全旋前,再将肘部伸直。如在肘伸直过程中,肱桡关节的外侧发生疼痛,即为阳性。

2. 腕伸、屈肌紧张(抗阻力)试验　令患者握拳、屈腕,检查者按压患肢手背,患者抵抗阻力伸腕,如肘外侧疼痛时则为阳性,提示肱骨外上髁存在炎性病灶;反之如果令患者伸手指和背伸腕关节,检查者以手按压患者手掌,患者抗阻力屈腕时,肘内侧痛为阳性,提示存在肱骨内上髁炎或病变。

3. 前臂(收展)试验　本试验用于判断是否存在肘关节侧副韧带损伤。检查时患者与检查者面对面,上肢向前伸直,检查者用一手握住肘部,另一手握腕部并使前臂内收,握肘部的手推动肘关节向外,若有外侧副韧带断裂,则前臂可出现内收运动。若握住腕部的手使前臂外展,而牵拉肘关节向内,出现前臂外展运动,则为内侧副韧带损伤。

第九节　腕关节和手

一、望诊

手的自然休息姿势是:腕部轻度背伸(约15°),拇指靠近食指,其余四指屈曲,自第二至第五指各指的屈曲度逐渐增大,而诸指尖端均指向舟状骨。手的功能位是准备握物的位置:腕部背伸(约30°),并向尺侧倾斜10°。拇指在外展对掌屈曲位,其余各指屈曲,犹如握茶杯的姿势。在此位置上能快速地握拳和完全伸开手指,说明手的功能正常。

1. 腕和手部肿胀　全腕关节出现肿胀,则多表明有关节内损伤或关节内病变。如腕部骨折、脱位,或韧带、关节囊的撕裂。急性化脓性腕关节炎则较少发生,一旦发生则全腕肿胀显著。腕关节结核肿胀进展缓慢,关节梭形变,不红不热。而风湿性关节炎肿胀则进展迅速,时肿时消,且往往是对称性肿胀。当腕舟骨骨折时,鼻烟窝部肿胀明显,正常的生理凹陷消失。第2~5指间关节若出现梭形肿胀,多为类风湿关节炎。沿肌腱方向的肿胀则多为腱鞘炎或肌腱周围炎。整个手指呈杵状指,多为支气管扩张、肺源性心脏病或发绀型先天性心脏病等疾患。腱鞘囊肿多为孤立局限的包块,存在明显的界限。

2. 手指震颤　多见于帕金森病、甲状腺功能亢进、慢性酒精中毒等。震颤性麻痹患者,运动时震颤减轻或消失,静止出现。若震颤轻微,可令患者紧闭双目,双手向前方平举,在其双手背放一张纸,可见到纸的抖动。

3. 指纹　3岁以下的婴幼儿疾病,望指纹(在食指掌面桡侧的浅表静脉)的颜色可作为判断病情轻重的参考。食指的第一节为风关,第二节为气关,第三节为命关。正常指纹淡红隐隐而不显于风关之上。如纹色鲜红者为感受外邪,色紫者为热盛,色青者为惊风,色淡者多属虚寒症。纹色显于风关为病轻,至气关为病重,过命关则病笃。

4. 腕和手部畸形

(1) 餐叉样畸形:见于伸直型桡骨远端典型移位性骨折,系骨折远端向桡背侧移位,致使侧面观察时手腕部外观呈餐叉样。

(2) 爪形手:畸形若由前臂缺血性肌挛缩所致,则出现手的掌指关节过伸,而近位指间关节屈曲,状如鸟爪。若由尺神经损伤或臂丛神经损伤所致,则表现为指间关节半屈与掌指关节的过伸,第4、5指无法向中间靠拢,且小鱼际肌萎缩。由烧伤形成的爪形手,则有明显瘢痕与并指畸形。

(3) 猿手(扁平手、铲形手):由正中神经与尺神经同时损伤所致,表现为大、小鱼际肌的萎缩,掌部的两个横弓消失,使掌心变为扁平,状如猿手。大鱼际肌萎缩:临床多由正中神经损伤的肌麻痹所致,或腕管综合征正中神经长期受压所引起。小鱼际肌萎缩;由尺神经损伤、肘管综合征或尺神经炎所引起。骨间肌萎缩:常由尺神经麻痹、损伤或受压所引起,掌侧骨间肌萎缩由于解剖位置较深,临床表现常不明显,而背侧骨间肌因位于手背的掌骨间,萎缩时可以被清楚地看到,其中第一、二背侧骨间肌最容易显露。

(4) 腕下垂:由桡神经损伤所引起,桡神经损伤后,前臂伸肌麻痹,无法主动伸腕,形成腕下垂样畸形。此外,前臂伸腕肌腱的外伤性断裂,亦可形成"垂腕"畸形。

(5) 锤状指:因手指末节伸肌腱断裂引起末节指间关节屈曲,无法主动背伸,形似小锤状而得名。

(6) 尺骨小头变位:尺骨小头向背侧移位,临床上常见于下尺桡关节分离移位、三角软骨损伤等。上述变位往往在前臂旋前位更甚。

二、动诊

1. 伸腕运动　主要为桡侧伸腕长、短肌与尺侧伸腕肌的作用,正常时伸腕可达70°,检查时嘱患者屈肘90°,前臂旋至前位,掌心向下,手呈半握拳状,医者用一手握住前臂下端,另一手握住手掌部,嘱患者做伸腕动作,观察是否存在运动受限。

2. 屈腕运动　主要由桡侧屈腕肌与尺侧屈腕肌共同完成,正常屈腕可达80°。检查时患者手部姿势同前,医者嘱其做屈腕运动,观察是否存在运动障碍或肌力不足现象。

3. 腕桡偏运动　主要是由桡侧伸腕肌和桡侧屈腕肌的协同作用完成。正常时幅度可达30°,检查体位同前,嘱患者手向桡侧倾斜做侧偏运动,观察运动的幅度可判定关节功能。

4. 腕尺偏运动　主要是由尺侧伸腕肌和尺侧屈腕肌协同作用的结果,正常时幅度可达到45°。检查体位同前,嘱患者手向尺侧倾斜做侧偏运动,观察有无运动障碍。

5. 伸指运动　主要由伸指肌来完成。包括小指固有伸肌、指总伸肌。检查时屈肘90°,前臂取旋前位,手掌朝下,嘱患者掌指关节伸直位,近节指间关节屈曲,医者用手固定其近节指骨,再嘱患者做伸指运动,来观察是否存在伸指障碍。

6. 屈指运动　手指各小关节的屈曲动作,都是由单独的肌肉来完成的,因此必须要分别进行检查。掌指关节的屈曲是由蚓状肌来完成的,正常时可屈曲80°。近节指间关节屈曲是由指浅屈肌完成的,正常时可屈曲90°,远节指间关节的屈曲是指深屈肌的作用,正常时可达60°。检查屈指时,必须固定被检查关节的近端指骨,然后嘱患者屈曲指间关节,观察是否存在屈指障碍。

7. 手指外展　主要是由骨间背侧肌和小指外展肌协同作用来完成,检查时嘱患者将手指伸直,并分别以中指为轴线做分开动作,即手指外展,注意观察各指外展的情况,正常时均可超过20°。

8. 手指内收　主要由骨间掌侧肌完成,检查时手指取外展位,嘱患者将各指并拢,若不能并拢则为手指内收运动障碍。

9. 拇指背伸　主要由拇短伸肌和拇长伸肌协同作用完成,检查时,拇指在外展位做背伸运动,实际上是拇指在伸直位做掌腕关节运动。

10. 拇指屈曲　主要由拇短屈肌和拇长屈肌协同作用完成。检查时,患者手心向上,医者固定其第一掌骨,嘱患者屈曲拇指,正常时可达 60°,拇指端可抵达小鱼际肌腹部。

11. 拇指外展　主要由拇长展肌和拇短展肌协同作用完成,外展运动分桡侧外展和掌侧外展。检查桡侧外展时,患者手心向上,拇指沿掌平面向外平行运动,正常时可达约 50°。检查掌侧外展时,嘱患者手部伸直,拇指离开掌平面向前方运动,与掌平面垂直,正常可达约为 70°。

12. 拇指内收　是由拇指内收肌作用,检查拇指从外展位回到正常解剖位置,或拇指从解剖位置沿掌面向尺侧移动,达手掌尺侧缘者为正常,正常为 45°左右。

13. 拇指对掌　主要是拇指对掌肌的运动,检查时,先将拇指置于掌侧外展位,然后向着各指端做对掌运动,正常时可触及其他指尖与第五掌骨头。

三、触诊

1. 腕和手部肿块　当月骨发生脱位时,在腕掌侧中央部可触及向前移位的骨块。腕背侧触及形状大小不一、边界清楚的孤立性囊性肿物,大多数情况为腱鞘囊肿。在桡骨茎突狭窄性腱鞘炎的急性炎症期,可触及局部存在明显的高凸。内生软骨瘤以发生在指骨者最多,骨体向外膨大变粗,呈梭形,触之坚硬,无法移动,边界不清。

2. 腕和手部压痛　桡骨茎突部存在压痛多系拇长伸肌腱与拇短伸肌腱腱鞘炎所致;腕部发生损伤后,若鼻烟窝部存在压痛,多为腕舟骨骨折所致;腕掌侧正中存在压痛则可能是月骨脱位或骨折;在腕背侧正中出现压痛,多系伸指肌腱腱鞘炎所致;下尺桡关节间与尺骨小头下方压痛,多是腕三角软骨损伤、下桡尺关节脱位所致;腕管综合征的压痛点多位于腕掌侧横纹正中部的大小鱼际之间,且多伴有手指放射性痛与麻木感;若掌指关节掌侧面存在压痛(即掌骨头部),多系屈指肌腱腱鞘炎所致。

四、特殊检查

1. 腕三角软骨挤压试验　用来判断是否存在三角软骨损伤。检查时嘱患者屈肘90°,掌心向下位,医者用一手握住腕部前下端,另一手握住手掌部,使患者手部向尺侧被动偏斜,然后使腕关节屈伸,让尺腕关节部发生挤压与摩擦,如存在明显疼痛加重者即为阳性。

2. 握拳试验　常用于判断是否存在桡骨茎突狭窄性腱鞘炎。检查时嘱患者屈肘90°,前臂取中立位,握拳并将拇指握于掌心之中,医者用一手握住前臂下端,另一手在握住患者手部的同时使腕关节向尺侧屈腕,如果在桡骨茎突部出现剧烈的疼痛感,则本试验为阳性。

第十节　髋　关　节

一、望诊

检查时要求患者只着三角短裤。

1. 前面观察　双侧髂前上棘是否位于同一水平线,即骨盆是否发生倾斜。腹股沟区是否对称,有无饱满或空虚,前者多系髋关节肿胀,后者往往提示股骨头发生严重破坏。

2. 侧面观察　如有腰生理性前凸加大,臀部后凸明显,髋部呈屈曲位,则是髋关节后脱位(陈旧性)所致;或系小儿先天性髋脱位与髋关节屈曲性强直。

3. 后面观察　应注意有无臀大肌萎缩,髋关节慢性疾病由于长期负重减少与运动障碍,可出现失用性肌萎缩;小儿麻痹后遗症时则有神经性肌萎缩。对比观察双侧臀横纹是否对称,若有单侧横纹皱褶增多、加深并有升高,为单侧先天性髋关节脱位;若有双侧股骨大转子向外突出,会阴部增宽,为双侧先天性髋关节脱位。

单侧髋内翻畸形时临床多有患肢短缩。髋外翻外旋畸形则表现患肢外展,无法内收,较健肢稍长。

二、动诊

1. 前屈运动　主要是髂腰肌的作用,正常髋关节屈曲可达140°,大腿部可接触腹壁,根据屈髋的角度来判定髋关节的屈曲功能。患者取仰卧位,双下肢中立位,医者将一手置于下部腰椎,另一手固定住骨盆,然后嘱患者患肢做屈髋运动,当屈至一定角度时,若发生运动障碍,则骨盆出现旋转性后倾,腰椎生理弯曲曲度变直,医者手会感到腰部下落和骨盆旋转。

2. 后伸运动　主要为臀大肌的作用,正常时可后伸30°。患者取俯卧位,双下肢伸直,先主动后伸检查,来观察后伸角度,然后医者一手按住骶骨部来固定骨盆,另一手托住大腿下段,抬起大腿使髋关节向后伸,注意运动的同时骨盆是否会离开床面。

3. 外展运动　主要是臀中肌的作用,正常时可达45°,检查时嘱患者取仰卧位,双下肢伸直并拢,医者用一手按住髂骨来固定骨盆,另一手握住踝部缓慢地将患肢向外移动,当移至一定角度或达到最大限度时,骨盆会发生移动。再检查对侧作为对照检查,以此判断有无障碍。

4. 内收运动　是大腿内收肌群的共同作用,正常可以达30°,检查时患者取仰卧位,双侧下肢中立位,医者用一手固定骨盆,另一手持踝部使患肢内收,自健侧下肢前方越过中线继续内收,至骨盆发生移动为止,此即最大内收限度。要注意肥胖体质患者的大腿过粗会妨碍髋关节内收运动。

5. 外旋运动　主要是孖上肌、孖下肌、梨状肌、股方肌及闭孔内肌等外旋肌群的作用,正常时下肢伸直位外旋可达45°,屈膝90°位时可达80°。伸直位检查时,患者取仰卧位,双侧下肢伸直并拢,医者用一手扶住足部,嘱患者做下肢外旋运动,再旋转健肢与其对比。当屈膝90°位检查时,体位同前,屈膝、屈髋各90°,医者用一手扶住膝部,另一手扶住足部,使小腿和足内收,利用小腿作为杠杆,使大腿沿纵轴发生外旋(即盘腿动作)。观察小腿内收的角度,即是髋外旋角度。

6. 内旋运动　外展与内旋是臀中肌、臀小肌及阔筋膜张肌的协同作用所致。髋关节的内旋活动正常时可达35°~45°。伸直位检查时,体位同前,只是将患肢向内旋转,观察其运动角度,注意是否存在障碍。屈膝位检查时体位也同前,只是扶足部的手推其向外侧移动,而使大腿产生内旋动作,观察其旋转角度,据此分析判断髋关节有无内旋障碍。

三、触诊

髋关节的触诊,首先自前面检查,以双侧髂前上棘为骨性标志。在触摸腹股沟部时,应注意淋巴结是否存在肿大,局部有无饱满肿胀与压痛等。发生急性化脓性关节炎、髋关节结核、髋部骨折时,腹股沟部均有肿胀与压痛。髋关节侧面触诊主要内容是触摸大转子,注意双侧大转子的顶部,观察是否有大转子向上移位。大转子向上移位多见于粗隆间骨折、股骨颈骨折、髋关节后上方的脱位等。大转子部滑囊炎在局部可触及较大的囊性肿物,质软可移动。"弹响髋"的表现是当髋关节屈伸活动时,可触及在大转子上来回滑动的髂胫束。在髋关节后方触诊时,应注意臀大肌肌张力和臀部压痛点,梨状肌下缘是坐骨神经的出口处,此体表投影部位若存在压痛则多涉及坐骨神经的病变。

四、特殊检查

1. 特伦德伦堡试验(Trendelenburg test)　又称髋关节承重功能试验,用于检查有无臀中肌麻痹和髋关节的稳定程度。检查时患者取直立位,背向医者,先将患腿屈膝抬起,用健侧单腿站立,然后再用患侧单腿站立,注意观察站立时骨盆的升降变化。正常时单腿站立后对侧骨盆有上升,患侧单腿站立时,则对侧骨盆会下降低落。常用于诊断小儿先天性髋关节脱位、小儿麻痹后遗症、成人陈旧性髋脱位、股骨颈骨折后遗症、髋内翻畸形、股骨头坏死等的检查。

2. 托马斯(Thomas)征　又称髋关节屈曲挛缩试验,用于检查髋关节是否存在屈曲挛缩畸形。检查时患者取仰卧位,腰部放平,先将健侧腿部伸直,然后再将患腿伸直,注意观察在达到一定角度时,腰部是否会离开床面,向上挺起,如腰部挺起则为阳性。当患肢完全伸直后,再将健肢屈髋、屈膝,使大腿贴近腹壁,腰部也下降来贴近床面,此时患腿自动离开床面,向上抬起,亦为阳性。阳性者说明髋关节存在屈曲挛缩,常用于检查髋关节结核、髋关节炎或强直、类风湿关节炎等疾病。

3. 艾利斯(Allis)征　又称下肢短缩试验,用于检查肢体是否存在短缩。检查时患者取仰卧位,双腿并拢屈髋、屈膝,两足并齐,此时观察两膝高度,若患腿低落为阳性,说明有肢体存在短缩。临床上常见于股骨颈骨折、髋关节后脱位、股胫骨缩短。

4. 望远镜试验　又称套叠征,用于婴幼儿先天性髋关节脱位的检查。检查时患儿取仰卧位,双下肢放平伸直,医者用一手固定住骨盆,另一手握住膝部使大腿抬高30°,并上下推拉股骨干,若出现松动或抽动感,即为阳性。可双侧对照检查。

5. 髋关节过伸试验　又称腰大肌挛缩试验,患者取俯卧位,患膝屈曲90°,医者用一手握踝部将下肢提起,使患髋过伸。若骨盆随之抬起者,即为阳性,说明髋关节无法过伸。存在髋关节早期结核、腰大肌脓肿、髋关节强直时亦可有此阳性体征。

6. 髂胫束挛缩试验　患者取侧卧位,健肢在下、患肢在上,医者立于患者背后,用一手固定骨盆,另一手握住患肢的踝部,使患膝屈曲90°,患髋做屈曲、外展,再后伸。最后放松握踝的手,让患肢自然落下,正常时肢体落在健肢的后方,若患肢落在健肢的前方或保持上举外展的姿势,则为阳性,说明存在髂胫束或阔筋膜张肌挛缩。

7. 蛙式试验　多用于幼儿,检查时,患儿取仰卧位,使双膝双髋屈曲至90°,医者使患儿双髋做外展外旋至蛙式位,双侧肢体平落在床面时为正常,若一侧或双侧肢体无法平落于床面者即为阳性,说明髋关节外展外旋活动受限,根据临床可考虑为先天性髋关节脱位。

8. 股骨大转子位置的测量

(1) 髂坐连线(Ndaton 线):患者取仰卧位,髋部略屈曲(45°~60°),由髂前上棘至坐骨结节间画一连线,正常时股骨大转子的顶点恰在该连线上,若大转子超过此线以上,则说明有大转子上移。

(2) Bryant 三角:患者取仰卧位,自髂前上棘与床面作一垂线,自大转子顶点与身体平行画一线与上线垂直,即构成一直角三角形,称为 Bryant 三角,医者对比双侧三角形的底边,若一侧底边变短,说明该侧大转子向上移位。

(3) Shoemaker 线:患者取仰卧位,双下肢伸直中立位,双侧髂前上棘位于同一平面,医者从双侧髂前上棘与股骨大转子的顶点分别连一直线,正常时两连线的延长线相交于脐或脐上中线,若一侧大转子出现上移,则延长线交于健侧脐下,且远离中线。

第十一节　膝　关　节

一、望诊

1. 膝关节肿胀　膝关节轻度肿胀时,表现为双侧膝眼的消失,肿胀严重时则波及髌上囊,甚至导致整个膝周的肿大。肿胀最常见的原因是外伤,如髌骨骨折、膝部扭挫伤、胫骨内外髁骨折、髁间棘骨折等。若为急性化脓感染患者,则关节肿胀并伴有局部皮肤焮红、灼热而剧痛。此外,膝关节滑膜炎、膝关节结核、风湿性关节炎、肿瘤等均会出现肿胀。

2. 膝部周围局限性肿块　膝关节结核、髌上滑囊炎、肿瘤等均可出现局限性肿胀。胫骨结节骨骺炎时,在胫骨结节处存在明显的高凸畸形。膝关节后侧存在圆形肿块者,一般为腘窝囊肿。囊性肿物、骨软骨瘤的患者在股骨下端或胫骨上端的内、外侧均可发生,局部可见隆突。

3. 股四头肌萎缩　多见于膝关节半月板的损伤,腰椎间盘突出症及下肢骨折长期固定后等。检查时需根据肌肉的萎缩程度并结合病史进行分析。

4. 膝关节畸形　正常的膝关节存在 5°~10° 的生理性外翻。当超过 15° 时则为膝外翻畸形。单侧膝外翻称为 K 形腿;双侧膝外翻称为 X 形腿。反之,若正常的生理性外翻角消失,则形成小腿内翻畸形,若为双侧则称为 O 形腿。正常的膝关节,当伸直时可有 0°~5° 的过伸,若过伸超过 15° 则称为膝反张畸形。上述畸形常见于佝偻病、骨骺发育异常、骨折畸形愈合、小儿麻痹后遗症等。

二、动诊

1. 伸膝运动　正常成年男性关节伸直时过伸为 0°,青少年或女性有 5°~10° 的过伸。伸膝运动主要取决于股四头肌。当进行检查时,患者坐于诊察床边,双小腿自然下垂,嘱患者主动伸直患腿至最高,观察是否存在运动受限。

2. 屈膝运动　膝关节正常屈曲时可达 140°,屈膝运动主要取决于腘绳肌,当检查时,患者取俯卧位,双腿并齐,检查者用一手按住大腿下部,另一手扶住足部,嘱患者做屈膝动作来观察其运动情况。

三、触诊

患者取仰卧位,双腿伸直,当髌上滑囊炎时,可在患者的髌骨上方触到囊性肿块,有波动与轻度压痛。当髌骨横形骨折时,在髌骨的前面能触到裂隙与明显沟状凹陷,压痛敏感。髌骨软化症的患者当向下按压髌骨,使髌骨轻轻移动时,可出现明显的疼痛反应。胫骨结节骨骺炎的患者,局部可触及高凸坚硬的包块,压痛明显。髌下脂肪垫肥厚的患者,在髌韧带两侧可触及饱满柔韧的硬性包块。膝关节间隙压痛的患者,可能存在半月板损伤。若腘窝中触到囊性包块,有时可存在触痛。

四、特殊检查

1. 浮髌试验　用于检查膝关节腔内积液量,检查时将患腿伸直,医者一手压在髌上囊部并向下挤压,使积液流入关节腔内。然后用另一手拇、中指固定髌骨的内外缘,用食指来按压髌骨,此时可感到髌骨有漂浮感,重压时下沉,松指后浮起,称浮髌试验阳性。

2. 侧副韧带损伤试验　用于检查膝关节侧副韧带是否存在断裂,检查时患者取仰卧位,将患腿伸直,检查者用一手扶住膝侧面,另一手握住踝部,然后使小腿做被动的内收或外展动作。若检查内侧副韧带,则一手置于膝外侧将膝部推向内,另一手拉小腿外展,此时会产生松动感和内侧疼痛。若检查外侧副韧带,则一手置于膝内侧将膝部推向外,另一手拉住小腿使其内收,此时若发生膝外侧疼痛和产生松动感亦为阳性征。阳性表明膝关节侧副韧带存在断裂或损伤。

3. 麦氏征试验(回旋挤压试验)　是临床用来诊断半月板损伤最常用的试验方法,检查时患者取仰卧位,双下肢伸直,如检查内侧半月板损伤,检查者用一手扶住患膝,另一手握住足踝部,先将膝关节屈曲至最大限度然后使膝外旋、小腿内收,并逐渐伸直膝关节,使膝关节内侧间隙产生挤压力与研磨力。若出现弹响和明显疼痛,即为阳性。若使小腿外展,膝内旋,同理可以检查外侧半月板损伤。

4. 研磨提拉试验　患者取俯卧位,使患膝屈曲 90°,检查者用一手按住大腿下端,另一手握住患肢踝部,提起小腿使膝部离开床面,做外展、外旋或内收、内旋活动,若出现膝外或内侧疼痛,则为研磨提拉试验阳性,说明有内侧或外侧副韧带损伤。若检查者双手握住足踝部,使膝关节在不同角度被动研磨加压的同时,做外展外旋或内收内旋活动,若出现膝关节疼痛和弹响者为阳性,说明存在内侧或外侧半月板损伤。由于该试验有两种临床意义,故研磨和提拉检查又可用于鉴别膝关节半月板和侧副韧带的损伤。

5. 抽屉试验　本试验用于检查十字韧带是否存在断裂。检查时患者取坐位或仰卧位,双膝屈曲 90°,嘱患者自己用双手按住大腿下段,医者用双手握住小腿上段,用大腿夹住患肢的足部来防止移动,同时做小腿前后推拉的动作,如存在过度向前的移动,则说明是膝关节前十字韧带断裂,若存在向后过度移动,则说明是后十字韧带存在断裂,注意在检查移动时必须以解剖位置为活动的起点,否则容易发生错误判断。例如后十字韧带断裂时,小腿上端自然向后移位,检查时可以拉向前移动,这是恢复解剖位置的移动,而不要误认为是胫骨向前移动,再向后推所出现的移动才是异常的活动。

6. 交锁征　患者取坐位或仰卧位,嘱患者患肢做膝关节屈伸活动数次,若关节突然出现疼痛,无法屈伸者为阳性,说明膝关节被破裂的半月板交锁,但慢慢旋膝后可解开交锁而复能主动屈伸。凡有此试验阳性者,平日上、下楼或上、下坡时存在膝关节交锁史。

7. 挺髌试验　将患膝伸直,医者用拇、食二指将髌骨向远端推压,并嘱患者用力收缩股四头肌,若引发髌骨部疼痛者为阳性,多提示髌骨劳损(髌骨软化症)。

第十二节　踝关节与足

一、望诊

1. 踝关节肿胀　引起踝关节肿胀的最常见原因是踝部存在外伤,其中以筋伤最为多见,如有内外踝骨折或胫骨下端骨折时,肿胀会更为显著。若有踝关节结核或关节炎等时则肿胀形成缓慢。踝下凹陷消失、跟骨增宽、跟腱止点处疼痛时,可能为跟骨骨折;内、外踝下方及跟腱两侧的正常凹陷消失的同时兼有波动感,可能为关节内积液或血肿;肿胀局限于单侧则多见于侧副韧带损伤;足后部肿胀多属骨质增生、跟腱炎、滑囊炎等。

2. 足踝部畸形

(1) 马蹄足:亦称"尖足"或"垂足"。行走时前足着地负重,踝关节保持在跖屈位,足跟部悬起。

(2) 仰趾足:亦称"跟足"。行走时足跟着地负重,踝关节保持在背伸位,前足仰起。

(3) 内翻足:是足底向内翻转畸形,行走时足背外侧缘着地。

(4) 外翻足:足底向外翻转畸形,行走时足内侧缘着地。

(5) 扁平足:足纵弓塌陷变平伴有足跟外翻,前足外展,足舟骨低平,严重者会触地。

(6) 高弓足:足的纵弓异常升高,行走时足跟与跖骨头着地。

二、动诊

1. 踝关节背伸　正常时可达35°,主要是胫前肌与趾长伸肌的作用,检查时患者取坐位,双侧下肢伸直并拢,然后嘱患者双足同时做背伸运动,对比观察患足运动受限的情况。必要时做被动背伸检查。

2. 踝关节跖屈　正常时可达45°,主要是腓肠肌的作用,检查时的体位同前,嘱患者做前足下蹬的动作,尽力跖屈,对比观察是否存在跖屈运动受限。必要时也可行被动检查。

3. 距下关节(跟距关节)内翻运动　正常人的足内翻运动发生于跟距关节,主要是胫后肌的作用,正常时内翻可达 45°。检查时患者坐于诊察床边,双小腿自然下垂,嘱患者做足内翻运动(即踢毽动作),观察其内翻是否存在障碍,然后再做被动检查。

4. 距下关节外翻运动 主要是腓骨长短肌所作用,正常时外翻可达 20°,检查体位同上,嘱患者做足外翻运动来观察是否存在运动受限,必要时做被动外翻检查,并与健侧对比。

三、触诊

踝关节全关节肿胀多因关节内严重骨折、脱位、结核、肿瘤所致。当有积液时,可触及波动感并伴有关节周围压痛。足踝部局限性肿胀的患者,多见于筋伤与关节外骨折;如踇长伸肌腱鞘炎时,在足背部出现呈长条状肿胀,并有明显的触痛;跖骨骨折时,可顺距骨轴线存在肿胀,并能触及骨折端及压痛;第二跖骨头出现无菌性坏死,压痛在第二跖趾关节的近端。当内踝发生骨折时则压痛点在内踝的前下方,内踝尖端部;舟骨内侧向内凸出可能是副舟骨畸形或胫后肌止点骨质存在无菌性坏死;上述二者均存在压痛。跟距关节间隙的压痛可能为跟距关节炎;在第一跖骨头内侧皮下出现囊性肿块,而压痛明显,常为外翻形成的滑囊炎;外踝骨折时,局部肿胀明显,压痛位于外踝部;外侧副韧带损伤时肿胀和压痛都出现在外踝前下方;第五跖骨基底部骨折时,压痛和肿胀在足外侧第五跖骨近端;足跟触痛并伴肿胀多见于跟骨骨折、跟骨结核、跟骨骨髓炎等;无肿胀的跟骨周围痛如果出现在跟骨结节部,则为跟腱炎;跟骨底部痛并不能行走负重,往往是跟骨脂肪垫肥厚、跟骨骨刺或跟底滑囊炎;青少年若有跟后部痛,则多见于跟骨骨骺炎。

四、特殊检查

1. 跟轴线测量 患者取站立位时,跟骨纵轴线与跟腱纵轴线重叠者为正常,当足部出现内翻或外翻畸形时,则跟腱轴线向内、外侧偏斜并记录其偏斜角度。

2. 跟腱挛缩试验 跟腱挛缩常由比目鱼肌与腓肠肌的挛缩引起,该试验可将两者鉴别。患者取坐位,使小腿自然下垂,若膝关节屈曲时,踝关节下垂跖屈畸形为比目鱼肌挛缩。如膝关节伸直位时踝关节不能背伸,则为腓肠肌挛缩。如膝伸直或屈曲位均出现跖屈则为双肌挛缩。

3. 足指数测定

$$正常指数 = \frac{足弓高度 \times 100}{足长度}$$

正常范围在 29~31;扁平足指数为 25~29 或小于 25,大于 31 者为高弓足。足弓高度为足平放于桌上时自足最高处至桌面的距离。足长度为足跟至第二足趾尖的长度。

4. 踝阵挛 检查者用一手托住腘窝,另一手握足,用力使其踝关节突然背屈,然后放松,踝关节可以产生连续交替的伸屈运动则视为阳性,提示存在锥体束损害。

5. 划跖试验(巴宾斯基征) 轻划足底外侧时引起踇趾背屈,余趾呈扇形分开的反应为阳性,提示存在锥体束损害。

6. 弹趾试验 轻叩足趾基底部或用手将足趾向背面挑动时若引起足趾跖屈者为阳性,提示存在锥体束损害。

复习思考题

扫一扫
测一测

1. 学习推拿学为什么要掌握正常的关节活动度及各部位病变的基本检查方法?

2. X 线、CT、MRI、彩超等辅助检查手段对于推拿学科的重要意义是什么?

3. 椎间孔挤压试验如何操作,其临床意义是什么?

4. 直腿抬高试验及加强试验如何操作,其临床意义是什么?

5. "4 字"试验如何操作,其临床意义是什么?

PPT 课件
05章PPT

第五章

推 拿 手 法

培训目标

1. 普训阶段　掌握常用推拿手法,包括㨰法、一指禅推法、按揉法、弹拨法、摩法、擦法、捏法的操作。熟悉点法、压法、平推法、拿法、扫散法、运法、摇法、拔伸法、腰椎斜扳法在临床上的运用。了解运动关节类手法在临床上的运用。

2. 专训阶段　掌握常用推拿手法,包括㨰法、一指禅推法、平推法、拿法、按揉法、弹拨法、摩法、压法、拍法、擦法、扫散法、摇法、运法、搓法、抖法、捻法、颈椎拔伸法、颈椎斜扳法、腰椎斜扳法、坐位旋转扳法、胸椎对抗复位法等操作。掌握推拿介质的使用。

"用推如用药",掌握熟练的推拿手法是推拿临床医生最基本的技术要求,也是推拿临床医生的核心医疗技术之一。

第一节　推拿手法的基本知识

推拿手法是指医生用手、肘、足或肢体其他部位,或借助一定的器物按照规范化操作要求,作用于患者身体特定部位、经络、腧穴等,以达到防病治病、强身健体和延年益寿目的的一种治疗方法,属中医外治疗法范畴。因以手操作最多,且富于变化,蕴含一定技巧,故称为"手法"。要灵活运用推拿手法,必须通过规范的系统学习,并经过长期的功法训练和临床实践,方能做到"一旦临证,机触于外,巧生于内,手随心转,法从手出"。

一、手法的基本技术要求

中医推拿手法种类繁多,命名各异,缺少标准。一般在学术上按照作用对象分为成人推拿手法和小儿推拿手法。成人推拿手法中,按照作用趋势还可以分为松解类手法、整复类手法;按照手法的动作形态可分为摆动类、摩擦类、挤压类、叩击类、振动类和运动关节类六类手法。不同类别的推拿手法技术要求也不同。

松解类手法应做到"持久、有力、均匀、柔和、深透"的基本技术要求。"持久"指手法操作能够持续一定的时间而不间断,并保持动作和力量的连贯性。"有力"指手法操作时必须具备合适的力度。这种力量根据治疗对象、病症虚实、施治部位来选择确定。"均匀"指手法的力量、速度及频率保持均匀一致,具有一定节律性;力量不能时轻时重,速度不能时快时慢,频率不能时大时小;改变力量、速度、频率时要逐渐、均匀地改变;不同手法之间过渡要自然。"柔和"是指手法要轻柔灵活,用力缓和,实现力与技巧的有机结合,不可生硬粗暴或使用蛮力。"深透"是指手法效应能够到达病所,即通过体表刺激,使力度能够达至深层组织,甚至脏腑。以上几个方面关系密切,相辅相成,只有具备了持久、有力、均匀、柔和这四项基本要求,才能具备一定的渗透力。柔和是基础,深透为目的,方能如《医宗金鉴》所言"法之所施,使患者不知其苦,方称为手法也"。

整复类手法应做到"稳、准、巧、快"的基本技术要求。"稳"指操作要平稳,动作流畅,避免生硬粗暴;"准"指诊断正确,定位准确;"巧"是指调整关节时要用巧力,以柔克刚,以巧制胜,以达到"四两拨千斤"的效果,避免造成医源性损害;"快"指整复操作时动作要快,疾发疾收,要用所谓的"短劲""寸劲",不可发力过大,时间过久。

因小儿特殊的生理病理特点,小儿推拿手法尤其强调"轻快柔和,平稳着实,补泻有度"的基本技术要求。"轻快柔和"是指手法用力要轻柔和缓,灵活协调,轻而不浮,重而不滞,快而不乱,柔而有力;"平稳着实"是指小儿推拿操作时要稳柔灵活,实而不滞,使力量深透,但又能适达病所而止,不能竭力攻伐。"补泻有度"是指小儿推拿临床注重补虚泻实,但补泻效果与所选手法的性质、刺激量、时间、方向等关系密切。即所谓"推拿掐揉,性与药同,寒热温凉,取效指掌"。

因此,手法质量的优劣是判定临床疗效的关键因素之一,"一分功夫,一分疗效",故手法的学习不仅要掌握动作要领,深刻领会技术要求,还要刻苦练习,才能达到运用自如、心手合一的境界。

二、手法操作的注意事项

手法是推拿临床的主要手段,应用广泛,因操作者熟练程度、患者体质差异以及疾病性质不同等原因,治疗后反馈各有不同,因此在进行推拿治疗时必须注意以下几个问题:

1. 操作前　首先,要充分评估患者病情,辨证与辨病相结合,明确临床诊断,并严格掌握手法适应证和禁忌证;其次,要与患者充分沟通和交流,建立信任,消除患者的紧张情绪;再次,要充分体现人文关怀,选择合适的治疗环境;最后,要熟练掌握手法操作要领和注意事项,避免患者产生医源性损害。

2. 操作中　首先,操作时要调神、调息,不要做与治疗无关的事项;其次,要密切注意患者反馈,及时调整手法参数;再次,按照预先规划的手法套路操作,转换手法自然、协调;最后,要熟练掌握手法操作意外处理流程。

3. 操作后　要及时向患者交代治疗后可能出现的情况,尤其是初次接受推拿治疗的患者,如出现意外,按相应流程处理。

三、推拿介质与热敷

（一）推拿介质

手法操作过程中，常在推拿部位的皮肤上配合使用的膏剂、油剂、水剂或粉剂等，统称为推拿介质，也称推拿递质。

1. 介质的作用 一是利用介质的润滑作用以保护皮肤，避免过度摩擦损害皮肤；二是利用介质的药理作用，通过手法操作促进透皮吸收；三是协同增效作用，即通过手法操作和相应介质的药理作用增强疗效。

2. 介质的选择 介质的剂型通常有汁剂、乳剂、水剂、粉剂、油剂、膏剂等，需根据辨证与辨病结果选择相应介质。如病属表证，治当解表，相应介质有葱姜汁、薄荷汁等；病属寒证，治当温热散寒，相应介质有葱姜水、冬青膏等；病属热证，治当清凉退热，相应介质有凉水、酒精等；虚证，治当滋补，相应介质有含人参、鹿茸等滋补成分的药酒等；血瘀证，治当活血化瘀，相应介质有红花油、云南白药酊等；仅需润滑作用可选择中性介质，如滑石粉、爽身粉、玉米淀粉等。

（二）热敷

热敷法古称"熨"，其历史悠久，种类众多，也是推拿临床常用的一种辅助疗法。一般取其"透热"效应，即通过药物加强温经通络、活血散瘀、散寒止痛的作用。可分为湿热敷和干热敷两种。

1. 湿热敷 将中药装入布袋，扎紧袋口连同毛巾一起放入锅内，加适量清水高温蒸煮 10~15 分钟后将毛巾捞出，趁热将毛巾绞干，根据治疗部位的需要折成方形或长条形敷于患处，毛巾凉后即行更换。一般换 2~3 次即可，一日敷 1~2 次。

临床常用的湿热敷药物有乳香、没药、木瓜、桂枝、紫草、伸筋草、透骨草、路路通、苏木、桑枝、虎杖根、杜仲、续断、威灵仙等，药物的组成和剂量可根据患者病证的虚实情况辨证应用。

2. 干热敷 将中药炒热装袋，或用布包好后置于微波炉中加热 2~3 分钟，趁热将布袋置于腹部、腰背部或相应的治疗部位，可根据病情移动布袋位置。一般每次敷 20~30 分钟，一日 1~2 次。干热敷可隔衣服操作，但衣服须是棉织品，以免损坏衣物；温度以患者能够耐受为度。

临床常用枳壳、莱菔子、皂角、食盐等共研末装袋，热敷患者胸腹部以治疗非器质性疾病引起的胸闷、脘腹胀满疼痛等；用附子、生姜，共捣烂后炒热入袋，热敷胸背部以治疗痰湿咳嗽、寒性哮喘等。

3. 注意事项 热敷时室内要保持温暖，避免感受风寒；毛巾要折叠平整，以保证透热均匀；温度应以患者能耐受为宜，要防止发生烫伤，尤其是对皮肤温度感觉迟钝的患者需特别注意；热敷后局部不能再施用其他手法，以免损伤皮肤。

四、推拿临床常用的体位

在推拿临床治疗过程中，医生和患者的体位选择均很重要。总体原则为方便医生操作、节省体力，患者舒适放松。

1. 医生体位选择 医生体位的选用以既方便手法操作，又能最大限度地节省体力为原则。常根据患者的体位和被操作的部位来确定医生的体位、步态和姿势。一般情况下,患者取坐位、俯卧位时,医生应取双脚开立或丁字步站立位;患者取仰卧位时,医生可取高坐位。不同手法操作姿势也有不同,如㨰法、按法、擦法和运动关节类手法时多取站位;一指禅推法、揉法、拿法时可取坐位,等等。

总之,医生的体位与姿势要根据手法操作的需要灵活调整,手法、身法、步法要协调一致,做到进退自如、转侧灵活、动作协调,这也是推拿工作者的一项基本功。

2. 患者体位选择 患者体位的选用以既能使患者肌肉放松,感到舒适、安全,持续一定的时间而不感觉疲劳,又有利于医生操作为原则。患者常采用仰卧位、俯卧位、侧卧位、端坐位、俯坐位等体位。

(1) 仰卧位:头下垫薄枕,仰面而卧,上肢自然置于身体两侧,下肢伸直,全身放松,呼吸自然。亦可根据操作需要,上肢或下肢采取外展、内收、屈曲位等。颜面、胸腹及四肢前侧等部位的操作,常采取此体位。

(2) 俯卧位:俯伏而卧,头转向一侧,或面向下,或面对呼吸孔,胸部垫枕,上肢自然置于躯干两旁,或屈肘向上置于头部两侧,双下肢伸直,全身放松,呼吸自然。肩背、腰臀及下肢后侧等部位的操作,常采用此体位。

(3) 侧卧位:侧向而卧,根据治疗需要,两下肢均屈曲或一腿屈曲,另一腿伸直。腰部斜扳法、臀部及上下肢外侧的操作,常采用此体位。

(4) 端坐位:端正而坐,两脚分开与肩等宽,大腿与地面平行,上肢自然下垂置于两膝上,其所坐凳子的高度最好与膝至足跟的距离一致,全身放松,呼吸自然。头面、颈项、肩,以及上肢部等部位的操作,常采用此体位。

(5) 俯坐位:端坐后,上身前倾,头略低,屈肘支撑于膝上或两臂置于桌面或椅背上,全身放松,呼吸自然。颈项、肩背部的操作,常用此体位。

第二节 成人推拿手法

一、㨰法

以第 5 掌指小鱼际侧吸定于受术部位,通过前臂的前后摆动,带动腕关节屈伸和旋转运动,使手掌背尺侧部在受术部位来回滚动,称为㨰法。

【操作】

拇指自然伸直,其余四指自然弯曲,以第 5 掌指小鱼际侧吸定于受术部位,肩关节放松,以肘关节为支点,前臂做主动前后摆动,带动腕关节的伸屈和小幅度旋转运动,使 4、5 掌指关节基底部在受术部位做持续不断的来回滚动(图 5-1)。频率为每分钟 120~160 次。

【动作要领】

1. 沉肩、垂肘、松腕,以第 5 掌指小鱼际侧为吸定点。

2. 医生站立位操作,肘部与胸壁相隔约 1~2 拳的距离,肘关节屈曲角度可达 130°~150°,可通过夹角的变化来调整力度大小。

3. 前滚至极限时屈腕可达 60°~80°,在回滚时伸腕可达 30°~40°。

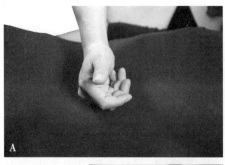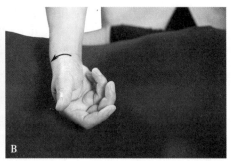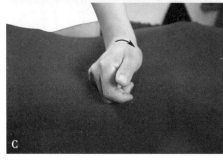

图 5-1　滚法

4. 双向用力,前滚和回滚的用力比例约为 3∶1。

5. 操作全程的压力、频率、动作幅度要均匀一致,要求动作协调而有节律性。

6. 在关节局部应用时,应避免骨性接触,要配合各关节的被动运动。

【适用部位】

滚法接触面较大,刺激平和舒适,适用于颈项部、肩背部、腰臀部以及四肢等肌肉较丰厚的部位。

【功效与应用】

滚法具有舒筋通络、活血祛瘀、滑利关节的作用。可用于颈项强痛、颈椎病、肩关节周围炎、腰椎间盘突出症、各种运动损伤、运动后疲劳、中风偏瘫、截瘫等病症的防治。

【注意事项】

1. 各手指自然放松,不可过度屈曲或伸直,绷紧 4、5 掌指关节处皮肤。

2. 在操作中肘部保持在同一平面,不宜大幅度前后、左右运动。

3. 着力处不可拖动、跳动、拧动和甩动。

二、一指禅推法

以拇指着力,通过前臂的往返摆动带动腕部,使所产生的力通过拇指持续作用于治疗部位,称为一指禅推法。按着力的具体部位可分为一指禅指端推法、一指禅螺纹面推法、一指禅偏锋推法和跪推法。

【操作】

手握空拳,拇指自然伸直,以拇指端或螺纹面或偏锋着力于治疗部位,沉肩、垂肘、悬腕、掌虚、指实,前臂往返摆动,带动腕关节有节律地摆动,使产生的力通过拇指持续地作用于治疗部位。手法频率为 120~160 次 /min(图 5-2)。

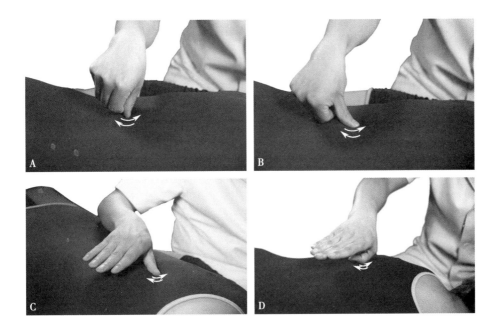

图 5-2 一指禅推法

A. 一指禅指端推法；B. 一指禅螺纹面推法 C. 一指禅偏锋推法；D. 跪推法

【动作要领】

1. 沉肩 肩部放松,自然下沉。

2. 垂肘 肘部自然下垂,坐位操作时肘部略低于腕部。

3. 悬腕 腕关节屈曲接近90°。

4. 掌虚 手握空拳,除拇指外,其余四指及掌部自然放松。

5. 指实 蓄力于指,不可跳跃或与体表产生摩擦。

6. 紧推慢移 摆动频率较快,但触力点移动不能太快。

7. 蓄力于掌,发力于指 本法产生的力应从掌而发,通过手指作用于患者的体表。

【适用部位】

适用于头面部、颈项部、胸腹部、背腰部、四肢关节以及体表腧穴、经络。

【功效与应用】

一指禅推法具有疏经通络、调和营卫、祛瘀消积、开窍醒脑、调节脏腑等功能。适合于治疗内科杂病(如头痛、失眠、高血压、面瘫、劳倦内伤、胃脘痛、泄泻、便秘等)、妇科病(如痛经、月经不调、闭经、带下病等)、骨关节疾病(如颈椎病、肩关节周围炎、膝骨关节炎等)。

【注意事项】

1. 不要耸肩用力,不要外展。

2. 肘关节不要向外支起,低于腕关节,亦不宜过度夹紧内收。

3. 拇指在治疗部位上要相对固定,不能来回摩擦拖动。

三、推法

以指、掌、肘着力于治疗部位做单方向直线推动,称为推法。按着力部位可分为指推法、掌推法和肘推法三种。

【操作】

1. 指推法 以手指着力于治疗部位的推法,包括拇指端推法、拇指平推法和三指推法。

(1) 拇指端推法:以拇指指端着力于治疗部位,余四指屈曲放松,腕关节略屈曲。拇指做短距离、单方向直线推动(图5-3A)。

(2) 拇指平推法:以拇指螺纹面着力于治疗部位,余四指置于其前外方以助力,腕关节略屈曲。拇指向其食指方向做短距离、单方向直线推动(图5-3B)。

(3) 三指推法:食、中、无名指自然并拢,以指端部着力于治疗部位,腕关节略屈曲。前臂施力,通过腕关节及掌部使食、中及无名指三指做单方向直线推动(图5-3C)。

2. 掌推法 五指并拢,以全掌着力于治疗部位,腕关节略背伸,使掌部做单方向直线推动。掌推法可双手同时操作(图5-4)。

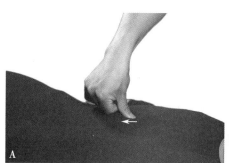
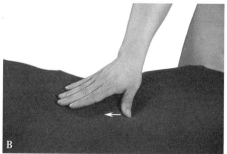
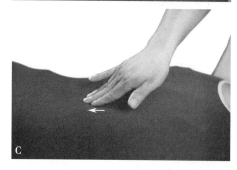

图 5-3 指推法
A.拇指端推法;B.拇指平推法;C.三指推法

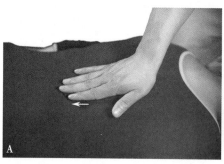
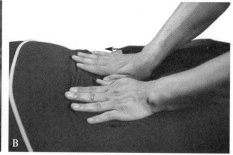

图 5-4 掌推法
A.单掌推法;B.双掌推法

3. 肘推法 肘关节屈曲并着力于治疗部位,以肩关节的运动为主,做直线推动(图5-5)。

【动作要领】

1. 着力部要紧贴体表,压力平稳适中,做到轻而不浮,重而不滞。

2. 要单方向直线推进,速度宜缓慢、均匀。

3. 应按经络、肌纤维走行方向及气血运行方向推动。

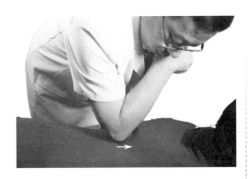

图5-5 肘推法

4. 一般应单手推。

【适用部位】

指推法适用于面部、项部、手部和足部。掌推法适用于背腰部、胸腹部及四肢部。肘推法多用于背部脊柱两侧及下肢后侧。

【功效与应用】

推法有通经活血、化瘀消肿、祛风散寒、通便消积的作用。临床用于治疗腰腿痛、风湿痹痛、感觉迟钝、头痛、失眠、腹胀、便秘等病症。

【注意事项】

1. 压力应适中,单方向直线运动。

2. 为防止推破皮肤,可使用凡士林、冬青膏、滑石粉等润滑剂。

3. 指推法推动的距离宜短,其他推法则推动的距离宜长。

四、拿法

以拇指和其余手指相对用力,提捏或揉捏肌肤,称为拿法,即"捏而提之谓之拿"。

【操作】

以拇指与其余手指的螺纹面相对用力,逐渐将捏住的肌肉收紧、提起再放松,有节律地反复捏拿治疗部位。可分为三指拿法和五指拿法(图5-6)。

【动作要领】

1. 手掌空虚,指腹贴紧治疗部位。

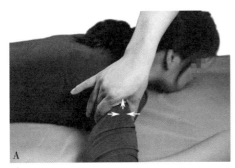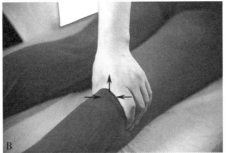

图5-6 拿法

A.三指拿法;B.五指拿法

2. 动作要连贯,有节律性。

3. 用力由轻到重,不可突然用力。

【适用部位】

适用于头部、颈项部、肩背部、四肢部等。

【功效与应用】

拿法有舒筋活血、解痉止痛、发汗解表、开窍醒脑等作用。用于治疗颈椎病、肩周炎、风寒头痛等病症。

【注意事项】

1. 手指指端不要内扣。

2. 力度要由轻到重,再由重到轻,不可突然用力或突然放松。

3. 避开骨性突起部位。

五、按法

以指或掌垂直作用于体表,逐渐用力下压,到达一定层次后停留片刻,再逐渐放松的手法,称为按法。即"按而留之"。可分为指按法和掌按法两种。

【操作】

1. 指按法　以拇指端或螺纹面着力,余四指张开置于相应位置以支撑助力,拇指垂直向下按压,也可双手拇指重叠按压(图5-7)。

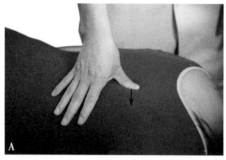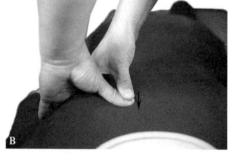

图 5-7　指按法
A. 指按法(单指);B. 指按法(叠指)

2. 掌按法　以单手或双手掌面着力,以肩关节为支点,利用身体上半部的重量,垂直向下按压(图5-8)。

【动作要领】

1. 按压方向与患者体表垂直。

2. 缓慢而有节律,按压力量由轻到重,按而留之,再由重到轻。

3. 着力部位要紧贴体表。

【适用部位】

指按法适用于全身各部,尤以经络、腧穴常用;掌按法适用于背腰部、下肢后侧及胸部等肌肉面积较大而又较为平坦的部位。

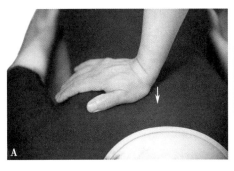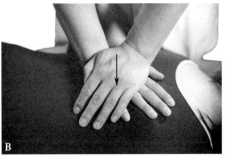

图 5-8 掌按法

A.掌按法(单掌);B.掌按法(叠掌)

【功效与应用】

按法具有放松肌肉、开通闭塞、活血止痛等作用。治疗腰痛、颈椎病、肩周炎、肢体酸痛麻木、偏瘫、头痛、胃脘痛等病症。

【注意事项】

1. 用力平稳,不可突发暴力或蛮力猛压。

2. 不可滑动。

3. 按法操作后一般应配合揉法。

六、摩法

以指或掌在患者体表做环旋而有节律的轻抚摩动,称为摩法。分为指摩法、掌摩法两种。如配合膏剂使用则称为"膏摩"。

【操作】

1. 指摩法　手指并拢,自然伸直,以指腹着力,在体表做环旋而有节律的抚摩(图 5-9)。

2. 掌摩法　五指并拢,手掌自然伸直,腕关节略背伸,将手掌平置于治疗部位上,使手掌随腕关节连同前臂做环旋摩动(图 5-10)。

【动作要领】

1. 上肢及腕掌要放松,轻放于治疗部位。

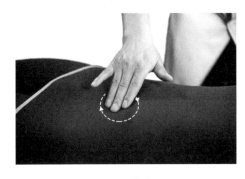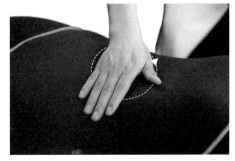

图 5-9　指摩法　　　　　　　　　图 5-10　掌摩法

2. 前臂带动腕及着力部位做环旋活动。

3. 动作要缓和协调。

4. 用力宜轻不宜重,速度宜缓不宜急。

5. 指摩法操作时腕关节应保持一定的紧张度,掌摩法则腕部放松。

【适用部位】

指摩法适用于面部、颈项、四肢、腧穴等;掌摩法适用于胸腹部、背部等。

【功效与应用】

摩法有和中理气、消积导滞、温肾壮阳、行气活血、散瘀消肿等作用。常用于治疗脘腹疼痛、食积胀满、泄泻、便秘、遗精、阳痿、外伤肿痛等病症。

【注意事项】

1. 不可带动皮下组织。

2. 指摩法频率较快,掌摩法频率稍慢。

七、揉法

以指、掌、鱼际等部位着力并吸定治疗部位,带动皮肤、皮下组织一起,做轻柔和缓的环旋动作,称为揉法。可分为指揉法、掌揉法、鱼际揉法、前臂揉法和肘揉法等。

【操作】

1. 指揉法　以手指指端着力于治疗部位,做轻柔和缓的环旋活动。按手指参与数量及方式可分为拇指揉、二指揉、三指揉、叠指揉等(图 5-11)。

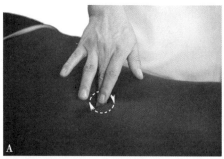
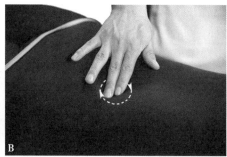
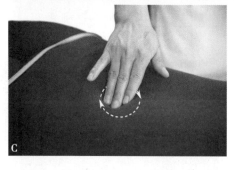

图 5-11　指揉法
A. 指揉法(叠指);B. 指揉法(二指);C. 指揉法(三指)

2. 掌揉法　以全掌、掌根着力于治疗部位,做轻柔和缓的环旋活动。可分为单掌揉法、叠掌揉法、掌根揉法等(图 5-12)。

3. 鱼际揉法　以大鱼际或小鱼际着力于治疗部位,做轻柔和缓的环旋活动。可

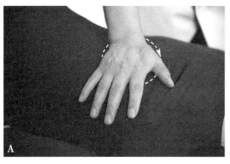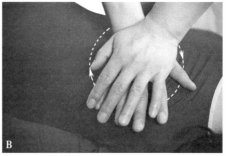

图 5-12 掌揉法

A.掌揉法(单掌);B.掌揉法(叠掌)

分为大鱼际揉法、小鱼际揉法(图 5-13)。

4. 前臂揉法 用前臂的尺侧着力于治疗部位,用力做环旋揉动(图 5-14)。

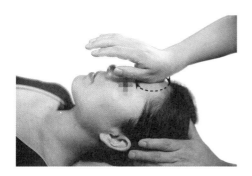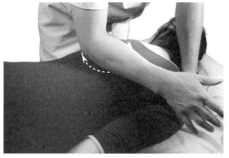

图 5-13 鱼际揉法　　　　　　图 5-14 前臂揉法

5. 肘揉法 用肘部着力于治疗部位,用力做环旋揉动(图 5-15)。

【动作要领】

1. 着力部位要吸定于治疗部位,并带动深层组织。

2. 以肢体的近端带动远端做小幅度的环旋揉动。

3. 揉动的幅度适中,以带动皮下组织为宜。

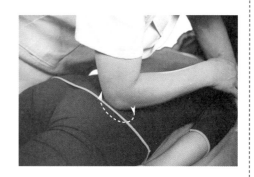

图 5-15 肘揉法

【适用部位】

适用于全身各部。指揉法适用于全身各部的经络、腧穴以及压痛点;掌揉法适用于大面积体表;鱼际揉法常用于前额部、颞部和四肢关节部等;前臂揉、肘揉法适用于背、腰、臀等部位。

【功效与应用】

揉法具有宽胸理气、消积导滞、活血祛瘀、消肿止痛等作用;治疗脘腹痛、胸闷胁痛、腹泻、便秘、背腰痛,以及外伤所致的红肿疼痛等多种病症。

【注意事项】

1. 操作时应吸定在治疗部位上并带动皮下组织。

2. 不要与体表产生摩擦。

3. 环旋揉动的幅度适中。

附:按揉法

按揉法是按法与揉法的复合动作,即按的同时施以揉动。按揉法是临床最常用手法之一,应用时要将按法与揉法进行有机结合,注意手法的节律性,做到按揉并重,即按中含揉,揉中寓按,刚柔相济,绵绵不绝。

本法具有松肌解痉、行气活血、调整脏腑功能等作用。临床用于治疗颈椎病、肩周炎、腰背筋膜炎、腰椎间盘突出症、高血压、糖尿病、痛经等多种病症。指按揉法适用于全身各部经络腧穴;掌按揉法适用于肩部、背部、腰臀部、下肢后侧等。

八、抹法

以拇指螺纹面或掌面在体表做直线或弧线的运动,称为抹法,分为指抹法与掌抹法两种。

【操作】

1. 指抹法　以单手或双手拇指螺纹面着力于治疗部位,余指置于相应的位置以固定助力。做直线或弧线的运动(图5-16),可单手操作,也可双手同时操作。

2. 掌抹法　以单手或双手掌面置于治疗部位,腕关节放松,前臂与上臂部协调用力,做直线或弧线的运动(图5-17)。

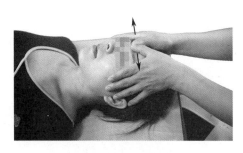

图 5-16　指抹法

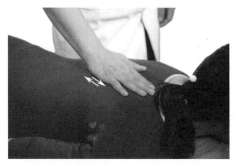

图 5-17　掌抹法

【动作要领】

1. 指掌面要紧贴治疗部位,运动轨迹依体表形态确定。

2. 用力要均匀适中,动作要和缓灵活。

3. 指抹法用拇指近端带动远端进行操作。

4. 双手操作时速度要对称,宜缓不宜急。

【适用部位】

指抹法多用于面部、项部、手掌部;掌抹法多用于背腰部。

【功效与应用】

抹法有镇静安神、提神醒脑的作用,作用于颜面又有保健、美容的作用。治疗头痛、失眠、眩晕、眼周疾病。

【注意事项】

1. 不宜带动深部组织。

2. 用力较轻,操作平稳。

3. 受术部位可使用介质以润滑。

九、擦法

以掌、鱼际等部位紧贴体表部位,做快速均匀的直线往返摩擦,使局部产生热量的手法,称为擦法。可分为掌擦法、大鱼际擦法和小鱼际擦法。

【操作】

1. 掌擦法　以掌着力于治疗部位,做快速均匀的直线往返摩擦(图5-18)。

2. 大鱼际擦法　以大鱼际着力于治疗部位,做快速均匀的直线往返摩擦(图5-19)。

3. 小鱼际擦法　以小鱼际着力于治疗部位,做快速均匀的直线往返摩擦(图5-20)。

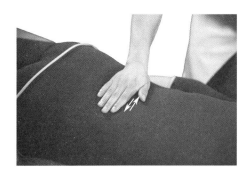

图 5-18　掌擦法

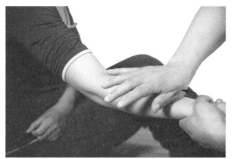

图 5-19　大鱼际擦法

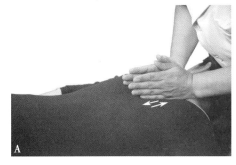

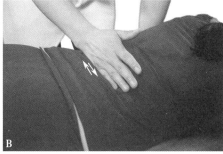

图 5-20　小鱼际擦法

A. 小鱼际擦法一;B. 小鱼际擦法二

【动作要领】

1. 紧贴体表,压力适中。

2. 往返的距离适中,动作要连续不断。

3. 速度要均匀且快,不可擦破皮肤。

【适用部位】

掌擦法主要适用于腰骶部、四肢部;大鱼际擦法主要用于上肢及颈肩部;小鱼际擦法主要用于腰骶、肩背及四肢部。

【功效与应用】

擦法具有温经散寒、舒筋通络、消肿止痛的作用。临床用于治疗虚证、寒证和痛证。如小腹冷痛、不孕不育、阳痿早泄及外伤肿痛等病症。

【注意事项】

1. 治疗部位应充分暴露,可涂适量润滑剂以保护皮肤。

2. 压力适中,若压力过大,则手法重滞,且易擦破皮肤。压力过小则不易生热。

3. 以透热或热达深层组织为度。

4. 擦法多用在最后,即本法后不再使用其他手法,以免擦伤皮肤。

5. 医生要注意呼吸自然,不要憋气。

6. 要注意保持室内温暖,防止患者着凉。

十、搓法

以双手夹持肢体或以手掌着力于治疗部位,做快速地交替运动或往返运动,称为搓法。包括夹搓法和推搓法两种。

【操作】

1. 夹搓法　患者肢体放松,医生以双手掌面夹持住治疗部位,前臂与上臂部施力,带动双手做相反方向的快速运动,同时沿肢体缓慢往返移动(图 5-21)。

2. 推搓法　以单手或双手掌面着力于治疗部位,前臂施力,做较快速地推去拉回的运动(图 5-22)。

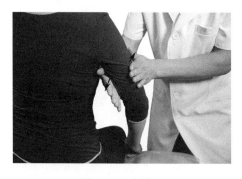

图 5-21　夹搓法

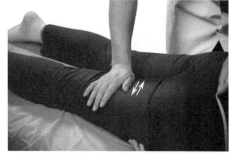

图 5-22　推搓法

【动作要领】

1. 夹搓时双手用力要对称。

2. 快搓慢移。即搓动速度快,移动速度慢。

【适用部位】

夹搓法适用于上肢、下肢及胸胁两侧等部位,推搓法适用于背腰部及下肢后侧。

【功效与应用】

搓法具有舒筋通络、调和气血、疏肝理气的作用。用于治疗肢体酸痛、活动不利及胸胁胀痛、满闷等病症。

【注意事项】

1. 夹持力不宜过重,避免手法呆滞。

2. 操作时自然呼吸,切忌憋气。

十一、点法

以指端、关节突起部位或借助一定器物持续垂直按压治疗部位,称之为点法。主要包括指端点法、屈指点法、肘点法、点穴棒点法等。

【操作】

1. 指端点法　以拇指指端着力于治疗部位,以拇指指端垂直持续按压(图5-23)。

2. 屈指点法　拇指或食指第一指间关节屈曲,以关节突起处着力于治疗部位,进行垂直持续按压(图5-24)。

3. 肘点法　屈肘,以肘关节尺骨鹰嘴处着力于治疗部位,进行垂直持续按压(图5-25)。

4. 点穴棒点法　以点穴棒着力于治疗部位,进行垂直持续按压(图5-26)。

【动作要领】

1. 取穴要准,按压方向垂直于体表。

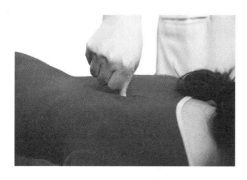

图 5-23　指端点法

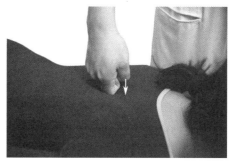

图 5-24　屈指点法

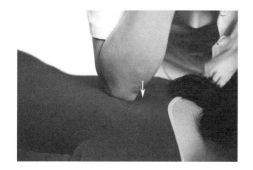

图 5-25　肘点法

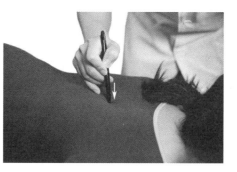

图 5-26　点穴棒点法

2. 手指要保持一定姿势。

3. 着力部位吸定,要由轻到重、平稳持续地施力。

【适用部位】

拇指端点法与屈指点法适用于面部、四肢、胸腹部、背部或腧穴;肘点法适用于背部、腰部、臀部及下肢后侧;点穴棒应用方便,定位准确,适用于全身各部。

【功效与应用】

点法有通经活络、调理气机的作用。临床多用于止痛、急救、调理脏腑的功能。

【注意事项】

1. 不可突发暴力。

2. 注意保护医生手指及患者皮肤。

3. 对儿童、年老体弱、久病虚衰的患者用点法时用力宜轻。

4. 点法后宜用揉法放松局部,以避免软组织损伤。

十二、拨法

以拇指、手掌或肘深按于治疗部位,进行单向或往返的移动,称为拨法。可分为拇指拨法、掌指拨法及肘拨法。

【操作】

以拇指、手掌或肘着力于治疗部位,先向下按压,然后做与肌腹、肌腱、腱鞘、韧带、条索等成垂直方向的单向或来回移动。

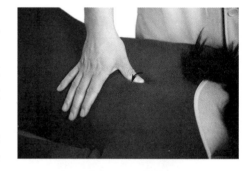

1. 指拨法　以拇指螺纹面按于治疗部位,并垂直于肌腱、肌腹或条索往返用力推动。也可以两手拇指重叠进行操作(图 5-27)。

2. 掌指拨法　以一手拇指外展伸直,桡侧面置于肌腱、肌腹或条索的一侧,另一手手掌置于该拇指之上,以掌根发力,做往返用力推动(图 5-28)。

图 5-27　指拨法

3. 肘拨法　以肘部着力于治疗部位,垂直于肌腹往返用力推动(图 5-29)。

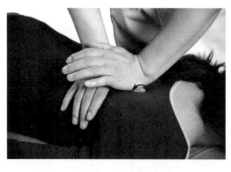

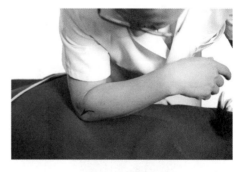

图 5-28　掌指拨法　　　　　　　　图 5-29　肘拨法

【动作要领】

1. 先按后拨,拨动时力量稍收减。

2. 拨动方向应垂直于肌腱、肌腹、条索。

3. 以上肢带动着力部位,掌指关节及指间关节不动。

【适用部位】

指拨法、掌指拨法适用于肌腱、肌腹、腱鞘等部位,肘拨法适用于背部、臀部等。

【功效及应用】

拨法有缓解肌肉痉挛、松解粘连等作用。临床常用于颈椎病、肩周炎、腰背筋膜炎、梨状肌损伤综合征等病症。

【注意事项】

1. 应注意垂直于肌腱、肌腹、条索拨动,不可在皮肤表面摩擦移动。

2. 指拨时应以指腹着力,避免造成患者皮肤破损。

十三、扫散法

以拇指桡侧面或其余四指指端快速地来回推抹头颞部,称为扫散法。

【操作】

用拇指桡侧面及其他四指指端,自太阳穴处沿头颞部向脑后(胆经循行部位)做弧形单向推动(图 5-30)。

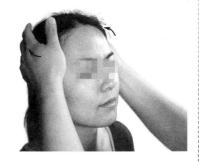

图 5-30　扫散法

【动作要领】

1. 以一手扶住并固定患者头部,另一手进行操作,以免引起患者眩晕等不适。

2. 一手拇指伸直,其余四指并拢、微屈,将拇指桡侧面及其余四指指端置于头颞部,沿太阳 - 头维 - 耳后高骨 - 风池(胆经循行部位)单向推动。

3. 手法压力适中,操作时腕关节放松,以前臂屈伸运动带动腕关节做来回摆动。

4. 紧贴皮肤的手指应顺发而动,头发较多者可将手指伸入发间进行操作。

【适用部位】

适用于侧头部。

【功效及应用】

有祛风散寒,平肝潜阳,通经止痛的作用。常用于头痛、眩晕、高血压、不寐等病症。

【注意事项】

1. 避免牵拉头发而致疼痛。

2. 动作连贯,快慢适度,轻重有致,一气呵成。

十四、捏法

以拇指与其他手指在治疗部位相对挤压,称为捏法。可分为二指捏法、三指捏法和五指捏法。

【操作】

用拇指和其他参与手指指面夹住治疗部位,进行相对用力挤压,随即放松,如此有节律地不断挤压、放松,并循序移动。

1. 二指捏法　以拇指指腹与食指指腹或食指中节桡侧面相对用力,进行如上操作(图 5-31)。

2. 三指捏法　以拇指指腹与食、中二指的指腹相对用力,进行如上操作(图 5-32)。

3. 五指捏法　以拇指指腹与其余四指的指腹相对用力,进行如上操作(图 5-33)。

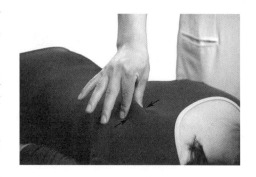

图 5-31　二指捏法

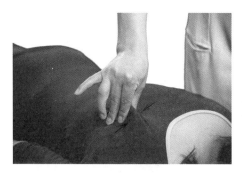

图 5-32　三指捏法

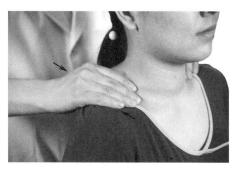

图 5-33　五指捏法

【动作要领】

1. 捏法为拇指与其余手指指腹或桡侧面相对用力。

2. 动作连贯而有节律性,用力均匀。

3. 捏拿肌肤松紧要适宜。

【适用部位】

适用于颈部、肩部、四肢、背部等。

【功效及应用】

捏法具有疏通经络、行气活血、解痉止痛等作用。临床用于治疗头痛、中风偏瘫、颈椎病、四肢酸痛等病症。

【注意事项】

操作时不可用指端内扣,以免使患者产生疼痛感。

十五、捻法

以拇指、食指或食指桡侧面夹持住治疗部位,进行往返有节律的搓揉手法,称为捻法。

【操作】

以拇指螺纹面与食指螺纹面或桡侧缘相对用力,夹持住治疗部位,做对称性快速搓揉的动作,如捻线状(图5-34)。

【动作要领】

1. 捻动频率快,移动宜缓慢。

2. 动作应具有连贯性。

【适用部位】

适用于指、趾和耳部。

【功效及应用】

捻法有疏通皮部、理筋通络的作用。临床用于治疗指间关节扭挫伤、类风湿关节炎、腱鞘炎等病症。

【注意事项】

施用捻法时动作流畅,一气呵成,不能呆滞、僵硬。

十六、拍法

用虚掌拍打体表,称为拍法。拍法可单手操作,亦可双手同时操作。

【操作】

五指自然并拢,掌指关节微屈,使掌心空虚,指端在同一水平面,腕关节放松,以前臂带动腕关节自由屈伸,指先落,腕后落;腕先抬,指后抬,用虚掌拍打体表。用双掌拍打时,宜交替操作(图5-35)。

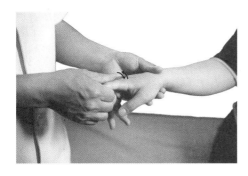 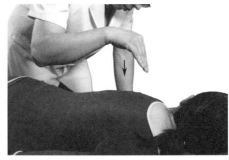

图 5-34 捻法   图 5-35 拍法

【动作要领】

1. 以虚掌拍打施术部位,腕关节要放松,且肘关节也要自由屈伸。

2. 动作要平稳着实,使整个掌、指周边同时接触体表,声音清脆而无疼痛。

3. 拍击力量不可偏移,否则易抽击皮肤,使患者产生疼痛。

【适用部位】

适用于肩背部、脊柱及双下肢后侧。

【功效及应用】

拍法具有疏通经络、宣通气血、振奋阳气的作用,临床用于颈椎病、肩周炎、腰椎间盘突出症、月经不调、痛经等病症。

【注意事项】

1. 直接拍打皮肤时,以皮肤轻度充血发红为度。

2. 对严重的骨质疏松症、骨结核、骨肿瘤、冠心病等，禁止使用拍法。

十七、击法

以掌根、小鱼际、指端、拳背或桑枝棒等器具击打治疗部位，称为击法。包括掌根击法、侧击法、指端击法、拳击法和棒击法等。

【操作】

1. 掌根击法　手指微屈，腕略背伸，以掌根着力，对体表进行有弹性、有节律地击打（图5-36）。

2. 侧击法　五指并拢并自然伸直，腕关节伸直，以手掌的尺侧（包括第5指和小鱼际）着力，双手交替有弹性、有节律地击打体表。也可两手相合，同时击打治疗部位（图5-37）。

3. 指端击法　双五指屈曲，以指端着力，有弹性、有节律地击打患者头部（图5-38）。

4. 拳击法　以拳心、拳背、拳底有弹性地击打患者的体表（图5-39）。

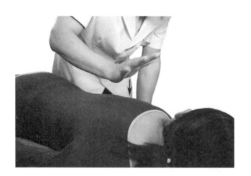

图5-36　掌根击法

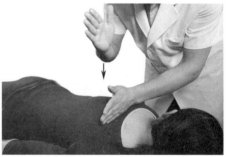

图5-37　侧击法

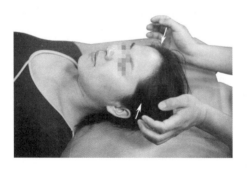

图5-38　指端击法

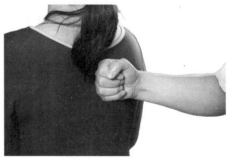

图5-39　拳击法（拳背）

5. 棒击法　医生手握桑枝棒的手柄，有弹性、有节律地击打治疗部位（图5-40）。

【动作要领】

1. 腕关节应放松，以肘关节的屈伸带动手部进行击打动作。

2. 一击即起。即操作应有弹性，触及治疗部位后旋即弹起，不可停顿拖拉。

3. 操作时应有一定节律,使患者感到轻松舒适。

4. 击打的力量要适中,应因人、因病、因部位而异。

5. 做指端击法时,若两手交替击打,应击打在相近的部位,并缓慢移动。

【适用部位】

掌根击法适用于背腰部、臀部等处;侧击法适用于颈肩部、腰背及下肢后侧;指端击法适用于头部;拳击法适用于大椎、腰骶部;棒击法适用于腰背部及下肢后侧和小腿外侧部。

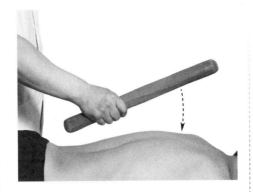

图 5-40 棒击法

【功效及应用】

击法具有舒筋通络、行气活血、开窍醒脑、解痉止痛等作用。临床治疗颈腰椎疾患引起的肢体酸痛麻木、风湿痹痛、疲劳酸痛等病症。

【注意事项】

1. 击打时应避开骨骼关节突起处。

2. 注意保护皮肤,避免暴力击打。

3. 棒击时不可棒尖着力。

十八、抖法

用双手或单手握住患肢远端,做连续抖动,称为抖法。可分为上肢抖法、下肢抖法和腰部抖法。

【操作】

1. 上肢抖法　以右上肢为例。患者取坐位或站立位,肩臂部放松。医生站立其前外侧,身体略前倾。用双手或单手握住患者右前臂的远端,将其上肢慢慢向前外上方抬起60°左右,而后腕部稍用力,做连续、小幅度的上下抖动,并使抖动波似波浪般传至肩部。频率为250次/min左右(图5-41)。

2. 下肢抖法　以右侧下肢为例。患者俯卧位,右下肢放松。医生站其足端,用单手或双手握住患者的右踝部,将右下肢抬起,离开床面约30cm,然后在拔伸状态下,

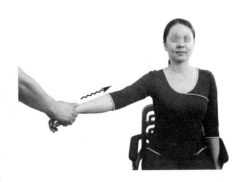

图 5-41 上肢抖法

腰部带动上肢施力,做连续、小幅度的上下抖动,使髋部和下肢有舒松感。频率为100次/min左右(图5-42)。

3. 腰部抖法　患者取俯卧位,一助手固定患者腋下或患者自行牵住床头。医生双手托住患者双踝关节,两臂伸直,身体后仰。相对牵引患者的腰部,待患者腰部放

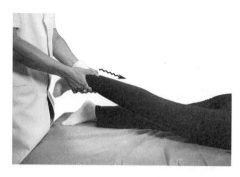

图 5-42 下肢抖法

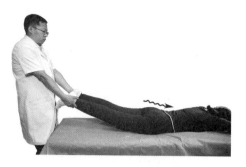

图 5-43 腰部抖法

松后,医生身体先向前倾,然后再后仰,腰部用力,上下抖动,使患者腰部抖动的幅度达到最大。重复 2~3 次(图 5-43)。

【动作要领】

1. 被抖动的肢体要自然伸直并放松。

2. 所产生的抖动波应从肢体的远端传向近端。

3. 抖上肢和抖下肢时,抖动的幅度要小,频率要快。腰抖法应使抖动传至腰骶部。

4. 抖动过程中,要始终保持牵引的力量。

【适用部位】

适用于四肢部及腰部。

【功效及应用】

抖法具有疏经通络、滑利关节、松解粘连等作用。临床治疗肩周炎、颈椎病、髋部伤筋、腰椎间盘突出症等病症,通常为上、下肢治疗的结束手法。

【注意事项】

1. 习惯性关节脱位及严重椎管狭窄患者禁用。

2. 年老体弱的患者抖上肢法时可仰卧位进行操作。

3. 腰部抖法操作时,患者下肢与床面的角度不宜过大。

十九、振法

以掌或指在体表治疗部位静止性用力,产生小幅快速振动的手法,称为振法。分为掌振法与指振法。

【操作】

1. 掌振法　以全掌置于治疗部位,通过前臂和手掌肌肉强力地静止性用力,产生小幅快速的振动(图 5-44)。

2. 指振法　以食指、中指指端置于穴位,通过前臂肌肉强力的静止性用力,产生小幅快速的振动(图 5-45)。

【动作要领】

1. 以指、掌部自然压力为度,靠肌肉静止性用力,即前臂和手部肌肉绷紧用力。

2. 着力部位应紧贴皮肤,频率要快。

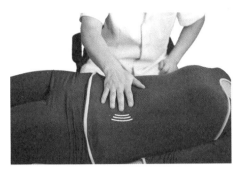

图 5-44 掌振法

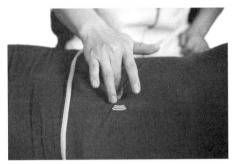

图 5-45 指振法

【适用部位】

掌振法适于头顶部、腹部、背部等部位;指振法适于全身腧穴。

【功效及应用】

振法有镇静安神、健脾和胃、宽胸理气、调经活血等作用。临床治疗头痛失眠、脘腹疼痛、咳嗽气喘、月经不调等病症。

【注意事项】

1. 应用本法时,医生的手不应离开治疗部位。

2. 不能主动发力,不要摆动或颤动。

3. 振法易使医生感到疲劳,应注意自身保护。

二十、摇法

使关节做被动的环转运动,称为摇法。分为颈项部、腰部、肩部、前臂部、腕部、髋部、膝部和踝部等摇法。

【操作】

1. 颈部摇法 以枕颌摇法为例。患者取坐位,颈部放松。医生站立于患者的侧后方,一手托患者的后枕部,另一手托患者下颌,伸直颈椎,做缓慢的环旋摇动,并使颈项部摇动的范围逐渐加大(图 5-46)。

2. 肩部摇法 以托肘摇肩为例(右肩关节)。患者取坐位,肩部放松,右侧肘关节屈曲。医生位于其侧后方,左手扶住其肩关节上部以固定,右手托起肘部,使其前臂放松搭于医生的前臂上,然后手臂协同用力,缓慢地摇动患者的肩关节,并使其摇动的范围逐渐加大(图 5-47)。

3. 腕部摇法 医生一手握住患肢前臂下段,另一手五指与患者的五指交叉扣住,环旋摇动腕关节(图 5-48)。

4. 肘部摇法 医生一手托住患者的肘关节,拇指按于肱骨外上髁处,另一手握住患者的腕部,旋前或旋后摇动患者的前臂(图 5-49)。

5. 腰部摇法 以卧位屈髋屈膝摇法为例。患者取仰卧位,双腿自然伸直并拢,屈膝屈髋,医生一手前臂按患者膝关节下方,另一手握住足踝部,双手协同用力,带动腰部做顺时针或逆时针方向的环转运动(图 5-50)。

6. 髋部摇法 患者取仰卧位,两下肢伸直。医生站立于患侧,一手扶患侧膝部,

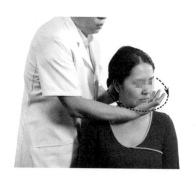

图 5-46　颈部摇法

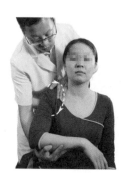

图 5-47　肩部摇法

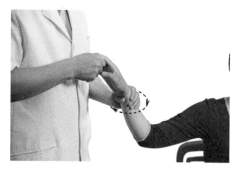

图 5-48　腕部摇法

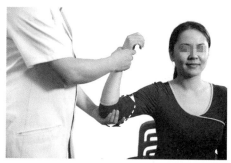

图 5-49　肘部摇法

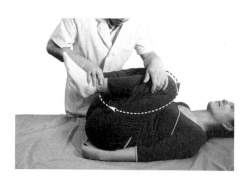

图 5-50　腰部摇法

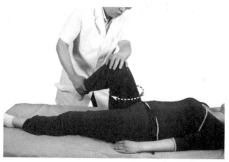

图 5-51　髋部摇法

另一手扶踝。先使膝关节屈曲,同时使患侧髋关节外展、外旋至最大限度,再使髋、膝关节极度屈曲。再让髋关节极度内收、内旋,最后伸直患侧下肢(图 5-51)。

　　7. 膝部摇法　患者取仰卧位,医生站立于其患侧,一手扶膝,另一手托踝,环旋摇动膝关节(图 5-52)。

　　8. 踝部摇法　患者仰卧位,下肢自然伸直。医生位于其足端,用一手握住患者足跟,另一手握住其足背,在略拔伸踝关节的同时,做踝关节的环转摇动,并使其摇动的范围逐渐加大(图 5-53)。

　　【动作要领】

　　1. 速度宜慢不宜快。

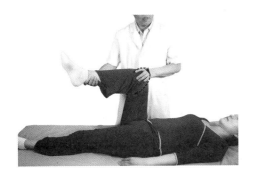
图 5-52 膝部摇法

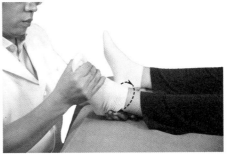
图 5-53 踝部摇法

2. 摇动幅度应从小到大。

3. 操作时有持续向上的牵引力。

【适用部位】

适用于关节部位,如颈、肩、肘、腕、腰、髋、膝、踝等关节。

【功效及应用】

本法可解痉止痛,滑利关节,增加关节活动范围。临床用于治疗颈椎病、落枕、肩周炎、肩关节粘连、急性腰肌损伤、腰椎间盘突出症等病症。

【注意事项】

1. 不明原因眩晕患者慎用。

2. 严重骨质增生、椎管狭窄患者慎用。

3. 禁止超越生理活动范围。

4. 颈椎摇动时应嘱患者睁开两眼以免头晕。

二十一、扳法

以"巧力寸劲"扳动关节使其做被动的旋转或屈伸、收展等活动称为扳法。多数情况下为短暂的、快速的运动。

【操作】

(一) 脊柱扳法

1. 颈椎斜扳法　患者坐位,颈项部放松,头部微屈。医生站立于患者侧后方,一手掌托患者下颌,另一手掌面置于患者后枕部,两手协同,先使患者头向一侧旋转至有阻力感时,然后用"寸劲"做一突然、可控的小幅度扳动,有时可听到"喀"的声音,但不可强求此声响(图 5-54)。

2. 胸椎对抗复位法　患者取坐位,两手指交叉扣住,置于枕后部。医生站于患者身后,双手分别从患者腋下伸出,经其上臂之前,从后方握住其前臂下段,然后医生单足站立,用一侧膝部顶压住病变胸椎棘突下缘。嘱患者身体略向前倾,双手、双臂与膝部同时协调用力,使患者躯干被动后伸至弹性限制位,在患者呼气末双手向后上方做突发短促的扳动(图 5-55)。

3. 腰椎斜扳法　患者健侧卧位,健侧下肢在下,自然伸直,患侧下肢在上,屈膝屈髋。医生站于其面前,以一手按患者肩前部向后推,同时另一手肘部半屈,以前臂上

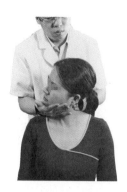

图 5-54　颈椎斜扳法

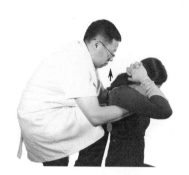

图 5-55　胸椎对抗复位法

段抵住臀部向前扳,把腰椎旋转至有阻力感后,做一突然的、可控的、小幅度的扳动,扩大扭转幅度 3°~5°(图 5-56)。

临床上除上述扳法外,颈椎旋转定位扳法、胸椎旋转定位扳法、扩胸牵引扳法、腰椎定位斜扳法、坐位腰椎旋转定位扳法、腰椎后伸扳法、直腰旋转扳法等手法也较常用。

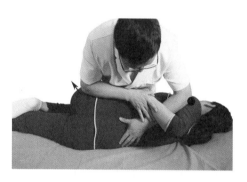

图 5-56　腰椎斜扳法

【动作要领】

1. 定位要准,动作要稳,疾发疾收。

2. 首先要使关节周围肌肉放松,然后将关节极度地伸展或屈曲、旋转至最大角度,再实施扳法。

3. 掌握好发力时机。取得患者信任,一般在患者吸气末结束时发力。

【适用部位】

颈椎、胸椎及腰椎等。

【功效与应用】

脊柱扳法具有松解粘连、整复错缝、滑利关节的功效。临床用于颈椎、胸椎、腰椎的骨错缝及关节紊乱症。

【注意事项】

1. 操作前必须熟悉生理解剖及关节活动范围、方向等。

2. 操作时用力要稳,不可长时间严重超越关节活动范围。

3. 严格掌握适应证,对于诊断不明或未经严格检查的患者禁用扳法。

(二) 四肢扳法

【操作】

1. 肩关节扳法　根据肩关节活动受限方向,可有前屈上举扳法、外展上举扳法、外展扳法、内收扳法和后伸扳法。

(1) 肩关节外展扳法:患者取坐位,患侧手臂外展约 45°。医生半蹲于患肩外侧方,将患侧的肘及前臂置于医生一侧手臂上,两手置于患肩的前后两侧,医生缓缓立起,并使患肩逐渐外展,至有阻力时,略停片刻,双手与身体及肩部协同施力,以"巧力寸劲"做一肩关节外展位增大幅度的扳动(图 5-57)。

(2) 肩关节内收扳法:患者取坐位,患肢屈肘置于胸前,手搭扶于对侧肩部。医生站于其后侧,紧靠其背部,稳住其身体,一手按住患侧肩部以固定;另一手托住患肢的肘部做肩关节内收至有阻力时,以"巧力"做一增大幅度的肩关节内收扳动(图 5-58)。

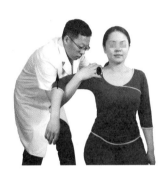

图 5-57 肩关节外展扳法

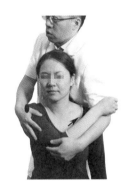

图 5-58 肩关节内收扳法

(3) 肩关节外展上举扳法:患者取坐位,两臂自然放松。医生站于患者侧前方或侧后方,用上臂托起患者上肢,同时用一手掌按住患者肩部,另一手置于其上,使肩关节外展,待肩关节外展上举到一定限度时,手掌、前臂同时协同用力,向上扳动肩部(图 5-59)。

(4) 肩关节前屈上举扳法:患者取坐位,上肢伸直。医生一手按住患肩,另一手握住患肢的腕部,缓缓上提(做前屈上举)至最大限度时,两手同时用力扳动肩部(此法也可仰卧位进行)(图 5-60)。

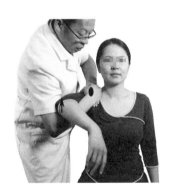

图 5-59 肩关节外展上举扳法

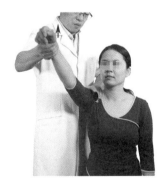

图 5-60 肩关节前屈上举扳法

(5) 肩关节旋内扳法:患者取坐位,患肢的手及前臂置于腰后。医生立于其侧后方,以一手扶按患肩以固定,另一手握住腕部将前臂沿腰背部缓缓上抬,以使肩关节逐渐内旋、内收,至有阻力时,以"巧力寸劲"做一快速、有控制的上抬前臂动作,以使肩关节旋转至极限,重复 3~5 次(图 5-61)。

2. 肘关节扳法 患者取坐位或仰卧位,上肢放松。医生以一手托握其肘部,另一手握住前臂远端,先使肘关节做缓慢的屈伸活动,当遇到明显阻力时,做一个短促、有控制的扳动(图 5-62)。

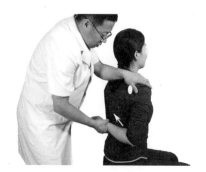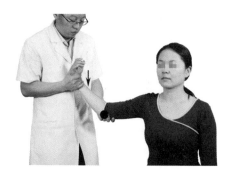

图 5-61 肩关节旋内扳法   图 5-62 肘关节扳法

3. 腕关节扳法 一般有屈腕扳法、伸腕扳法和腕侧屈扳法 3 种。

(1) 屈腕扳法:医生与患者相对而坐,一手握住前臂下端以固定,另一手握住指掌部,先反复做腕关节的屈伸活动,然后将腕关节置于屈曲位加压,至有阻力时以"寸劲"做一突发、稍增大幅度的屈腕动作,反复数次(图 5-63A)。

(2) 伸腕扳法:医生与患者相对而坐,医生双手拇指置于患者腕背部,其余四指置于腕掌部。双拇指与其他手指协调相反用力,先将腕关节置于背伸位,不断加压,至有阻力时,以"寸劲"做一突发、稍增大幅度的推动,反复数次(图 5-63B)。

(3) 侧屈扳法:医生与患者相对而坐,一手握住患者前臂的下端,另一手握住其手掌部,先将腕关节拔伸,然后以"寸劲"在拔伸的基础上做腕关节的左右侧屈扳动(图 5-63C)。

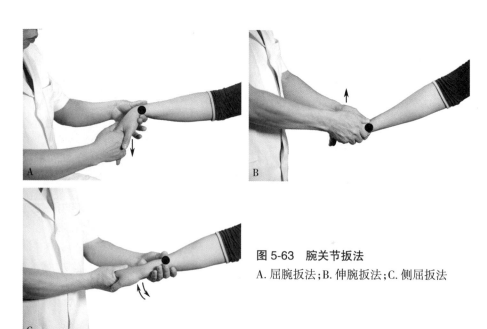

图 5-63 腕关节扳法
A. 屈腕扳法;B. 伸腕扳法;C. 侧屈扳法

4. 踝关节扳法 主要有跖屈扳法和背伸扳法。

(1) 跖屈扳法:患者仰卧,两下肢伸直。医生面向其足底而坐,以一手托住足跟部,另一手握住脚背部,两手协调用力,在踝关节跖屈至有明显阻力时,以"寸劲"做一突发、稍增大幅度的跖屈扳动(图 5-64A)。

(2) 背伸扳法:患者仰卧,两下肢伸直。医生面向其足底而坐,以一手托住足跟部,另一手握住脚掌部,两手协调用力,在踝关节背伸至有明显阻力时,以"寸劲"做一突发、稍增大幅度的背伸扳动(图 5-64B)。

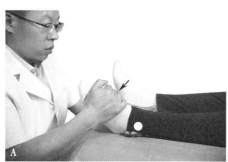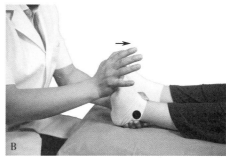

图 5-64 踝关节扳法
A. 跖屈扳法;B. 背伸扳法

【动作要领】

1. 操作前必须熟悉活动受限程度,并掌握生理解剖及关节活动范围、方向等。

2. 四肢的扳法通常没有关节弹响声。

【适用部位】

适用于肩关节、肘关节、腕关节和踝关节。

【功效与应用】

本法具有滑利关节、松解粘连、整复错位之效。常用于治疗肩关节周围炎、肩关节外伤后遗症、腕部伤筋、腕骨错缝、陈旧性踝关节扭伤、踝关节骨折后遗症、中风后遗症等病症。

【注意事项】

1. 切忌暴力、蛮力,以免引起肌肉、韧带等软组织损伤和骨折等医源性损伤。

2. 严重骨质疏松者慎用扳法。对于骨关节结核、骨肿瘤者禁用扳法。

3. 病程日久、关节活动受限日久者,不求一次复位,以免加重病情。

二十二、拔伸法

固定关节或肢体的一端,牵拉另一端的手法,称为拔伸法。包括脊柱和四肢关节的拔伸方法。

【操作】

1. 颈椎拔伸法

(1) 掌托拔伸法:患者取坐位,头部呈中立位或稍前倾位。医生站于患者侧方,一手掌心向上托住患者下颏部,用另一手托住枕部,两手上托颈部,拔伸颈椎 1~2 分钟(图 5-65A)。

(2) 肘托拔伸法:患者取坐位,头呈中立位或稍前倾位。医生站于患者侧方,肘关节屈曲并托住患者的下颏部,另一手托住患者枕部,手肘协同向上牵引,拔伸颈椎 1~2 分钟(图 5-65B)。

(3) 仰卧位拔伸法:患者取仰卧位,头部呈中立位或稍前倾位。医生坐于其头侧,以一手托其枕部,另一手托其下颏部,然后医生上身缓缓后倾,两手同时缓慢用力,使颈椎向头端持续牵拉 1~2 分钟(图 5-65C)。

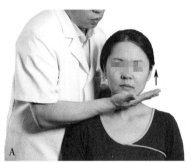
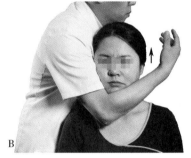
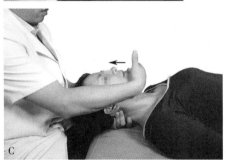

图 5-65　颈椎拔伸法
A. 掌托拔伸法;B. 肘托拔伸法;C. 仰卧位拔伸法

2. 腰椎拔伸法　患者取俯卧位,自行抓住床头固定(或医生助手协助)。医生站于其足后,两臂伸直,双手分别握住患者两踝部,然后医生身体后倾,下肢向远端牵拉,使腰部持续牵拉 1~2 分钟(图 5-66)。

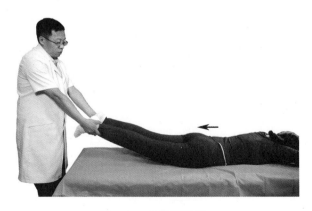

图 5-66　腰椎拔伸法

3. 肩部拔伸法

（1）肩上举拔伸法：患者取坐位。医生立于患者患臂侧后方，双手握住其前臂，逐渐向上拔伸患肢。拔伸过程中，也可瞬间加大拔伸的力量（图5-67A）。

（2）肩外展对抗拔伸法：患者坐位，肩关节外展至最大限度，医生立于患侧，双手分别握住其腕部或前臂上段，于肩关节外展时逐渐用力牵拉，同时嘱其身体向健侧倾斜或由助手协助固定其身体上半部，以牵拉之力相对抗并持续拔伸1~2分钟（图5-67B）。

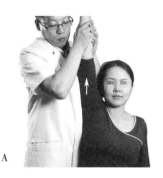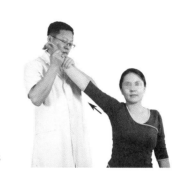

图5-67　肩关节拔伸法

A.肩上举拔伸法；B.肩外展对抗拔伸法

4. 腕关节拔伸法　患者取坐位。医生站于其患侧，以一手握住其前臂中段，另一手握其手掌部，两手对抗施力进行拔伸（图5-68）。

5. 指间关节拔伸法　医生一手握住患者腕部或手掌，另一手捏住患处关节远端，两手同时向相反方向用力，拔伸相应关节（图5-69）。

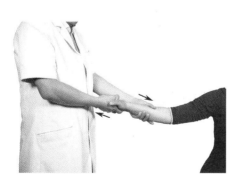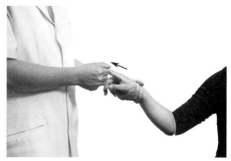

图5-68　腕关节拔伸法　　　图5-69　指间关节拔伸法

6. 膝关节拔伸法　患者取仰卧位。医生一手托住患侧腘窝处，另一手握患肢踝部。先使患侧膝关节屈曲，然后迅速伸直并拔伸膝关节，如此反复进行数次（图5-70）。

7. 踝关节拔伸法　患者取仰卧位，医生用一手托住足跟，另一手握住脚掌侧面，两手同时用力，逐渐牵拉（图5-71）。

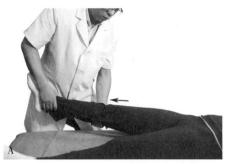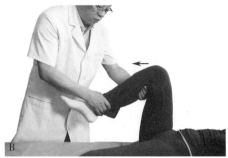

图 5-70 膝关节拔伸法

【动作要领】

1. 拔伸动作要稳而缓,用力要均匀而持续。

2. 根据治疗部位的不同,控制好拔伸的方向。

3. 拔伸力量宜由小到大,并持续牵引。

4. 拔伸肩关节和膝关节时速度要稍快。

【适用部位】

适用于颈椎、腰椎以及四肢关节。

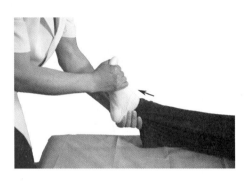

图 5-71 踝关节拔伸法

【功效与应用】

拔伸法具有舒筋解痉、整复错位作用。临床用于椎骨错缝、关节僵硬疼痛、屈伸转侧不利、陈旧性踝关节扭伤、急性腰扭伤及腰椎小关节紊乱、腰椎间盘突出症、腕关节扭伤以及肌肉痉挛性疼痛等。常与扳法、拿法、按揉法等结合使用。

【注意事项】

1. 不可用突发性的暴力拔伸,以免造成医源性损伤。

2. 颈椎拔伸时注意保持呼吸和血流通畅。

3. 腰部拔伸时下肢与床面的角度不宜过大。

第三节　小儿推拿手法

因小儿生长发育特点,其推拿手法与成人推拿手法差异较大,即使同名手法,其操作过程也与成人有所区别。小儿推拿常用手法包括两大类,即基本手法和复式操作法。

一、推法

以拇指或食、中两指的螺纹面着力,附着在患儿体表一定的穴位或部位上,做单方向的直线或环旋移动,称为推法。可分为直推法、分推法、旋推法和合推法 4 种。

【操作】

1. 直推法　以拇指桡侧面或螺纹面,或食指、中指螺纹面在穴位上做直线单方向推动。频率以 160~200 次 /min 为宜(图 5-72)。

2. 分推法　以双手拇指桡侧面或螺纹面,或食指、中指螺纹面自穴位中间向两旁做分向推动或做"八"字形推动。一般连续分推 30~50 次为宜(图 5-73)。

3. 旋推法　以拇指螺纹面在穴位上做顺时针或逆时针单方向旋转推动。频率以 160~200 次 /min 为宜(图 5-74)。

4. 合推法　合推法是与分推法相对而言,是用拇指螺纹面自穴位两旁向中间做相对方向的直线推动。一般可连续合推 30~50 次(图 5-75)。

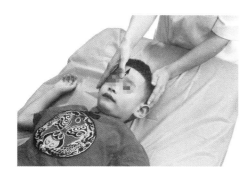

图 5-72　直推法

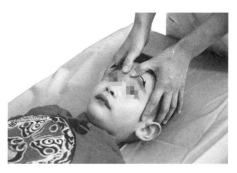

图 5-73　分推法

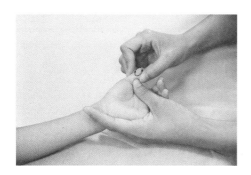

图 5-74　旋推法

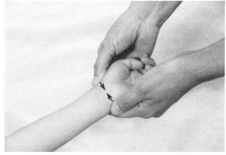

图 5-75　合推法

【动作要领】

1. 压力适中,做到轻而不浮,重而不滞,以推后皮肤不发红为佳。

2. 操作时动作轻快,有节律,必要时辅以小儿推拿介质。

【适用部位】

直推法常适用于小儿推拿特定穴中的线状穴位和五经穴,多用于上肢部、脊柱部;旋推法常用于手部五经穴;分推法常用于头面部、胸腹部、腕掌部及肩胛部等;合推法常用于腕掌大横纹。

【功效与应用】

具有调阴阳、和脏腑、理脾胃、舒筋通络等作用。用于三关、大肠、脾经、肺经等线状和面状穴位。具体作用与腧穴、推动方向及补泻手法有关。

【注意事项】

1. 做单方向直线推动时,不可歪斜。

2. 根据辨证结果确定手法方向、轻重、快慢等。

二、揉法

以手指的螺纹面、指端、手掌大鱼际、掌根等部位着力,吸定于一定的施术部位或穴位上,做轻柔缓和的旋转揉动,称为揉法。可分为指揉法、鱼际揉法、掌根揉法 3 种。

【操作】

1. 指揉法   以拇指或中指的螺纹面或指端,或食指、中指、无名指指面着力于体表,做轻柔缓和的顺时针或逆时针方向的旋转揉动。可分为拇指揉法、中指揉法,以及用食指、中指操作的双指揉法和用食指、中指、无名指操作的三指揉法(图 5-76)。

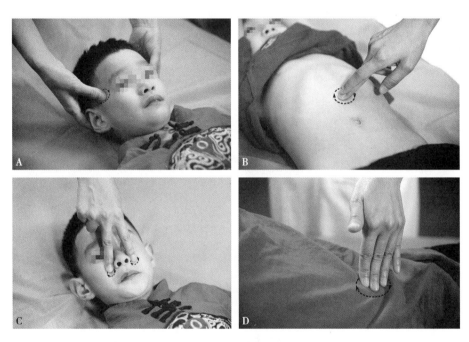

图 5-76 指揉法
A. 拇指揉;B. 中指揉;C. 食中指揉;D. 三指揉

2. 鱼际揉法   以大鱼际着力于施术部位上,做轻柔缓和的顺时针或逆时针方向的旋转揉动(图 5-77)。

3. 掌根揉法   以掌根着力于施术部位上,做轻柔缓和的顺时针或逆时针方向的旋转揉动(图 5-78)。

【动作要领】

同成人推拿手法中的揉法,但动作宜轻柔,频率较快,约 200 次 /min。

【适用部位】

指揉法适用于全身各部位或穴位;鱼际揉法适用于头面部、胸腹部、胁肋部、四肢

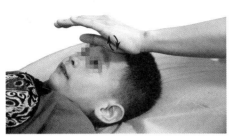

图 5-77 鱼际揉法

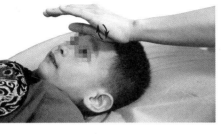

图 5-78 掌根揉法

部;掌根揉法适用于腰背部、腹部及四肢部。

【功效与应用】

本法能调和气血、消肿止痛、祛风散热、理气消积。根据不同部位和穴位,结合方向、频率,可补可泻。

【注意事项】

1. 压力适中。

2. 避免与患儿体表产生摩擦。

三、按法

以拇指或掌根垂直作用于患儿体表或穴位,逐渐用力下压,到达一定层次后停留片刻,再逐渐放松的手法,称为按法。可分为指按法和掌按法两种。

【操作】

1. 指按法 一般分为拇指按法和中指按法。

(1) 拇指按法:拇指伸直,其余四指自然屈曲,用拇指螺纹面或指端着力,吸定在施术部位上,垂直用力,向下按压,持续一定时间,然后放松,再逐渐用力向下按压,反复操作(图 5-79A)。

(2) 中指按法:用中指螺纹面或指端着力,吸定在施术部位上,垂直用力,向下按压,持续一定时间,然后放松,再逐渐用力向下按压,反复操作(图 5-79B)。

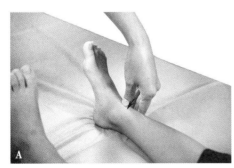

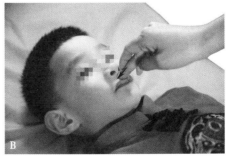

图 5-79 按法

A. 拇指按法;B. 中指按法

2. 掌按法　以掌面或掌根着力,吸定在施术部位上,垂直用力,向下按压,持续一定时间,然后放松,再逐渐用力向下按压,反复操作(图5-80)。

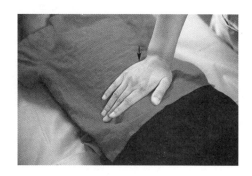

图 5-80　掌按法

【动作要领】

1. 操作时着力部分要紧贴施术部位或穴位,不能移动。

2. 按压的方向要垂直向下用力。

3. 按压的力量要由轻到重,停留片刻后,再由重到轻,操作平稳而持续。

【适用部位】

指按法适用于全身各部的经络和穴位;掌按法适用于面积大而又较为平坦的部位,如胸腹部、腰背部等。

【功效与应用】

本法具有通经活络、温经散寒、温中止痛等功效,常用于虚、寒、瘀性病症。

【注意事项】

1. 切忌突发暴力。

2. 结束时,不宜突然撤力。

四、摩法

以食指、中指、无名指、小指四指指面或掌面着力,附着于患儿体表一定的部位或穴位,环旋而有节律地轻抚摩动,称为摩法。可分为指摩法与掌摩法。

【操作】

1. 指摩法　食指、中指、无名指、小指四指并拢,掌指关节自然伸直,腕部微悬屈,以四指指面着力,附着在施术部位上,做顺时针或逆时针方向的环旋而有节律的轻抚摩动(图5-81)。

2. 掌摩法　指掌自然伸直,腕关节微背伸,用掌面着力,附着在施术部位上,以前臂连腕关节及着力部分做顺时针或逆时针方向的环旋而有节律的轻抚摩动(图5-82)。

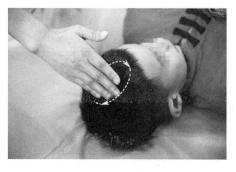

图 5-81　指摩法

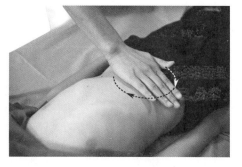

图 5-82　掌摩法

【动作要领】

1. 用力轻柔、均匀,动作和缓协调,不带动皮下组织,即"皮动肉不动"。

2. 一般指摩稍轻快,频率为 120~160 次 /min,而掌摩稍重缓。

【适用部位】

指摩法和掌摩法主要适用于头面部及胸腹部等面状穴位。

【功效与应用】

小儿推拿摩法具有消积导滞、温中健脾、安神镇惊、升举阳气功效。临床多用于消化系统及精神情志疾病。

【注意事项】

同成人推拿手法中的摩法。

五、掐法

以拇指指甲重刺穴位,称为掐法。又称"切法""爪法"。

【操作】

医生手握空拳,拇指伸直,指腹紧贴在食指中节桡侧缘,以拇指指甲着力,吸定在施术穴上,逐渐用力进行切掐(图 5-83)。

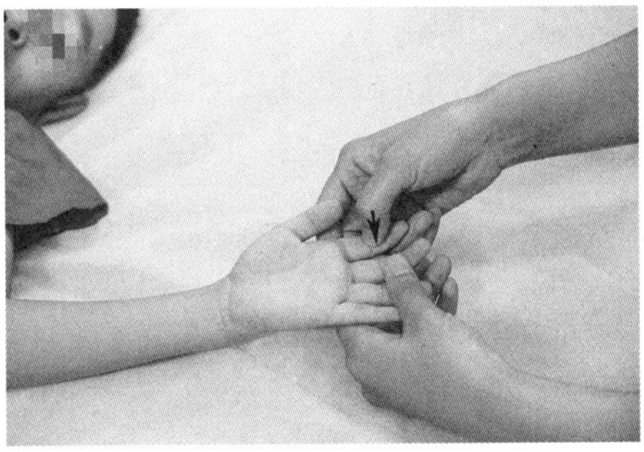

【动作要领】

1. 取穴要准。

2. 垂直体表,可持续或间歇性用力以增强刺激。

【适用部位】

适用于头面部、手足部点状穴位。

图 5-83 掐法

【功效与应用】

本法具有发汗退热、定惊醒神功效,临床常用于小儿高热惊风。

【注意事项】

1. 掐法是强刺激手法之一,不宜反复长时间应用。

2. 掐后常继用揉法,以缓和刺激,减轻局部的疼痛或不适感。

六、捏脊法

以单手或双手的拇指与其余手指做对称性着力,夹持住患儿脊柱两旁的肌肤,相对用力挤压,并一紧一松逐渐移动,称为捏脊法。可分为三指捏脊法和二指捏脊法。

【操作】

1. 三指捏脊法　用拇指桡侧缘顶住皮肤,食、中指前按,三指同时用力提拿皮肤,双手交替捻动向前(图 5-84A)。

2. 二指捏脊法　用食指桡侧顶住皮肤,拇指前按,两指同时用力提拿皮肤,双手交替捻向前(图 5-84B)。

【动作要领】

1. 操作时肩、肘关节要放松,腕指关节的活动要灵活、协调。

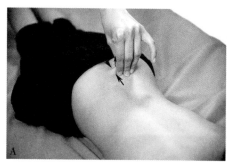
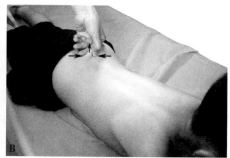

图 5-84　捏脊法

A. 三指捏脊法；B. 二指捏脊法

2. 操作时,可捏三下提拿一下,称之为"捏三提一法"。

3. 操作时间的长短和手法强度的轻重,以及挤捏面积的大小要适中,用力要均匀。

【适用部位】

主要用于背脊"线"状部位。

【功效与应用】

本法具有调和阴阳、健脾和胃、疏通经络、行气活血的作用。临床常用于治疗小儿积滞、疳积、厌食、腹泻、呕吐等病症。

【注意事项】

1. 捏拿肌肤宜适量,过多则动作呆滞不易向前推进;过少则易滑脱。

2. 用力要均匀,用力过重易导致疼痛,过轻又不易得气。

3. 捻动向前时,需直线前进,不可歪斜。

七、运法

以拇指或中指的螺纹面在一定穴位上做环形或弧形推动,称为运法。

【操作】

以一手托握住患儿手臂,使被操作的部位或穴位平坦向上,另一手以拇指或中指的螺纹面着力,轻轻附着于治疗部位或穴位,做由此穴向彼穴的弧形运动,或在穴周做周而复始的环形运动。频率约为 80~120 次 /min(图 5-85)。

【动作要领】

1. 本法宜轻不宜重,宜缓不宜急。

2. 着力部分要轻贴体表,不带动深层肌肉组织。

【适用部位】

常用于"点"状穴、"面"状穴和"线"状穴的小儿推拿特定穴操作。

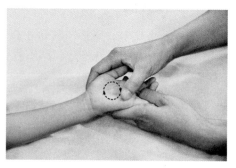

图 5-85　运法

【功效与应用】

本法具有行气活血、安神镇惊、通调阴阳、宽胸理气、行滞消食的功效。临床常用于消化系统疾病及情志疾病。可根据不同病情,选择适宜的方向、频率和补泻效果。

【注意事项】

运法的方向常与补泻有关,操作时应视病情需要而选用。

八、捣法

以中指指端或食指、中指屈曲的指间关节,做有节奏的叩击穴位的方法,称为捣法。

【操作】

医生沉肩、垂肘,以腕关节的屈伸带动中指指端或食指、中指屈曲的近侧指间关节,有节奏地叩击穴位。频率约为 60 次 /min(图 5-86)。

【动作要领】

1. 操作时指间关节要自然放松,以腕关节屈伸带动着力部分叩击穴位。

2. 捣击时位置要准确,接触时间短,用力要有弹性。

【适用部位】

本法常用于"点"状穴。

【功效与应用】

本法具有安神定志、化痰镇惊、疏通经络的作用。临床可用于惊风眼翻、斜视等病症。

九、打马过天河

以食、中两指螺纹面沿患儿前臂内侧面进行弹打操作,称为打马过天河。为小儿推拿复式操作法之一,又称打马过河。

【操作】

患儿坐位或仰卧位。分为两步操作,先用拇指或中指螺纹面运内劳宫穴 100 次;然后再用食、中两指螺纹面蘸凉水,由总筋穴起,循天河水穴向上弹打至洪池(曲泽穴),边弹打边口中徐徐吹凉气。一般弹打 10~20 遍(图 5-87)。

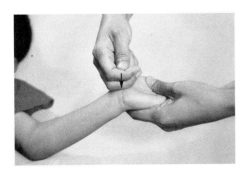

图 5-86 捣法

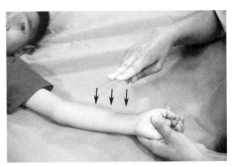

图 5-87 打马过天河

【动作要领】

1. 运时用力宜轻不宜重,频率宜缓不宜急。

2. 弹打时连续、轻快、富有弹性。

【适用部位】

前臂内侧面。

【功效与应用】

本法具有清热、通经络、行气血的作用。临床用于治疗一切实热证。

十、黄蜂入洞

以食、中两指指端在患儿两鼻孔下缘揉动,称为黄蜂入洞。为小儿推拿复式操作法之一。

【操作】

患儿坐位或仰卧位。医生一手轻扶患儿头部,使患儿头部相对固定,另一手食、中两指指端紧贴患儿两鼻孔下缘处,或放于两侧迎香穴处,以腕关节为主动,带动着力部分做反复揉动 50~100 次(图 5-88)。

【功效与应用】

本法具有发汗解表、宣肺通窍的作用。临床用于治疗外感风寒、鼻塞流涕、呼吸不畅、急慢性鼻炎等病症。

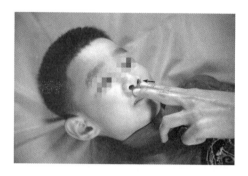

图 5-88　黄蜂入洞

【注意事项】

食、中两指仅贴于患儿两鼻孔下缘,不要伸入鼻孔。

十一、开璇玑

先从璇玑穴处,沿胸肋自上而下向左右两旁分推,再从鸠尾穴向下直推至脐部,然后由脐部向左右推摩,最后由脐中推至小腹的操作,称为开璇玑。为小儿推拿复式操作法之一。

【操作】

本法操作分为 4 步:

1. 分推璇玑、膻中,用两拇指螺纹面从璇玑穴处,沿胸肋自上而下向左右两旁分推 50 次(图 5-89A)。

2. 推中脘,用一手拇指螺纹面从鸠尾穴向下直推至脐部 50 次(图 5-89B)。

3. 推摩神阙,由脐部向左右推摩 100 次(图 5-89C)。

4. 直推小腹部,用一手拇指螺纹面从脐中向下直推至小腹 50 次(图 5-89D)。

【动作要领】

1. 分推璇玑、膻中时要推在肋间隙。

2. 手法要持续均匀,一气呵成。

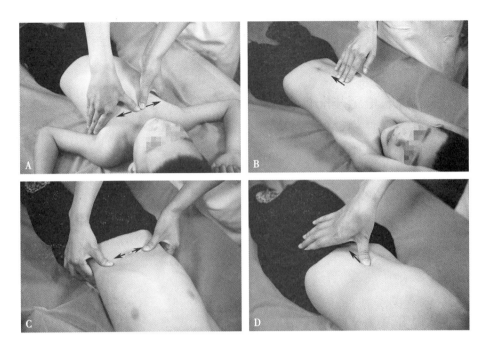

图 5-89　开璇玑
A. 分推璇玑、膻中；B. 推中脘；C. 推摩神阙；D. 直推小腹部

【功效与应用】

本法具有开通上焦、宣通中焦、消食化痰的作用。临床用于治疗胸闷气促、气息喘急、咳痰不畅、食积腹痛、积滞胀满、呕吐腹泻及发热不退等实热证。

【注意事项】

1. 注意室内保暖，避免感受风寒。

2. 医生双手搓热后方可操作。

十二、按弦走搓摩

因手掌贴紧皮肤如按弦之状而得名。又称"按弦搓摩"，为小儿推拿复式操作法之一。

【操作】

患儿取坐位，两手平举或交叉搭在对侧肩上。医生坐于患儿身后，用两手掌面着力，轻贴在患儿两侧胁肋部，呈对称性地搓摩，并自上而下搓摩至天枢处，50~100 次（图 5-90）。

【动作要领】

操作时先自上而下推抹，然后再从腋下起来回搓摩直到腹部。

【功效与应用】

本法具有理气化痰、除胸闷、开积聚作

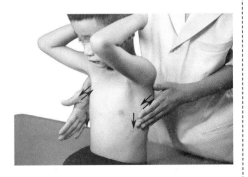

图 5-90　按弦走搓摩

用。临床用于治疗胸闷、气促、咳嗽、积滞等症。

【注意事项】

操作时呼吸自然,不可屏气。

十三、揉脐、龟尾并推七节骨

因其操作过程中有揉脐、揉龟尾及推七节骨手法操作,故名揉脐、龟尾并推七节骨。为小儿推拿复式操作法之一。

【操作】

本法操作分为 3 步:

1. 揉脐,患儿仰卧位,医生用中指指端揉神阙穴 50 次(图 5-91A)。

2. 揉龟尾,患儿俯卧位,医生用拇指指端揉龟尾穴 50 次(图 5-91B)。

3. 推七节骨,患儿俯卧位,用直推法操作 200 次,自龟尾穴推至七节骨穴为补,反之为泻(图 5-91C)。

【动作要领】

手法宜轻柔,不可过重。

【功效与应用】

本法具有止泻止痢、升举阳气作用。临床用于治疗腹泻、痢疾、脱肛等病症。补泻作用取决于推七节骨的方向,推上七节骨为补,能温阳止泻;推下七节骨为泻,能泄热通便。

【注意事项】

1. 揉龟尾穴时注意拇指指面朝上,以免引起肛门不适。

2. 本操作为单方向直推,不可往返操作。

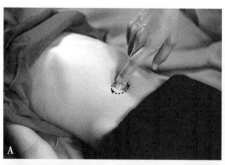
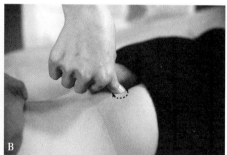
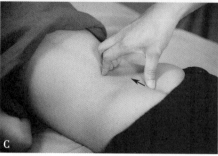

图 5-91　揉脐、龟尾并推七节骨
A. 揉脐;B. 揉龟尾;C. 推七节骨

复习思考题

1. 试述推拿手法的定义。
2. 试述㨰法的定义。
3. 试述一指禅推法的定义。
4. 试述按揉法的定义。
5. 试述擦法的定义。

第六章

推 拿 功 法

 培训目标

1. 普训阶段　了解少林内功、易筋经功法。
2. 专训阶段　熟悉易筋经功法十二势,了解少林内功。

中医推拿治疗疾病的手段除了手法,还有功法。推拿功法以前称为推拿练功,强调除了推拿医生自己练习之外,还包括指导患者练功,以延伸和巩固推拿治疗疾病的效果。

功法自古与手法紧密结合在一起。《素问·异法方宜论》中提到"中央者,其地平以湿,天地所以生万物也众。其民食杂而不劳,故其病多痿厥寒热,其治宜导引按跷。故导引按跷者,亦从中央出也。"这里提到的导引即指导气以和、引体以柔之功法,按跷指按抑皮肤、捷举手足之推拿。唐朝"药王"孙思邈在《备急千金要方》中载录了来自印度和道教的"天竺国按摩法"和"老子按摩法",名为按摩法,实际上为导引养生的方法。可见手法与功法密不可分。

推拿功法包括的内容很多,如易筋经、少林内功,太极拳、调息筑基功、六字诀、八段锦、站桩、静坐,等等。目前流传的一指禅推拿流派、滚法推拿流派、内功推拿流派均强调推拿功法练习,一指禅推拿流派、滚法推拿流派强调练习易筋经,内功推拿强调练习少林内功。推拿功法的内容,同时也丰富了临床医学和康复医学的干预手段。

限于篇幅所限,本教材仅介绍推拿功法少林内功及易筋经。

第一节　少林内功

一、概述

少林内功是少林派功夫的基本功法之一,其功法历代相传,至清末时期传至山东李树嘉时,渐渐被内功推拿流派采用,形成少林内功配合推拿治疗疾病的内功推拿流派。

实践证实,少林内功能够增强肌肉力量,具有提高免疫水平、改善血液循环等作用,从根本上提高机体的整体素质。不仅有利于增强推拿手法的渗透力,而且还可以指导患者锻炼以治疗疾病。

二、特点

少林内功着重于腰腿(根基)的霸力和上肢运动的锻炼。少林内功的锻炼方法讲求以力贯气,所谓"练气不见气,以力带气,气贯四肢",在锻炼中要求上、下肢及腰背用"霸力",就是用足力气,脚尖内收,五趾抓地,足跟踏实,下肢挺直,两股用力夹紧,躯干要挺拔,做到挺胸收腹、下颌微收。上肢在进行各种锻炼时,要求凝劲于肩、臂、肘、腕、指,呼吸自然,与动作协调。练习时,力达四肢腰背,力随气行,注于经脉,使气血循行畅通,荣灌四肢九窍、五脏六腑,以至阴阳平复,气血充盈,而能扶正健体,祛除病邪。少林内功锻炼时,还必须注意呼吸自然,不能屏气,即所谓"外紧内松"。运动时,要做到刚中有柔,刚柔相济。

三、裆势

第一势:站裆势

第一步:准备式。两脚并拢,头定平,目平视,口微开,舌抵上腭,下颌微收,含胸舒背,蓄腹收臀直腰。两手臂自然下垂于身体两侧,五指并拢微屈,中指贴近裤缝,身体正直,心平气静。

第二步:左脚向左平跨一步,两脚距离略比肩宽,两脚尖内扣,呈内八字。

第三步:两足跟踏实,十趾抓地,两大腿用力内夹,运用霸力,力由上而下达足底。

第四步:两手叉腰,两拇指按在腰部,两肘夹紧,收腹敛臀挺胸。

第五步:两手后撑,挺肘伸腕,四指并拢,拇指外展,两上肢与上身夹角大于30°(图 6-1)。

第六步:两手叉腰。

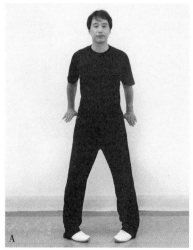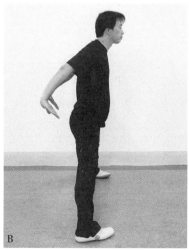

图 6-1 站裆势

第七步:下肢逐渐放松,上肢缓缓放下。

第八步:身体复原至准备式。

第二势:马裆势

第一步:准备式同站裆势。

第二步:左脚向左开一大步,两脚之间距离约为本人脚长的3倍,脚尖内扣。

第三步:屈膝屈髋下蹲,膝不超过脚尖,大腿与地面的夹角尽量保持45°。

第四步:双手叉腰,两拇指按在腰部,两肘夹紧,收腹敛臀,直腰挺胸。

第五步:两手后撑,挺肘伸腕,四指并拢,拇指外展,两上肢与上身夹角大于30°(图6-2)。

第六步:两手叉腰。

第七步:两手从后画圆到胸前,屈肘双掌下按,伸膝伸髋。

第八步:身体复原至准备式。

第三势:弓箭裆势

第一步:准备式同站裆势。

第二步:左弓箭裆势练习法,左脚向左横跨一步,两脚距离约为本人脚长的4倍。

第三步:身体左转,左脚尖向左外转动,脚尖内扣。左腿屈膝屈髋前弓,左膝关节不超过脚尖,不落后于脚跟。右脚脚尖向内转动,右腿膝关节伸直。两手自然放于身体两侧。

第四步:两手叉腰,两拇指按在腰部,两肘夹紧,收腹敛臀,上身端正,略前倾。

第五步:两手后撑,挺肘伸腕,四指并拢,拇指外展,两上肢与上身夹角大于30°。两腿呈前弓后绷势,左小腿垂直地面,大腿尽量保持水平位(图6-3)。

第六步:两手叉腰。

第七步:两手放松下垂,身体转身起立。

第八步:复原至准备式。右弓箭裆势练习法同上。

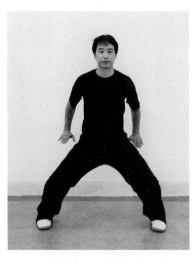 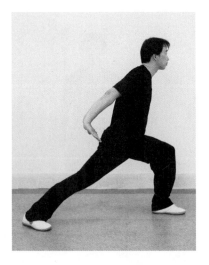

图6-2 马裆势   图6-3 弓箭裆势

第四势:大裆势

第一步:准备式同站裆势。

第二步:左脚向左跨一大步,两脚之间距离约为本人脚长的5倍。

第三步:脚趾抓地,脚尖内扣,脚跟外蹬,膝直腿收,两手自然放于身体两侧。

第四步:两手叉腰,两拇指按在腰部,两肘夹紧,收腹挺胸敛臀,上身端正,略前倾。

第五步:两手后撑,挺肘伸腕,四指并拢,拇指外展,两上肢与上身夹角大于30°(图6-4)。

第六步:两手叉腰。

第七步:两手放松下垂,收脚身体起立。

第八步:复原至准备式。

第五势:并裆势

第一步:准备式同站裆势。

第二步:两足跟向外转,足尖相拢成内八字形。

第三步:两足踏实,五趾抓地,两膝伸直,两股内收夹紧。

第四步:两手叉腰,两拇指按在腰部,两肘夹紧,收腹敛臀,上身端正,略前倾。

第五步:两手后撑,挺肘伸腕,四指并拢,拇指外展,两上肢与上身夹角大于30°(图6-5)。

第六步:两手叉腰。

第七步:下肢逐渐放松,上肢缓缓放下。

第八步:身体复原至准备式。

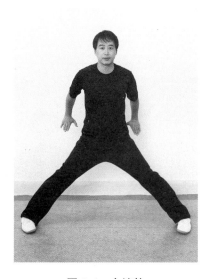

图 6-4　大裆势

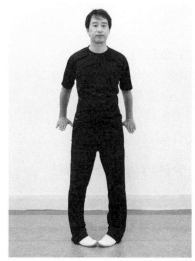

图 6-5　并裆势

第六势:低裆势

第一步:准备式同站裆势。

第二步:两手握拳,两臂前上举至头顶。

第三步:五趾着地,足尖相拢,屈膝屈髋下蹲,上身下沉,臀部后坐不可着地(图6-6)。

第四步:两手放松落臂,身体缓慢起立复原至准备式。

第七势:悬裆势

悬裆势是少林内功功法中锻炼下肢功力难度最高的裆势,又称为"大马裆"。锻炼方法要求两脚之间距离为本人脚长的4倍,其余同马裆势。练习要领和作用同马裆势(图6-7)。

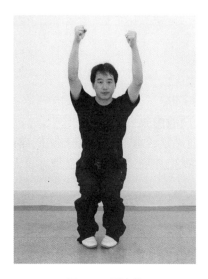
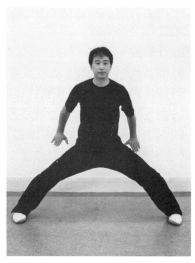

图6-6 低裆势   图6-7 悬裆势

第八势:坐裆势

坐裆势是少林内功功法中坐盘功架。锻炼时要求两脚交叉,盘膝而坐,脚外侧用力,臀部坐于足跟上,上身微前倾。两手掌心朝下,腕欲曲,使身平衡,两目平视(图6-8)。

四、少林内功姿势锻炼法

第一势:前推八匹马

第一步:站好站裆势或指定裆势,两手屈肘,立掌于两胁,拇指向上,四指向前,虎口分开。

第二步:出声发力,蓄劲指端,拇指上跷,四指并拢,虎口用力撑开;两臂徐徐运力前推到肘直,两掌心相对,与肩等高,与胸等宽(图6-9)。

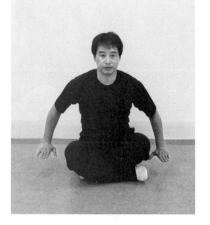

图6-8 坐裆势

第三步:出声发力,蓄劲指端,拇指上跷,四指并拢,虎口用力撑开;两臂徐徐运力,屈肘回收,立掌扶于两胁。

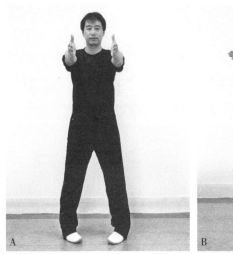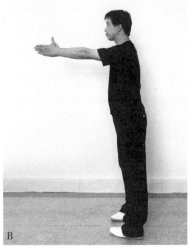

图 6-9 前推八匹马

第四步:两手后撑,挺肘伸腕,回复原势。

【功效】前推八匹马是少林内功中锻炼手臂、指端功力的功法,能增强两臂蓄劲和指端功夫。久练则能宽胸理气,通三焦,疏腠理,活关节,壮骨骼,并能健运脾胃,使百脉流通,以达精力充沛、正气旺盛的目的。

第二势:倒拉九头牛

第一步:站好站裆势或指定裆势,两手屈肘,立掌于两胁,拇指向上,四指向前,虎口分开。

第二步:出声发力,蓄劲指端,拇指上跷,四指并拢,虎口用力撑开。两掌缓缓向前推,两臂缓缓内旋,边旋边推,两肘伸直后,四指向前,拇指向下,手背相对(图 6-10)。

第三步:出声发力,蓄劲指端,五指用力屈收握拳,劲注拳心,手臂缓缓外旋,屈肘收手臂,边旋边收,两拳回收到两胁,拳心向上。缓缓松手变掌,立掌扶胁。

第四步:两手后撑,挺肘伸腕,回复原势。

【功效】倒位九头牛是少林内功功法中锻炼两臂悬劲与掌之握力的主要姿势。久练则能疏通经络,调和气血,使阴阳相对平衡,达到健肺益肾,内外坚固,扶正祛邪的目的。

第三势:单掌拉金环

第一步:站裆势或指定裆势。两手屈肘,立掌于两胁,拇指向上,四肢向前,虎口分开。

第二步:出声发力,蓄劲于肩臂指端。右手前推,边推拇指缓缓向下,渐渐内旋,待虎口正朝下时,掌心朝外,四肢并拢向前,拇指外分,臂蓄劲掌侧着力时,腕伸直,松肩,身体勿随之偏斜。两目平视,意念集中,呼吸自然。五指内收,握拳使劲注拳心,旋腕,拳眼朝上,紧紧内收,立掌于两胁(图 6-11)。

第三步:出声发力,蓄劲于肩臂指端,五指用力屈收握拳,劲注拳心,手臂缓缓外旋,屈肘收手臂,边旋边收,两拳回收到两胁,拳心向上。缓缓松手变掌,立掌扶胁。之

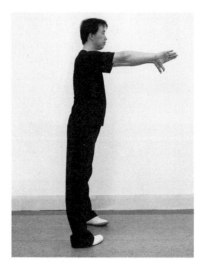
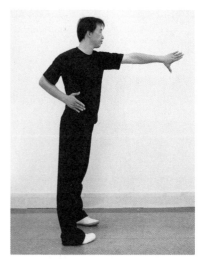

图 6-10　倒拉九头牛　　　　　　　图 6-11　单掌拉金环

后两手交替,继而左手动作,与右手同。两手后撑,挺肘伸腕,回复至原裆势。

【功效】与倒拉九头牛相似,久练则能疏通经络,调和气血,使阴阳相对平衡,达到健肺益肾、内外坚固、扶正祛邪的目的。

第四势:凤凰展翅

第一步:站好站裆势或指定裆势,两手屈肘,两手徐徐上提至胸前呈立掌交叉。

第二步:出声发力,蓄劲指掌,拇指上跷,四指并拢,虎口用力撑开;两臂徐徐运力,两掌缓缓向两侧用力分开,形同展翅,劲如开弓,至两上肢与身体成一直线,腕关节与肩等高。

第三步:出声发力,蓄劲指掌,拇指上跷,四指并拢,虎口用力撑开;两臂徐徐运力,两掌缓缓由左右向前向内合拢,于胸前立掌交叉。

第四步:由上胸之立掌化俯掌下按,两臂后撑,回复原势(图 6-12)。

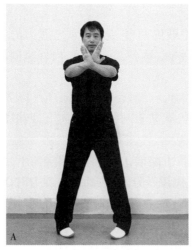
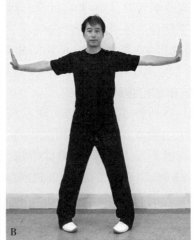

图 6-12　凤凰展翅

【功效】凤凰展翅是少林内功功法中锻炼肩、臂、肘、腕、指端的基本姿势。对腕、指功夫大有助益,久练则能调和内脏,有助胸廓的开展,从而增加气劲和悬力,具有宽胸理气、平肝健肺的作用。

第五势:霸王举鼎

第一步:站好站裆势或指定裆势,两手屈肘,仰掌于两腰,拇指向前,四指并拢,虎口分开。

第二步:出声发力,蓄劲指掌,虎口用力撑开。两掌向上缓缓托起,至胸前伸腕手臂外旋,边旋边上举,推至头顶后,四指相对,掌心向上,肘关节伸直。两目有神,呼吸自然,意念集中(图6-13)。

第三步:出声发力,虎口用力撑开。两臂内旋屈腕,屈肘回收,两臂缓缓用力内旋,肘尖下沉,两掌回收仰掌扶腰。

第四步:两手后撑,挺肘伸腕,回复原势。

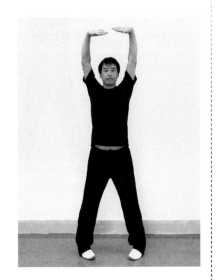

图6-13 霸王举鼎

【功效】霸王举鼎是少林内功功法中锻炼两臂上托、下沉之势,可通调三焦气机,调和脾胃。

第六势:顶天抱地

第一步:准备式取并裆势或指定裆势。两手屈肘,仰掌于两腰,拇指向前,四指并拢,虎口分开。

第二步:出声发力,蓄劲指掌,虎口用力撑开。两掌向上缓缓托起,至胸前伸腕,手臂外旋,边旋边上举,推至头顶后,四指相对,掌心向上,肘关节伸直。两目有神,呼吸自然,意念集中。

第三步:出声发力,虎口用力撑开。两掌用力,两手臂向两侧缓缓外展,旋腕翻掌,至与肩平后,腰同时前屈,两臂外分下抄。两手中指相叠后,腰部缓缓直起,两掌用力如同抱重物,屈肘分掌,仰掌扶腰。

第四步:两手后撑,挺肘伸腕,回复原势(图6-14)。

【功效】顶天抱地是少林内功功法中上肢托举内劲与腰部前屈内劲配合锻炼之势。具有调畅气机、调和任督二脉的作用。

第七势:顺水推舟

第一步:两手屈肘,立掌于两胁,拇指向上,四指向前,虎口分开。

第二步:出声发力,蓄劲指掌。两掌运劲徐徐向前推出,边推边背伸腕关节,至腕关节背伸至90°后,手臂旋内前推,四指并拢,拇指外分,前推至肘直,指尖相对。

第三步:出声发力,蓄劲指掌。虎口用力撑开,前臂外旋屈腕,至腕平后,两臂徐徐运力,屈肘回收,立掌扶于两胁。

第四步:两手后撑,挺肘伸腕,回复原势(图6-15)。

【功效】顺水推舟是少林内功功法中锻炼手臂前推旋劲之势。具有宽胸理气、健脾和胃的作用。

第八势:海底捞月

第一步:准备式取大裆势或指定裆势。两手屈肘,仰掌于两腰,拇指向前,四指并

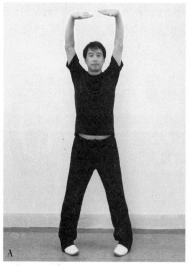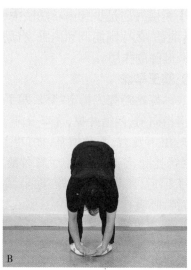

图 6-14 顶天抱地

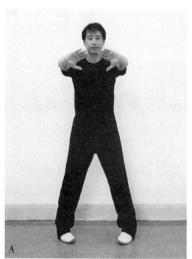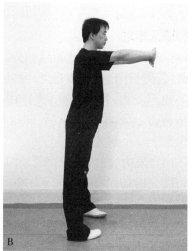

图 6-15 顺水推舟

拢,虎口分开。

第二步:出声发力,蓄劲指掌,虎口用力撑开。两掌向上缓缓托起,至胸前伸腕手臂外旋,边旋边上举,推至头部前上方后,四指相对,掌心斜向上,肘关节伸直。两目有神,呼吸自然,意念集中。

第三步:出声发力,蓄劲指掌,虎口用力撑开。两臂徐徐运劲外展,腰部前屈,伸膝屈髋。前臂内旋,尺侧掌部发力,至两掌相叠。屈膝伸腰,两掌慢慢抄起,分掌仰掌于两腰。

第四步:两手后撑,挺肘伸腕,回复原势(图 6-16)。

【功效】海底捞月是少林内功功法中锻炼两臂蓄力之势,形似海底捞月。具有调畅三焦、调和任督二脉的作用。

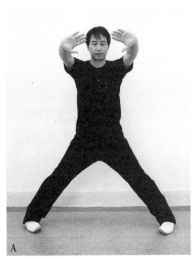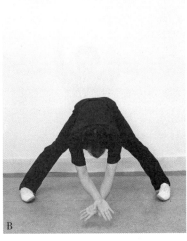

图 6-16 海底捞月

第九势:三起三落

第一步:取低裆势。两手屈肘,立掌于两胁,拇指向上,四指向前,虎口分开,屈膝屈髋,大腿与地面平行。

第二步:出声发力,蓄劲指端,拇指上跷,四指并拢,虎口用力撑开;两臂徐徐运力前推到肘直,两掌心相对,与肩等高,与胸等宽。同时屈膝屈髋下蹲,臀部下落。呼吸自然,两目有神,意念集中,上肢动作和下肢屈蹲协调。

第三步:出声发力,蓄劲指端,拇指上跷,四指并拢,虎口用力撑开;两臂徐徐运力,屈肘回收,立掌扶于两胁。

第四步:两手屈肘,立掌于两胁,屈膝屈髋,大腿与地面平行。

第五步:出声发力,蓄劲指端,拇指上跷,四指并拢,虎口用力撑开;两臂徐徐运力前推到肘直,两掌心相对,与肩等高,与胸等宽。同时伸膝伸髋。呼吸自然,两目有神,意念集中,上肢动作和下肢伸屈协调。

第六步:出声发力,蓄劲指端,拇指上跷,四指并拢,虎口用力撑开;两臂徐徐运力,屈肘回收,立掌扶于两胁。屈膝屈髋,大腿与地面平行。

第七步:两手后撑,挺肘伸腕,回复原势(图 6-17)。

【功效】三起三落是少林内功功法中以两臂向前后运劲,同时配合下肢下蹲与站立锻炼之势,具有健脾和胃、强心畅肺的作用。

第十势:仙人指路

第一步:准备式取站裆势或指定裆势。两手屈肘,仰掌于两腰,拇指向前,四指并拢,虎口分开。

第二步:出声发力,蓄劲指掌。右仰掌上提至胸立掌而出,四指并拢,拇指伸直,手心内凹成瓦楞掌,肘臂运劲,立掌着力,徐徐推出至肘直,立掌胸前。

第三步:出声发力,蓄劲指掌。左仰掌上提至胸立掌而出,四指并拢,拇指伸直,手心内凹成瓦楞掌,肘臂运劲,立掌着力,徐徐推出至肘直,立掌胸前。同时,右掌握

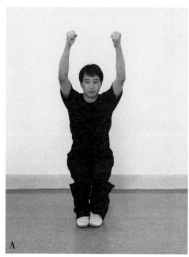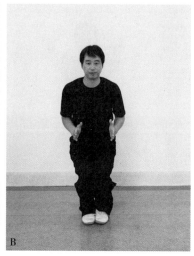

图 6-17　三起三落

拳,屈肘徐徐收回腰部,变掌仰掌扶腰。两手一伸一屈,动作协调。呼吸自然,意念集中。

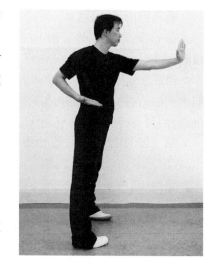

第四步:出声发力,蓄劲指掌。左掌握拳屈肘徐徐收回腰部,变掌仰掌扶腰。同时,右掌徐徐推出,立掌于胸前。

第五步:出声发力,蓄劲指掌。右掌握拳收回,左掌推出,同第三步。

第六步:出声发力。左掌握拳,收回腰部。

第七步:两手后撑,挺肘伸腕,回复原势(图6-18)。

【功效】仙人指路是少林内功功法中左右臂交替运劲锻炼之势,可提高双手的协调能力。

第十一势:饿虎扑食

图 6-18　仙人指路

第一步:取弓箭裆势。两手屈肘,仰掌于两腰,拇指向前,四指并拢,虎口分开。

第二步:出声发力,蓄劲指掌。直掌前推,边伸腕边前臂内旋,腰随势前俯,前腿待势似冲,后腿使劲勿放松,至肘直腰平。两目前视,呼吸自然,意念集中。

第三步:出声发力,蓄劲指掌。握拳屈肘内收,腰随势上抬,拳到腰变立掌扶腰。

第四步:两手后撑,挺肘伸腕,回复原势(图6-19)。

【功效】饿虎扑食是少林内功功法中在弓箭裆势上,两臂旋转运劲配合腰部运动锻炼之势,可增强腰腿内功。

第十二势:两手托天

第一步:站裆势或指定裆势。两手屈肘,立掌于两胁,拇指向上,四肢向前,虎口分开。

第二步:出声发力,蓄劲于指掌,虎口用力撑开。两掌上托,掌心朝上,缓缓上举,指端着力,肩欲松开,肘欲伸直。两目平视,头如顶物,意念集中,呼吸自然。

第三步:出声发力,拇指向外侧运动倾斜,四指并拢,掌根蓄力,屈肘徐徐而下,收回护腰。两手后撑,回复原裆势(图6-20)。

【功效】与霸王举鼎相似,两手托天势可锻炼两臂上托、下沉,通调三焦气机、调和脾胃。

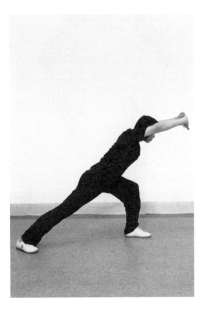

图 6-19　饿虎扑食

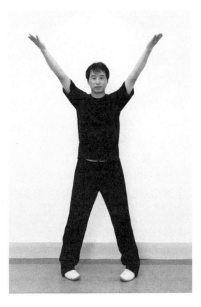

图 6-20　两手托天

第十三势:怀中抱月

第一步:悬裆势或指定裆势。两手屈肘,仰掌于两胁,拇指向前,四肢并拢,虎口分开。

第二步:出声发力,蓄劲于指掌。两掌上提,化为立掌在胸前交叉,缓缓向左右外分,肘欲直,指端朝左右,掌心朝前与肩平。出声发力,两指端向下,掌心朝内,慢慢蓄劲,上身略前倾,两手势如抱物。由上而下、由下而上徐徐抄起,立掌收回于胸前交叉。两目有神,意念集中,呼吸自然。

第三步:由胸前立掌化俯掌下按,两手后撑,回复原裆势(图6-21)。

【功效】怀中抱月势能调和内脏,舒展胸廓,增加气劲和悬力,具有宽胸理气、平肝益肺的作用。

第十四势:平手托塔

第一步:站裆势或指定裆势。两手屈肘,仰掌于两胁,拇指向前,四肢并拢,虎口分开。

第二步:出声发力,蓄劲于指掌。两掌犹如托物前推,两前臂运力外旋,至肘直,两掌与肩等高等宽。两目有神,意念集中,呼吸自然。

第三步:出声发力,蓄劲于指掌。两掌犹如托物回收,前臂运力外旋屈肘,至仰掌

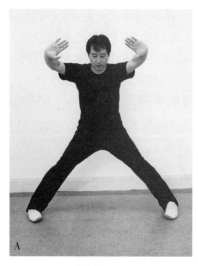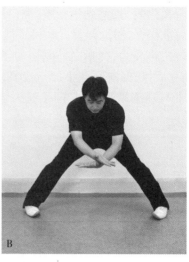

图 6-21 怀中抱月

扶腰。两手后撑,回复原裆势(图 6-22)。

【功效】平手托塔是少林内功中仰掌前推旋劲锻炼的姿势,具有通畅气机、调和气血的作用。

第十五势:运掌合瓦

第一步:站裆势或指定裆势。两手屈肘,仰掌于两胁,拇指向前,四肢并拢,虎口分开。

第二步:右手由仰掌化俯掌,运劲于臂,贯指向前推足,肩欲松开,肘欲伸直,指端朝前,掌心向下,蓄劲待发。右手旋腕变仰掌徐徐收回,待近胸时左仰掌变俯掌,在右仰掌上交叉,掌心相合。慢慢向前推出,掌心向下,右仰掌收回胁部,左仰掌收回腰间。

第三步:将腰间仰掌化俯掌下按。两手后撑,回复原裆势(图 6-23)。

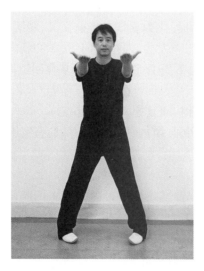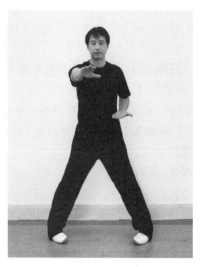

图 6-22 平手拖塔　　　　　图 6-23 运掌合瓦

【功效】与仙人指路相似,可以增强习练者双手交替操作技能的协调能力,具有平和阴阳、行气活血的作用。

第十六势:风摆荷叶

第一步:站裆势或指定裆势。两手屈肘,仰掌于两胁,拇指向前,四肢并拢,虎口分开。

第二步:两掌徐徐前推,至前胸两掌上下相叠,两肘微屈。出声发力,蓄劲于指掌。前臂外旋,分掌向两侧徐徐分开,至身体两侧,两掌与肩等高,成一直线。两目有神,意念集中,呼吸自然。

第三步:出声发力,蓄劲于指掌。两掌由两侧徐徐运劲内合,至前胸两掌上下相叠,两肘微屈。两掌回收至腰部,仰掌扶腰。两手后撑,回复原裆势(图6-24)。

【功效】风摆荷叶是少林内功中锻炼内合和外分内劲的姿势,久练能强筋健骨,使气血顺利,元气充固。

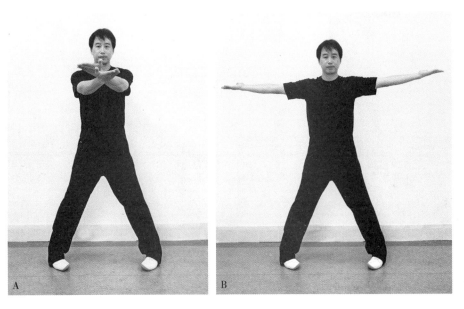

图 6-24　风摆荷叶

第十七势:力劈华山

第一步:马裆势或指定裆势。两手屈肘,在胸前成立掌交叉,左在右上或右在左上待势。

第二步:出声发力,蓄劲于指掌。两立掌缓缓向左右分推,两肩松开,肘部微屈,四指并拢,拇指后跷,掌心向前,力求成水平线。两手同时用力,上下劈动,头勿转侧俯仰摇动,两目有神,意念集中,呼吸自然。最后一次劈动后成仰掌收回腰间(图6-25)。

第三步:仰掌变俯掌下按。两手后撑,回复原裆势。

【功效】力劈华山为锻炼肩、臂、肘、腕、指端的重要姿势。对上肢功夫大有助益,久练则能调和内脏,舒展胸廓,增加气劲和悬力,具有宽胸理气、平肝健肺的作用。

第十八势:乌龙钻洞

第一步:弓箭裆势或指定裆势。两手屈肘,立掌于两胁,拇指向上,四肢向前,虎口分开。

第二步:出声发力,蓄劲于指掌。两立掌掌心相对,缓缓前推,边推边掌心向下,逐渐变成俯掌,指端朝前,上身随势前俯,下部两足尖内扣,用霸力而蓄。

第三步:出声发力,蓄劲于指掌。推足后旋腕,指端外展,蓄力而收,边收边掌心慢慢朝上,俯掌变仰掌护腰。仰掌变俯掌下按,两手后撑,回复原裆势(图 6-26)。

【功效】与饿虎扑食相似,可增强腰腿内功,提高手法内劲。

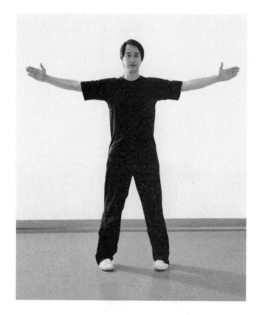 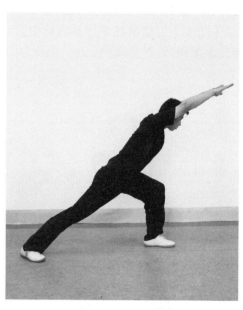

图 6-25　力劈华山　　　　　　图 6-26　乌龙钻洞

第十九势:丹凤朝阳

第一步:马裆势或指定裆势。两手屈肘,仰掌于两腰,拇指向前,四肢并拢,虎口分开。

第二步:出声发力,右仰掌旋腕变俯掌,屈肘向胸前左上方运力外展,缓缓运向右下方,屈肘运劲上抄作半圆形,收回护腰。两目有神,意念集中,呼吸自然。左手动作仅方向相反,余同。

第三步:仰掌变俯掌下按,两手后撑,回复原裆势(图 6-27)。

【功效】锻炼上肢外展、上抄功力,久练能强筋健骨,使气血顺利,元气充固。

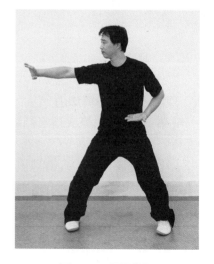

图 6-27　丹凤朝阳

第二节 易 筋 经

一、概述

易筋经功法相传为北魏时期中国禅宗始祖菩提达摩所创。亦有学者认为,易筋经为明末天台紫凝道人所创,为道家导引之术。易筋经的"易"有变化、改换之意,"筋"指筋脉、肌肉、筋骨,"经"则有方法、法典之意。在宋元以前,易筋经仅流传于少林寺僧众之中,自明清以来才日益流行,且演变为数个流派。易筋经十二势为其流传的主要内容,最早记载于清道光年间的来章氏辑本《易筋经》刊刻本,之后流传较广的刊印易筋经,如清朝潘蔚于 1858 年整理编辑并收录于《卫生要术》中的易筋经十二势,清朝王祖源于 1881 年刊印于其所作的《内功图说》中的易筋经十二势等,即是以此为底本。

近代的一指禅推拿流派和滚法推拿流派也都以易筋经作为推拿练功的主要内容,以增强体魄,达到形神具备、集功力于指端的境界。目前,易筋经不仅为广大推拿、针灸和骨伤科医生常用的练功方法之一,而且也是人们防治疾病、延年益寿的常练功法。现代研究表明,易筋经功法对人体循环系统、呼吸系统、运动系统、神经系统、免疫系统、生殖内分泌系统等均具有良好的调节作用。

二、特点

1. 动静结合,刚柔并济　易筋经多练定势,又有动作间的连贯和转换。如每一定势 1~3 分钟,功夫深者 5~30 分钟。易筋经有刚劲也有柔劲,如卧虎扑食主要为刚劲,而出爪亮翅主要为柔劲。

2. 伸筋拔骨,屈伸旋转　易筋经每个动作都要做到充分的伸筋拔骨,从而作用于肌腱、韧带、筋膜等软组织,达到易筋的效果。另外,九鬼拔马刀、青龙探爪、掉尾势等动作需要脊柱的屈伸旋转以及伸筋拔骨,并带动四肢、内脏运动,对脊柱、筋脉、内脏有充分的锻炼效果。

3. 身心俱调,功禅合一　易筋经功法与禅宗思想结合,合二为一。禅是"禅那"的简称,有止息杂虑的作用,和道家所讲"虚静恬淡,寂寞无为"相类似。经过身心锻炼,逐渐达到"筋挛者易之以舒,筋弱者易之以强,筋弛者易之以和,筋缩者易之以长,筋靡者易之以壮"的效果。

三、基本练习法

韦驮献杵第一势

1. 预备势　并步,双目平视前方,头如顶物,口微开,舌抵上腭,下颏微向里收,神情安详。含胸,直腰拔背,蓄腹敛臀,提肛松肩,两臂自然下垂于身体两侧,中指贴近裤缝,微屈膝(图 6-28)。

2. 环拱抱球　左脚向左跨一步,与肩同宽,两臂抬起,至与肩平,屈髋屈膝,双手在胸前呈抱球状。沉肩垂肘,十指微屈,掌心相对,相距约 15cm,两目平视,意守两手劳宫之间,定势,3~30 分钟(图 6-29)。

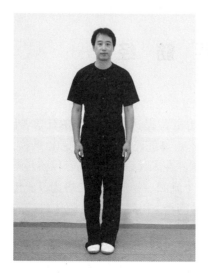 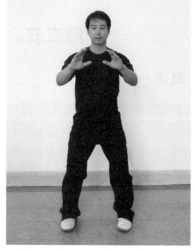

图 6-28 预备势   图 6-29 韦驮献杵第一势

3. 合掌当胸 双手合掌,屈肘旋臂,转腕内收,指端向上,腕肘与肩平,两掌向前慢慢合拢(童子拜佛),两臂内旋,指端对胸,与天突穴相平。定势,1~3 分钟。

4. 收势 先深吸气,然后徐徐呼出,两手同时缓慢落于体侧,收左脚回预备势。

【功效】本势重点锻炼上肢三角肌、肱二头肌、桡侧腕伸肌群和前臂旋前肌群等,能增强上肢臂力、前臂旋劲及肩关节的悬吊力。平心静气,安神定志,可用于失眠、体虚及更年期患者的调理和治疗。

韦驮献杵第二势

1. 预备势 同韦驮献杵第一势的预备势。

2. 双手横担 左脚向左平跨一步,与肩同宽,两足踏实,十趾抓地,两膝微松,直腰收臀,含胸蓄腹。两手同时向左右分开,掌心向下,拇指外侧着力。两臂伸直一字分开,肩、肘、腕平。定势,3~30 分钟(图 6-30)。

3. 收势 先深吸气,然后徐徐呼出,并慢慢放下两手及两足跟,收左脚回预备势。

【功效】本势重点锻炼上臂三角肌、肱三头肌、前臂伸肌群、股四头肌、趾伸肌群和肛门括约肌等肌肉,可增强臂力、腿力。宽胸理气、疏通血脉、平衡阴阳、调节身体平衡性。可用于心肌炎、缺血性心脏病、肺气肿、支气管炎、更年期综合征等患者的调理和治疗。

韦驮献杵第三势

1. 预备势 同韦驮献杵第一势的预备势。

2. 平步静息 左脚向左横跨一步,与肩同宽,平心静气。

3. 提掌平胸 两手掌心向上,手指相对,缓缓上提至胸前,两手之指端相距 1~2寸,不高于肩。

4. 旋掌上托 旋掌,掌心向上,两臂上举,托举过头,四指并拢,指端相对,拇指外分,两手之虎口相对成四边形,两中指间相距约 1 寸。

5. 提踵上观 头后仰,两目注视掌背,两膝微挺,足跟提起,前掌着实,自然呼吸,定势,3~30 分钟(图 6-31)。

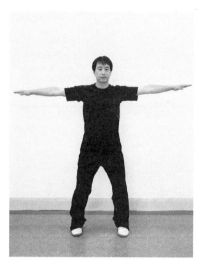

图 6-30　韦驮献杵第二势

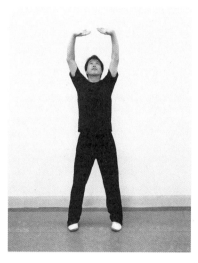

图 6-31　韦驮献杵第三势

6. 收势　先深吸气,然后徐徐呼出,两掌变拳,拳背向前,上肢用力将两拳缓缓收至腰部,放下两手的同时,足跟缓缓着地,收左脚回预备势。

【功效】本势重点锻炼上肢的肱二头肌与肱三头肌、腰大肌、臀大肌、小腿三头肌和股四头肌等,增强臂力、腰力、腿力。通络活血,增加头部血供。可用于椎动脉型颈椎病、低血压、贫血、缺血性心脏病、失眠、更年期综合征等患者的调理和治疗。

摘星换斗势

1. 预备势　同韦驮献杵第一势的预备势。

2. 丁步下蹲　左脚分开,与肩同宽,右足向前跨半步,两足相隔一拳半,成丁八字步势。左腿弯曲下蹲,右足尖着地,足跟提起离地约 2 寸。

3. 按腰钩手　左手握虚拳,靠于腰后命门穴处,右手五指并拢屈曲如钩状,屈腕从裆前沿腹胸向上抬起,至身体右前侧,使肘略高于肩水平,钩手置于头之右前方。

4. 目注掌心　右手指端向右略偏,头同时略向右侧抬起,双目注视掌心,凝神调息,气沉丹田,两腿前虚后实。定势,3~30 分钟(图 6-32)。

5. 收势　深吸一口气,然后徐徐呼出,同时还原至预备势。(左右交换,要求相同)

【功效】本势重点锻炼手屈腕肌群、肱二头肌、肱三头肌、下肢前后肌群、背腰肌、肛提肌等,增强臂力、腕力、腰力、腿力。疏肝利胆,补脾益气。可用于肠胃虚弱、消化不良、慢性结肠炎等患者的调理和治疗。对颈椎病、腰膝酸软、阳痿早泄、子宫虚寒等有一定的锻炼效果。

倒拽九牛尾势

1. 预备势　同韦驮献杵第一势预备势。

2. 马步提掌　左脚向左平跨一步,两足尖内

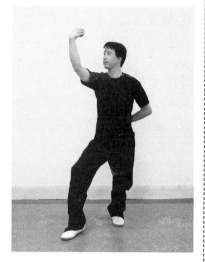

图 6-32　摘星换斗势

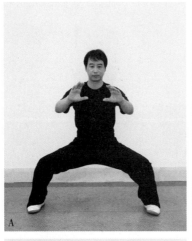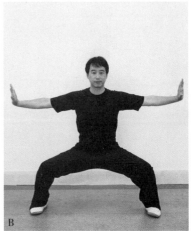

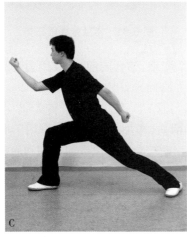

图 6-33　倒拽九牛尾势
A.马步提掌;B.左右分推;C.倒拽
九牛

扣,两手握拳由身后画弧,从两侧举至过头,拳心相对,两手由上向下下落,插至两腿间,拳背相对,屈膝下蹲成马步,调息,1~3 分钟。两拳上提至胸前,由拳化掌,成抱球状,调息,1~3 分钟。头端平,目前视,前胸微挺,后背如弓,沉腰屈膝,两脚踏实,松肩垂肘(图 6-33A)。

　　3. 左右分推　旋转两掌,使掌心各向左右,坐腕,徐徐用力,左右分推,至肘直。松肩、挺肘、腕背伸,肩、肘、腕相平。定势,1~5 分钟(图 6-33B)。

　　4. 倒拽九牛　成右弓左箭步。两上肢同时动作,握拳在胸前交叉,右上肢外旋,屈肘成半圆状,手握空拳用力,掌心对面,高不过肩,双目注拳,肘不过膝,膝不过足尖。左上肢内旋后伸,双手同时做扭转用力。定势,2~8 分钟(图 6-33C)。

　　5. 收势　深吸一口气,徐徐呼出,身体转正,还原至预备势。(左右交换,要求相同)

　　【功效】本势重点锻炼上肢屈肌群、两臂旋后肌、旋前圆肌和下肢各肌群等,增强臂力、指力和下肢力量。疏肝理气,壮腰健骨,强劲肩臂。可用于失眠症、忧郁症、肩臂劳损、腰肌劳损、腰椎间盘突出症等患者的调理和治疗。

　　出爪亮翅势

　　1. 预备势　同韦驮献杵第一势预备势。

2. 提踵冲天　并步直立,两手仰掌,沿胸前徐徐上提过顶,徐徐翻掌,掌心朝天,上撑,十指用力分开,虎口相对,中食指(左与右)相接,仰头,目观中食指相接之处,随势足跟提起,离地 3~4 寸,以两足尖支撑体重。

3. 展翅回收　两掌缓缓向左右分开而下,两臂一字平举,掌心向下,随势足跟落地。翻掌,使掌心朝天,十指用力分开,肩、肘、腕、掌相平。两仰掌化拳,收至腰间,屈髋屈膝,蓄势待发。

4. 提踵亮翅　两仰拳化俯掌,两手缓缓上提至胸,由胸前徐徐向前推至肘直,随势足跟提起,离地 3~4 寸,同时两掌心向前,拇指相对,坐腕跷指,腕尽力背伸,十指外分,力贯掌指,肩肘腕平,目视指端,头如顶物,挺胸收腹。直腰,膝勿屈(图 6-34)。

5. 回手护腰　随吸气,双手用力回收两掌,掌心向下,收回至腰侧,同时缓慢落踵。如此,再提踵亮翅、回手护腰,反复 7 次。

6. 收势　深吸一口气,徐徐呼出,同时还原至预备势。

【功效】本势重点以锻炼上肢前臂屈肌群、伸肌群等,增加臂力、腕力及指力。舒筋通络,调畅气机,通畅上中下三焦。可用于肩、肘、臂部劳损,老年性肺气肿、肺心病等患者的调理和治疗。

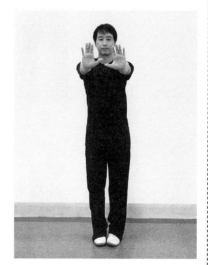

图 6-34　出爪亮翅势

九鬼拔马刀势

1. 预备势　同韦驮献杵第一势预备势。

2. 提掌胸前　两足跟微向外蹬,足尖相拢,五趾着实,霸力站稳,两手立掌交叉于胸前,左手在前,右手在后,掌心向外(图 6-35A)。

3. 运动两臂　左臂经上往后,成钩手置于身后(松肩直肘,钩尖向上),右臂向上经右往胸前(松肩,肘略屈,掌心向左,微向内凹,虎口朝上),掌根着实,蓄劲于指。

4. 抱颈按背　右手屈肘落下,抱住头枕及颈项,头略前俯;左手钩手化掌,翻掌上提,掌心向前,紧按背部(图 6-35B)。

5. 与项争力　头用力上抬,打开胸廓,吸气,使头向右上后仰,右手掌用力下按,使头前屈,二力抗争。鼻息调匀(图 6-35C)。然后呼气,低头看左脚跟,同时右手右臂放松屈肘。

6. 运动两臂　左掌由后经上往前,右上肢向前回环,左右两掌相叉立于胸前。左右交换,要求相同。

【功效】本势重点锻炼颈肌、肱三头肌、肱二头肌、前臂屈肌群、肩胛提肌、斜方肌和背阔肌等,增强颈部力量及臂力与腕力。舒筋通络、强筋骨、宽胸理气、通督脉。可用于颈椎病、肩背劳损、肩周炎、肘腕肌腱损伤、肺气肿、脑供血不足等患者的调理和治疗。

三盘落地势

1. 预备势　同韦驮献杵第一势预备势。

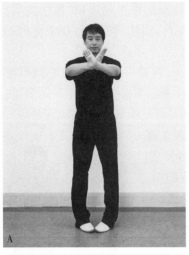
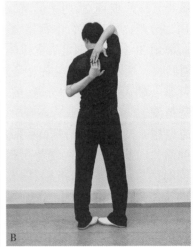
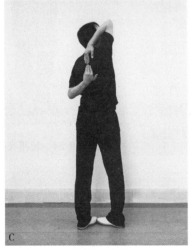

图 6-35　九鬼拔马刀势

A. 提掌胸前；B. 抱枕按背；C. 与项
争力

2. 双手叉腰　左足向左横开一步，两足之距较肩宽，足尖微内收，两手叉腰。静息，平视。

3. 马步下蹲　屈膝下蹲成马步。头端平，目前视。含胸微拔背，松肩，屈膝，两脚踏实。两手由后向前抄抱，十指交叉而握，掌背超前，虎口朝上，肘微屈曲，肩松，两上肢似一个圆盘处于上胸。

4. 仰掌上托　旋腕转掌，两掌心朝前。运动两臂，使两掌向左右而下，由下成仰掌，两掌心朝上如托重物，徐徐上托与肩平，两手相距与肩等宽。

5. 三盘落地　两掌翻转掌心朝下，拇指与四指分开，指尖相对，慢慢下覆，悬空按于膝盖上部，如按水中浮球，然后分按至于膝旁，上身正直，松肩，两目平视，呼吸自然。定势，1~5 分钟（图 6-36）。

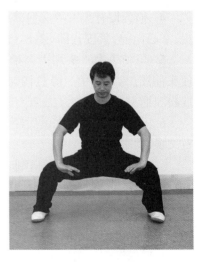

图 6-36　三盘落地势

6. 收势　先深吸气,同时两腿缓缓伸直,两掌心向上托至肩平,然后徐徐呼气,同时翻掌转向下,徐徐落至两侧,还原至预备势。

【功效】本势重点锻炼下肢股四头肌、股二头肌、腰背肌,可增强腰力、腿力及下肢的耐力。健腰补肾、调达心肾。可用于心悸失眠、神经衰弱、头昏乏力、下肢静脉曲张、腰腿痛、盆腔炎、附件炎等患者的调理和治疗。

青龙探爪势

1. 预备势　同韦驮献杵第一势预备势。

2. 仰拳护腰　左足向左平跨一步,与肩等宽,成开立站势。两手仰拳护腰,身立正直,头端平,目前视。

3. 转腰探爪　以腰带动手臂,向右转体,左手向右前方尽力伸出,掌心向上,掌与眼平,目视左手方向,然后四指并拢,屈拇指内扣,按于掌心劳宫穴,翻掌向右前,左臂向右前伸展,目视左掌。然后,上身向右前方下俯,左手随势下探至右足正前方,再移掌至体前,触地紧按,双膝挺直,足跟不得离地。可练3分钟左右(图6-37)。

4. 围收过膝　头放松,左掌离地,围左膝上回收至腰,成仰拳护腰势,同时缓缓起身立直。

5. 收势　深吸一口气,徐徐呼出,还原至预备势。(左右交换,要求相同)

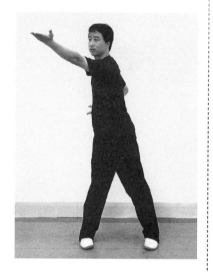

图6-37　青龙探爪势

【功效】本势重点锻炼上肢各肌群、肋间肌、腹外斜肌、背阔肌、臀大肌、下肢后侧肌群等,可增强上下肢力量和蓄劲。疏肝利胆、壮腰强筋。用于慢性肝病、慢性胆囊炎、慢性腰肌劳损、下肢无力等患者的调理和治疗。对呼吸系统疾病、妇科经带疾患也有较好的防治作用。

卧虎扑食势

1. 预备势　同韦驮献杵第一势的预备势。

2. 弓步探爪　左脚向前迈一大步,右腿蹬直,成左弓箭步,双手由腰侧向前做扑伸动作,手与肩同高,掌心向前,坐腕,手呈虎爪状,前扑动作刚劲有力,如饿虎状(图6-38A)。

3. 撑掌叠足　两手指掌撑地,置于左足前,掌心悬空。左足收于右足跟上,双足跟背相叠。

4. 后收提臀　身体向后,收回提臀,双足踏紧,臀高背低,胸腹微收,两臂伸直,蓄势待发(图3-38B)。

5. 前探偃还　头、胸腹、腿依次紧贴地面,向前呈弧形推送,至抬头挺胸,沉腰收臀位,双目前视。再依次由腿、腹、胸、头紧贴地面,向后呈弧形收回,成臀高背低位。如此成波浪形往返动作,势如卧虎扑食。配合呼吸,后收吸气,前探呼气。可反复练习1~30次(图6-38C)。

6. 收势　于臀高背低位时,先深吸气,然后徐徐呼出,左足从右脚跟上落下,向前

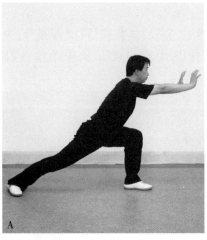
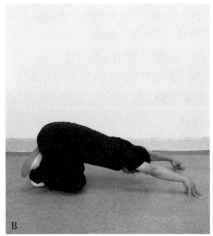
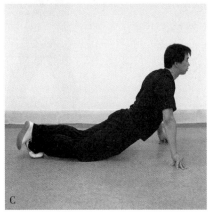

图 6-38 卧虎扑食势
A. 弓步探爪;B. 后收提臀;C. 前探
偃还

迈半步,转身向前,左脚收回,两足成并步,还原至预备势。(左右交换,要求相同)

【功效】本势重点锻炼手指、上肢各肌群、胸大肌、腹肌、腰背肌、下肢各肌群,以增强指力、臂力与腰力。壮腰健骨、舒筋通络、充调任督。可用于颈椎病、腰背肌劳损、腰椎间盘突出症、四肢关节活动不利等患者的调理和治疗。

打躬势

1. 预备势 同韦驮献杵第一势的预备势。

2. 展臂抱枕 左足向左横开一步,足尖内扣,比肩稍宽。两手仰掌外展,肩肘腕相平。两掌上举至头,十指交叉相握,屈肘,双掌抱持枕部,肘后伸。屈膝下蹲成马步(图6-39A)。

3. 击鸣天鼓 弯腰俯身的同时,双手慢慢分开,掌心分别掩住耳郭,四指按于枕骨,食指从中指滑落,弹击天鼓,共击 24 次(图 6-39B)。

4. 直膝弯腰 慢慢向前俯腰,同时伸直下肢,双手用力抱于枕后,头低伸至胯下,足跟不离地,双目后视(图 6-39C)。

5. 收势 先深吸气,随势直腰屈膝,回复至马步下蹲,后缓缓伸膝直立,再缓缓呼气,双手同时回落至体侧。还原至预备势。

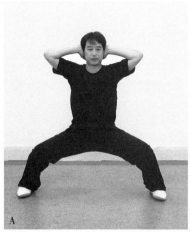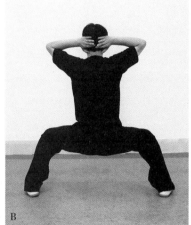

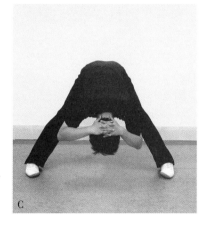

图 6-39 打躬势
A. 展臂抱枕;B. 马步下蹲;C. 直膝弯腰

【功效】本势重点锻炼颈项肌肉、上肢各肌群、胸大肌、肋间肌、背阔肌、腰背肌和下肢后侧诸肌群等,可增强臂力、腰力、腿力。醒脑明目、固肾益智。用于头昏头晕、记忆力减退、视力模糊、耳鸣耳聋、腰膝酸软、失眠乏力等患者的调理和治疗。

掉尾势

1. 预备势　同韦驮献杵第一势的预备势。

2. 握指上托　并步直立,双手十指交叉握于小腹前,掌心向上提于胸前,旋腕翻掌,掌心上托至两肘欲直,目向前平视。

3. 后弓前俯　双手臂、头、脊背极力后仰,双膝微屈,足不离地,全身尽力绷紧,犹如拉紧弓弦,两目上视,呼吸自然,切勿屏气,再俯身向前,随势掌心向下,推掌及地,掌心尽量紧贴地面,昂首抬头,目视前方,下肢挺直,足跟不离地(图 6-40A)。

4. 推掌及地　配合呼吸,深吸气时上身伸直,提掌至小腹前,深呼气时,上身前俯,推掌至地,如此往返 4 次(图 6-40B)。

5. 左右侧俯　向左侧转体 30°,随势向左前方俯身,双掌推至左脚外侧,尽量掌心贴地,双膝挺直,足跟勿离地,昂首抬头,目视右前方,由原路返回,身体转正,双手随势上托,再向右侧转体 30°。随势向右前方俯身,双掌推至右脚外侧,尽量掌心贴地,

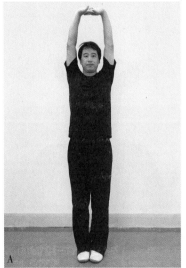 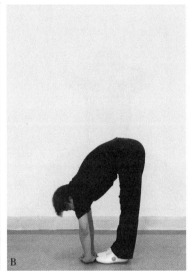

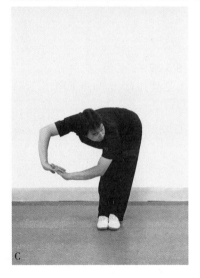

图6-40　掉尾势
A.后弓前俯;B.推掌及地;C.左右
侧俯

昂首抬头,目视左前方,再原路返回,身体转正,双手随势上托(图6-40C)。

　　6. 收势　先深吸气,同时起身直腰,呼气时,双手分开,缓缓收回身体两侧,还原至预备势。

　　【功效】本势重点锻炼背阔肌、竖脊肌、腹直肌、腹外斜肌、腹内斜肌、上肢肌群、下肢肌群等,增强腰背、胸腹、四肢及手指的肌力。强筋健骨、滑利关节。可用于颈椎病、肩臂劳损、腰背劳损、腕手部筋伤等患者的调理和治疗。

扫一扫
测一测

复习思考题

　　1. 试述推拿功法与推拿手法的关系。

2. 试述少林内功的特点及在临床中的运用。

3. 试述易筋经的特点及在临床中的运用。

4. 霸王举鼎势有何功效？

5. 摘星换斗势有何功效？

第七章

常见疾病推拿治疗

PPT 课件

07章015PPT

第一节　落　枕

落枕古医籍
精选

[8-7-1]

> **培训目标**
>
> 1. 普训阶段　掌握落枕的病因病机、临床特点、诊断与鉴别诊断以及治疗原则。
> 2. 专训阶段　掌握落枕的临床表现、诊断、鉴别诊断和诊疗常规。

落枕是指由于受寒或用枕失当等,颈项部软组织较长时间处于牵拉状态,静力性损伤所导致的以颈部疼痛僵直、活动受限为主的临床病症。本病又称"失枕",是常见的颈项部软组织损伤病症,损伤的组织可涉及颈项部肌肉、韧带、关节囊等。轻者数日可自愈,重者疼痛剧烈,迁延数周不愈。长期反复的落枕常是颈椎病的先兆。

【典型病例】

　　林某,男,40岁。1天前因睡觉受凉后致颈项部疼痛伴颈部活动受限,颈部拘紧麻木。专科查体:颈椎曲度稍变直,颈项部肌肉紧张,双侧风池、肩井、天宗穴压痛明显,颈椎活动明显受限。

问题1:为进一步明确诊断及证型,还需要询问哪些相关病史? 如何归纳病史特点?

思路:青年男性,1天前因睡觉受凉后致颈项部疼痛伴颈部活动受限。首先需要考虑的是落枕,尤其是风寒型落枕,必要时需要考虑颈椎病。

为了进一步明确诊断,需补充了解以下病史:

询问疼痛:包括疼痛的诱因、具体部位,以及疼痛性质、疼痛的程度、疼痛加重与缓解的情况。

询问伴随症状与即刻症状:有无头晕、手麻、放射性疼痛等。

询问发病后相关诊疗过程:以助于明确诊断与制订诊疗方案。

依照中医四诊要求,收集临床资料,问诊部分参照"十问歌"。

询问既往史、个人史、婚育史、过敏史、家族史等以助于鉴别诊断与选择诊疗方案。

完善病史:1天前因睡觉受凉后致颈项部疼痛伴颈部活动受限,颈部拘紧麻木,疼痛放射至肩背部,以胀痛、酸痛为主,头向右旋转时疼痛加剧。专科查体:颈椎曲度稍变直,颈项部肌肉紧张,双侧风池、肩井、天宗穴压痛明显,颈椎活动明显受限,以前屈、右侧屈、右旋转受限明显。曾就诊于外院骨科,摄颈椎正侧位X线片:颈椎生理曲度改变。未予以治疗,自行回家热敷、休息,有所缓解。

📋 **知识点 1**

病 因 病 机

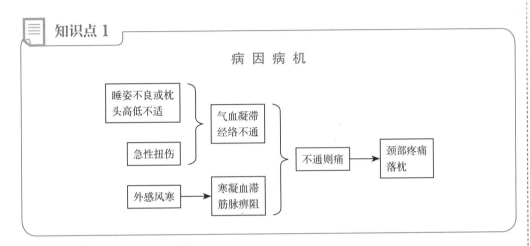

问题2:还应做哪些专科检查与辅助检查?

思路:落枕发病多为斜方肌、肩胛提肌及胸锁乳突肌等肌肉痉挛所致;伴肩背部放射痛需要考虑是否压迫神经。

为了进一步明确诊断,需做以下专科检查与辅助检查:

视诊:颈部外观活动度,有无肌肉萎缩等。

触诊:压痛,皮温,颈椎生理曲度,颈周软组织张力等。

叩诊:叩击痛,叩击放射痛等。

动诊:颈部外观活动度,肩关节活动度等。

特殊试验:如臂丛神经牵拉试验,压顶试验,旋颈试验等。

感觉、肌力、腱反射、病理征:四肢肌力、肌张力等。

舌象、脉象:四诊合参。

辅助检查:颈椎正侧位、张口位X线片等。

完善专科检查与辅助检查:颈部外观活动度:前屈10°,后伸30°,左侧屈45°,右侧屈20°,左旋转60°,右旋转30°。颈椎生理曲度变直,臂丛神经牵拉试验阴性,压顶试验阴性,旋颈试验阴性。四肢肌力、肌张力正常,双侧病理征未引出。舌淡,苔薄白,脉弦紧。颈椎正侧位、张口位X线片:颈椎生理曲度改变。

问题3:初步的中医、西医诊断是什么?其诊断依据有哪些?常见的鉴别诊断有哪些?

思路:根据症状、体征、影像学三结合原则进行西医诊断,常与颈椎病、寰枢椎半脱位等鉴别诊断。通过四诊、辨病因病机、辨病位等进行中医诊断与类证鉴别。

 知识点 2

诊 断 要 点

1. 突然发病,常因睡觉姿势不当所致。

2. 颈项部疼痛及活动受限,疼痛主要在项部,也可以模糊地放射至头、背和上肢。

3. 颈项部受累肌肉有明显压痛。若为胸锁乳突肌痉挛,触诊胸锁乳突肌时,可触及肌紧张感和压痛;若为斜方肌痉挛,在锁骨外 1/3 处或肩井穴处或肩胛骨内侧缘处可触及肌紧张感和压痛;若为肩胛提肌痉挛,在第 1~4 颈椎棘突旁和肩胛骨内上角处可触及肌紧张感和压痛。

4. 被动运动颈部可诱发疼痛或使疼痛加剧。

5. 颈椎 X 线片检查常无明显异常,少数患者侧位片可见颈椎生理性前凸减小或变直等。

落枕的鉴别
诊断

EB-7-1-2

知识点 3

鉴 别 诊 断

本病需与寰枢关节半脱位、颈椎病等疾病相鉴别。

落枕的辨证
分型

EB-7-1-3

知识点 4

辨 证 分 型

本病可分为瘀滞型和风寒型。

问题 4:如何进行推拿治疗? 患者如何进行防护?

思路:以督脉与手、足太阳经脉,手太阳与少阳经筋为主,手法结合功法治疗。也可以筋骨理论等指导治疗。注意用枕卫生与加强颈项部功能锻炼。

落枕推拿
手法操作

EB-7-1-4

知识点 5

推 拿 治 疗

1. 治疗原则　舒筋活血,解痉止痛。

2. 部位及取穴　颈项部及上肢;落枕穴、手三里、合谷、后溪、肩井、风池、风府、曲池、阿是穴等。

3. 手法　点按法、揉法、滚法、拿法、擦法、拔伸法、扳法等。

4. 手法操作　放松手法、调整手法和结束手法。

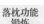

落枕功能
锻炼
ER-7-1-5

知识点 6

防　护

1. **预后**　推拿治疗效果明显,配合功能锻炼,增加颈部肌肉力量,可获得较好疗效。

2. **注意事项**　避免长时间单一姿势伏案工作。卧枕以舒适为宜,并保持良好睡姿。经常发生落枕的患者,睡卧时垫枕高低要适当,注意颈项部保暖,并尽早采取有效措施治疗,避免病情加重或演变为颈椎病。

3. **功能锻炼**　可明显增强患者颈部肌肉力量,增加颈椎的稳定性,有利于维持各种治疗的疗效。急性期过后,即可开始功能锻练。

【临证要点】

1. 晨起后颈项剧烈疼痛,颈部活动时疼痛明显加重,颈部活动明显受限,考虑落枕可能,可通过体格检查、触诊等来明确。

2. 患者颈项可相对固定在某一体位特定姿势,各方向活动均受牵掣,先确定落枕可能,通过 X 线鉴别诊断。

3. 明确落枕后,要考虑是否有颈椎病可能,可通过特殊试验,如臂丛神经牵拉试验、压顶试验、旋颈试验等来进行鉴别诊断。

【诊疗流程】

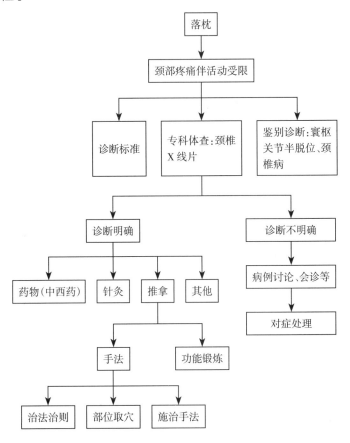

扫一扫
测一测

PPT 课件

颈椎病古
医籍精选

 复习思考题

1. 落枕的临床症状有哪些?
2. 论述推拿治疗落枕的基本操作。

第二节 颈 椎 病

培训目标

1. 普训阶段 掌握颈椎病的病因病机、临床特点、诊断与鉴别诊断以及治疗原则。
2. 专训阶段 掌握颈椎病的临床表现、诊断、鉴别诊断和诊疗常规。

由于颈椎间盘组织退行性改变及其继发病理改变累及周围组织结构(神经根、脊髓、椎动脉、交感神经等),出现相应的临床表现称为颈椎病。相当于中医"项痹病""眩晕病"范畴。

【典型病例】

林某,女,40岁。因"反复颈项部疼痛5个月,加重伴左上肢放射痛3天"就诊。
专科检查:颈部肌肉僵硬紧张,C$_{4-5}$左侧棘旁、肩胛部压痛,臂丛神经牵拉试验、颈椎间孔挤压试验阳性,肌力、肌张力正常,腱反射对称引出,病理征未引出。

问题1:还需要了解哪些相关病史资料? 进行哪些体检? 需做哪些辅助检查?

思路:中青年女性,反复颈项部疼痛5个月,加重伴左上肢放射痛3天。首先需要考虑的是运动系统疾病,尤其是脊柱源性颈痛,必要时需要考虑心血管疾病反射致左上肢放射痛等其他系统疾病。

为了进一步明确诊断,需补充了解以下病史:

询问疼痛:包括颈痛的诱因、颈痛与左上肢放射痛的具体部位、疼痛的性质、疼痛的程度、疼痛加重与缓解的情况等。

询问伴随症状与即刻症状:心慌、胸闷、心悸、头晕、耳鸣,上肢肌肉萎缩等。

询问发病后相关诊疗过程:以助于明确诊断与制订诊疗方案。

依照中医四诊要求,收集临床资料,问诊部分参照"十问歌"。

询问既往史、个人史、婚育史、过敏史、家族史等以助于鉴别诊断与选择诊疗方案。

完善病史:患者长期伏案工作,5个月前出现颈项部疼痛,未予重视,症状反复发作。3天前劳累后出现颈项部疼痛,痛处固定,伴左上肢放射痛,颈部活动受限,头部后伸时上肢症状加剧,夜间疼痛更为明显。口服止痛药可以缓解疼痛4~6小时,药效过后疼痛仍明显。舌暗,苔薄,脉涩。

还需完善体格检查:旋颈试验,四肢肌力、肌张力,四肢腱反射,浅反射;霍夫曼征、巴宾斯基征等病理征,闭目难立征。

辅助检查:颈椎 X 线摄片、CT 或 MRI,经颅多普勒超声等。

知识点 1

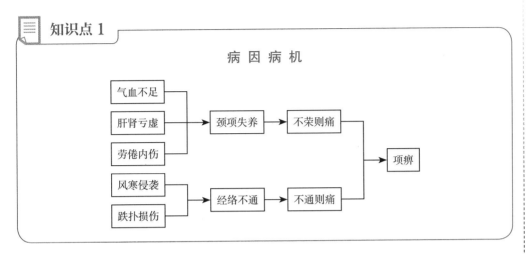

病 因 病 机

问题 2:该患者的初步诊断是什么? 如何进行鉴别诊断?

思路:根据症状、体征、影像学三结合原则进行西医诊断与鉴别诊断。通过四诊、辨病因病机、辨病位等进行中医诊断与类证鉴别。

知识点 2

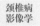

颈椎病
影像学

诊断要点

临床将颈椎病分为颈型、神经根型、椎动脉型、交感型、脊髓型及混合型。

(一) 颈型

1. 颈项部酸痛,颈肌痉挛,颈部活动受限。

2. 颈项部有广泛压痛,斜方肌、肩胛提肌、菱形肌、冈上肌等部位常能找到阳性点。部分患者可触及棘上韧带疼痛、肿胀,棘突偏移。

3. 臂丛神经牵拉试验、颈椎间孔挤压试验常为阴性。

4. 颈椎 X 线摄片可见颈椎生理曲度变直或反弓,可伴有不同程度的骨质增生。

(二) 神经根型

1. 颈项部疼痛,肌肉僵硬、痉挛,颈部活动受限,伴有上肢麻木、疼痛,常可波及手指。颈部后伸时症状可加重。

2. 病变部位相应的棘旁、肩胛部压痛,常可触及病变棘突偏歪。

3. 部分患者可伴有上肢肌力减退,上肢感觉过敏,上肢腱反射减弱或消失。

4. 臂丛神经牵拉试验、颈椎间孔挤压试验、叩顶试验阳性。

5. 颈椎 X 线摄片,正位片可见钩椎关节变尖,棘突偏歪;侧位片可见颈椎生理曲度变直或反弓,椎间隙变窄,椎体增生;斜位片可见相应椎间孔变小。

(三) 椎动脉型

1. 位置性眩晕、头痛、视物模糊、视力减退,甚则猝倒等症状。

笔记

2. 颈项部有压痛,棘突可有偏歪。颈椎后伸、旋转时可引起头晕、头痛等不适感。

3. 旋颈试验阳性。

4. 颈椎 X 线摄片,正位片可见钩椎关节变尖,棘突偏歪;侧位片可见颈椎生理曲度变直或反弓,椎间隙变窄,椎体增生。经颅多普勒超声(TCD)可见血流速度降低。

(四)交感型

1. 颈项部酸痛或无明显症状,出现心慌、胸闷、心悸、头晕、耳鸣等症状,但排除相关器质性病变。

2. 颈项部有压痛,棘突或横突可有偏移。

3. 颈椎 X 线摄片,正位片可见钩椎关节变尖,棘突偏歪;侧位片可见颈椎生理曲度变直或反弓,椎间隙变窄,椎体增生;斜位片可见椎间孔变小。

(五)脊髓型

1. 颈项部酸痛或无明显症状,单侧或双侧下肢麻木、困重,甚至行走困难如踩"棉花感",步态失稳;部分患者可有胸腹部发紧、感觉异常等症状。最后出现上肢症状:一侧或双侧上肢麻木、疼痛、无力,不能做精细动作,甚至不能自己进食。

2. 肌力减退,肌张力增高,腱反射亢进,浅反射减弱或消失;霍夫曼征、巴宾斯基征等病理征阳性。

3. 颈椎 X 线摄片,正位片可见钩椎关节变尖,棘突偏歪,椎间隙变窄;侧位片可见颈椎生理曲度变直或反弓,椎间隙变窄,椎体增生。

4. 颈椎 CT 或 MRI 能够准确地反映脊髓受压情况。

(六)混合型

有上述两种类型或两种以上表现的为混合型颈椎病。但临床上往往仍较为明显地表现为某一种类型的症状。

颈椎病的
鉴别诊断
LB-7-2-3

颈椎病的
辨证分型
LB-7-2-4

知识点 3

鉴 别 诊 断

本病应与落枕、颈肩背部肌筋膜炎、肩关节周围炎、胸廓出口综合征、梅尼埃病、脊髓空洞症、脊髓肿瘤、颈椎结核等疾病相鉴别。

知识点 4

辨 证 分 型

本病可分为风寒湿型、气滞血瘀型、痰湿阻络型、肝肾不足型和气血亏虚型。

问题3：该患者如何进行推拿治疗？

思路：以督脉与手、足太阳经脉，手三阳经筋为主，手法结合功法治疗。也可以筋骨理论等指导治疗。

 知识点 5

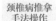
颈椎病推拿
手法操作
ER-7-2-5

推 拿 治 疗

1. 治疗原则　行气活血，疏经通络，理筋整复。

2. 部位及取穴　头、颈、肩、背部及上肢；风池、风府、缺盆、天柱、大椎、肩井、天宗、肩中俞、肩外俞、肩髃、曲池、内关、外关、合谷、百会、头维等。

3. 手法　揉法、滚法、弹拨法、拿法、按法、擦法、拔伸法、扳法等。

4. 操作　理筋手法和调整手法。

知识点 6

颈椎病功能
锻炼
ER-7-2-6

防 护

1. 预后　多数颈椎病患者，尤其是中青年因不良习惯造成的颈型颈椎病患者，手法治疗效果良好。神经根型颈椎病预后良好，但是伴有肌肉萎缩者预后较差。年轻的椎动脉型颈椎病患者有时有即刻效果，而中老年人椎动脉型颈椎病患者时作时息。脊髓型颈椎病患者一般预后较差，治疗时慎用扳法；有手术指征者应建议及早手术。

多数颈椎病患者有从急性发作到缓解、再发作、再缓解的规律。手法治疗时从脊柱乃至人体整体的骨骼力学平衡，及相关肌肉群，筋膜的前后、左右、上下张力平衡去综合考虑、辨证施治，将有助于提高疗效，减少复发。另外，患者本人改变不良姿势与习惯，坚持规律的颈椎自我康复功法锻炼是颈椎病未病先防、瘥后防复的关键。

2. 注意事项

（1）推拿手法平时应勤于练习，熟练后方可应用。临床操作时应轻柔、渗透，避免手法过度、过量或暴力、蛮力，尤其是颈椎扳法有明确应用指征，其操作也有严格的规范。过度或错误使用颈椎扳法，可产生颈椎伤害，甚至脊髓损伤等严重后果。

（2）注意推拿环境，避免颈肩部受寒。

（3）对颈椎病患者进行专科宣传教育。

3. 功能锻炼　功法锻炼可使项背部肌肉得到充分的舒缩、伸展，以利于消除项背部肌肉的疲劳，增强颈部功能。

【临证要点】

1. 有一侧上肢肢体放射痛者，要排除心脏疾病（如心绞痛）及肝胆疾病（如胆道结石放射痛）所致的放射症状，可通过心电图、上腹部彩超检查鉴别。

2. 有肢体放射痛或四肢麻木、无力，或双下肢踩棉花感者，需注意颈椎节段椎管内髓外硬脊膜下肿瘤、椎间孔及其外周的神经纤维瘤、肺尖附近的肿瘤均可能引起上肢疼痛，可通过颈椎 MRI 平扫、胸部 CT 平扫检查，以排除是否存在上述占位疾病。

3. 脊髓型颈椎病应与下列疾病鉴别，肌萎缩侧索硬化、多发性硬化、椎管内肿瘤、脊髓空洞，可通过颅脑 MRI 平扫、颈椎 MRI 平扫鉴别。

4. 椎动脉型颈椎病应与其他原因引起的椎基底动脉供血不足相鉴别，如椎动脉粥样硬化和发育异常等。椎动脉造影是最可靠的鉴别方法。

5. 交感神经型颈椎病应与下列疾病鉴别，冠状动脉供血不足、神经官能症、更年期综合征、其他原因所致的眩晕，可通过心电图、心脏冠状动脉 CT 检查、24 小时动态心电图等检查鉴别。

6. 食管压迫型颈椎病应与食管炎、食管癌引起的吞咽困难相鉴别，可通过胃肠镜鉴别。

【诊疗流程】

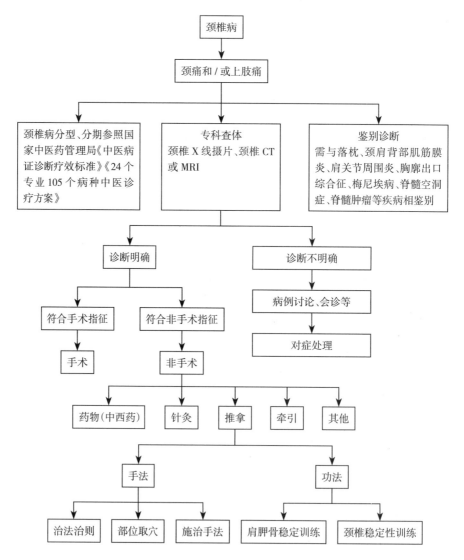

复习思考题

1. 脊髓型颈椎病的诊断要点有哪些？
2. 简述神经根型颈椎病的诊断依据。
3. 简述神经根型颈椎病的体征。
4. 颈椎病的诊断依据有哪些？
5. 颈椎病的治则是什么？简述推拿操作方法。

第三节　胸椎后关节紊乱症

07章03节PPT

培训目标

　　1. 普训阶段　掌握胸椎后关节紊乱症的病因病机、临床特点、诊断、鉴别诊断以及治疗原则。
　　2. 专训阶段　掌握胸椎后关节紊乱症的临床表现、诊断、鉴别诊断和诊疗常规。

图7-3-1

　　胸椎后关节紊乱症是指胸椎椎体的小关节解剖位置改变，以致胸部脊柱功能失常所引起的一系列临床表现，属于脊柱小关节功能紊乱的范畴。由于胸椎后关节滑膜嵌顿，和因部分韧带、关节囊紧张引起反射性肌肉痉挛，致使关节面交锁在不正常或扭转的位置上引起的一系列病变。多发生在胸椎第 3~7 段，女性发生率多于男性。以青壮年较常见，老人则很少发生。中医称为"胸椎错缝"。

【典型病例】

　　刘某，女性，33 岁。1 个月前开始背痛，同时伴反复胸闷、心悸及心前区隐痛，1 周前疼痛加重。专科检查：胸椎第 6、7 棘突及左侧椎旁压痛，可触及明显条索，无明显后凸，但胸椎第 6、7 棘突偏歪。X 线示：胸椎下段右侧弯，T_7 关节突关节不对称。心电图：窦性心动过缓。

　　问题 1：还需要询问哪些相关的病史？如何归纳病史特点？

　　思路：青年女性，背痛伴反复胸闷、心悸及心前区隐痛 1 个月，加重 1 周。首先需要考虑的是运动系统疾病，尤其是脊柱源性胸背痛，必要时需要考虑内脏源性胸背痛。

　　为了进一步明确诊断，还需要询问的相关病史包括：发病诱因（如 1 个月前因剧烈运动后诱发）、疼痛部位（如背部左侧）、性质：刺痛；加重与缓解：伏案工作稍久加重，平卧略得缓解）、诊疗过程（如在某医院心内科就诊，摄 X 线平片：胸椎曲度变直，T_7 关节突关节不对称。心电图：窦性心动过缓。予以卧床休息、塞来昔布胶囊及甲钴胺片口服治疗 1 周后，症状有所缓解）等。

　　病史特点归纳包括：背痛伴反复胸闷、心悸及心前区隐痛 1 个月，加重 1 周。疼痛以背部左侧刺痛为主;伏案工作稍久即加重,平卧略得缓解。

知识点1

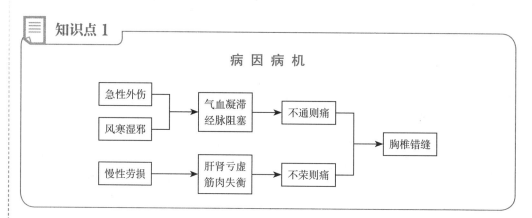

病 因 病 机

问题2:还应做哪些专科检查与辅助检查?

思路:脊柱源性胸背痛需要从视、触、叩、听、动、量诊进行专科检查,并注意与内脏源性胸背痛相鉴别。

体位:被动体位。

背部外观活动度:前屈 30°,后伸 15°,左侧屈 50°,右侧屈 50°,左右旋转 30°。

望诊及胸椎触诊:脊柱胸段向左侧凸,背部生理弧度平直,两侧背肌肌张力增高,T_7 左侧可触及条索。

舌苔、脉象:舌质暗红,苔薄白,脉紧。

辅助检查:摄 X 线平片,示胸椎曲度变直,T_7 关节突关节不对称。心电图:窦性心动过缓。

问题3:该患者初步的中西医诊断是什么? 陈述诊断依据和鉴别诊断要点。

思路:根据症状、体征、影像学三结合原则进行西医诊断与鉴别诊断。通过四诊、辨病因病机、辨病位等进行中医诊断与类证鉴别。

知识点2

诊 断 要 点

1. 有外伤史或长期不良姿势史。

2. 错位节段的棘突有明显压痛、叩击痛或偏歪。棘旁软组织可有不同范围和程度的紧张甚至痉挛,触之常有条索样物感,压之常有疼痛感。

3. X 线检查首先应排除脊柱结核、肿瘤、骨折等疾病。由于胸椎后关节错位为解剖位置上的细微变化,故 X 线摄片常不易显示,部分患者有患椎棘突偏歪的改变。

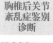

胸椎后关节
紊乱症鉴别
诊断

知识点3

鉴 别 诊 断

本病需与劳损性胸椎侧凸症、胸椎间盘突出症、胸椎结核等疾病相鉴别。

知识点 4

胸椎后关节
紊乱症辨证
分型

ER-7-3-3

辨 证 分 型

本病常分为气滞血瘀型和风寒湿痹型。

问题4:该患者如何进行推拿治疗?

思路:以督脉与足太阳膀胱经脉为主,手法结合功法治疗。也可以筋骨理论等指导治疗。

知识点 5

胸椎后关节
紊乱症推拿
手法操作

ER-7-3-4

推 拿 治 疗

（一）急性期治疗

1. 治疗原则　解痉止痛,理筋整复。

2. 部位及取穴　背部督脉、膀胱经背俞穴为主,身柱、神道、灵台、至阳、风门、肺俞、厥阴俞、心俞、督俞、膈俞等。

3. 手法　一指禅推法、擦法、按揉法、按压法、运动关节类手法等。

4. 操作　松解手法与调整手法为主。

（二）缓解期治疗

1. 治疗原则　温经通络,行气活血。

2. 部位及取穴　背部督脉、膀胱经背俞穴为主,华佗夹脊穴、身柱、神道、灵台、至阳、风门、肺俞、厥阴俞、心俞、督俞、膈俞等。

3. 手法　一指禅推法、按法、揉法、擦法等。

4. 操作　松解手法为主。

知识点 6

胸椎后关节
紊乱症功能
锻炼

ER-7-3-5

防 护

1. 预后　推拿治疗效果明显,配合功能锻炼,增加背部肌肉力量,可获得更好疗效。

2. 注意事项　治疗期间,患者宜卧硬板床休息,并注意背部保暖;减少伏案工作时间,降低对肌肉筋膜的负担。

3. 功能锻炼　急性期过后,即可开始腰背肌功能锻练。可明显增强患者腰背肌肌力,增加胸椎的稳定性,有利于维持各种治疗的疗效。

【临证要点】

1. 西医诊断主要依据是胸椎椎体的小关节解剖位置改变,导致胸部脊柱功能失常所引起的一系列临床表现以及相应的影像学表现,中医辨证多为风寒、损伤、筋伤等。

2. 治疗方案主要是解痉止痛,理筋整复。解痉止痛的方法主要是松解背部肌肉,以一指禅推法、滚法、按揉法等在胸背部交替操作。理筋整复的方法主要是采用抱颈提升法或采用胸椎对抗复位扳法操作,以调整关节错缝。

3. 急性期过后即可开始腰背肌功能锻炼。主要采用抬头背伸、开阔胸怀、仙鹤点水等方法。

【诊疗流程】

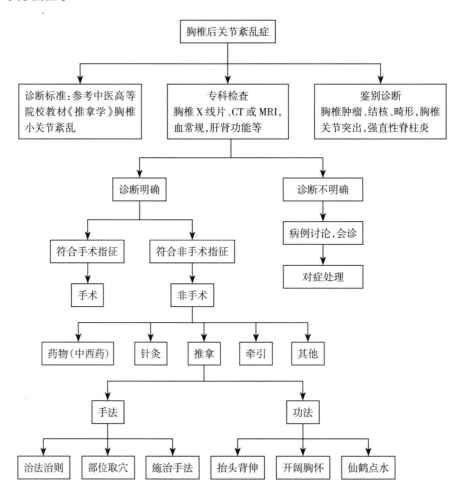

? 复习思考题

1. 何为胸椎后关节紊乱症?

2. 胸椎后关节紊乱症的主要发病原因有哪些?

3. 胸椎后关节紊乱症急性期的临床表现有哪些?

4. 胸椎后关节紊乱症的主要关键手法有哪些? 如何操作?

5. 如何理解《素问·举痛论》"寒气客于背俞之脉则脉泣,脉泣则血虚,血虚则痛,其俞注于心,故相引而痛,按之则热气至,热气至则痛止矣"的含义?

第四节　急性腰扭伤

PPT 课件

07章04节PPT1

培训目标

　　1. 普训阶段　掌握急性腰扭伤的病因病机、临床特点、诊断与鉴别诊断以及治疗原则。

　　2. 专训阶段　掌握急性腰扭伤的临床表现、诊断、鉴别诊断和诊疗常规。

　　急性腰扭伤是腰骶、骶髂及腰背两侧的肌肉、筋膜、韧带、关节囊及滑膜等软组织的急性损伤病症,俗称"闪腰""岔气"。本病多发于青壮年和体力劳动者,男性多于女性。急性腰扭伤属中医学"腰痛病"范畴。

【典型病例】

　　患者,男性,22 岁。2 天前突然开始出现腰骶部疼痛,腰部活动受限。专科检查:腰骶部肌肉僵硬,L_2~L_5 双侧棘旁压痛(+)、叩击放射痛(±),双侧直腿抬高试验及加强试验(-)。

　　问题 1: 为了进一步明确诊断及证型,需要补充哪些病史内容?

　　思路: 患者为青年男性,2 天前突然出现腰骶部疼痛,腰部活动受限,疼痛剧烈,发病时间较短。首先需要考虑的是有无外伤史,尤其是判断有无骨折等疾病的发生。

　　为了进一步明确诊断,需补充了解以下病史:

　　询问疼痛:包括腰痛的诱因(如有无受过外伤)、具体疼痛部位、疼痛性质、疼痛程度、疼痛加重与缓解的情况。

　　询问伴随症状与即刻症状:发热,肿胀,麻木,痉挛,间歇性跛行等。

　　询问发病后相关诊疗过程:有助于明确诊断与制订诊疗方案。

　　依照中医四诊要求,收集临床资料,问诊部分参照"十问歌"。

　　询问既往史、个人史、婚育史、过敏史、家族史等以助于鉴别诊断与选择诊疗方案。

　　完善病史:患者 2 天前因搬重物时姿势不当诱发,立即出现腰骶部疼痛,伴腰部活动受限,疼痛剧烈,呈针刺样,咳嗽及深呼吸时疼痛加剧,休息后不能缓解。当天曾在外院骨科就诊,摄 X 线平片:腰椎生理曲度变浅,椎间隙左右不等宽,予以卧床休息、尼美舒利口服治疗后,上述症状未见明显缓解。

知识点 1

病 因 病 机

　　本病的主要病机是:实者多因劳力扭伤或因外感风寒湿热诸邪所致,虚者不外肾虚。

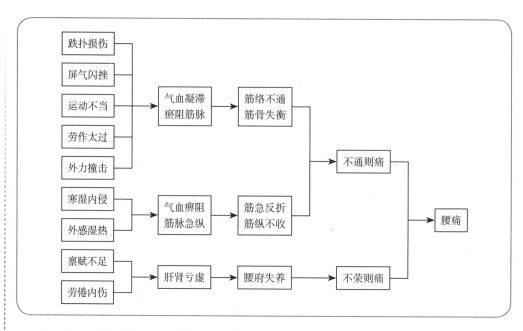

问题2：还应做哪些专科检查与辅助检查？

思路：患者腰臀部疼痛剧烈，专科检查显示 $L_2 \sim L_5$ 双侧棘旁压痛（＋）、叩击痛（±），此时需要进行辅助检查以判断是否有骨折发生，还是单纯的急性腰部扭伤导致的剧烈疼痛，另外还需要排除是否存在腰椎间盘突出等其他情况。

为了进一步明确诊断，需做以下专科检查与辅助检查：

视诊：腰骶部与下肢皮肤毛发，步态，腰部外观活动度，有无肌肉萎缩等。

触诊：压痛，皮温，腰椎生理曲度，脊柱侧弯情况，脊周软组织张力等。

叩诊：叩击痛，叩击放射痛等。

听诊：骨关节异常的声音，如摩擦音、弹响声等。

动诊：腰部外观活动度，髋、膝、踝关节活动度等。

量诊：两侧下肢测量，如大腿周径测量等。

特殊试验：如屈膝屈髋试验，"4"字试验，仰卧挺腹试验，坐位屈颈试验，拾物试验等。

感觉、肌力、腱反射、病理征：针刺觉，腰背与下肢肌力，膝、踝反射等。

舌象、脉象：四诊合参。

辅助检查：腰椎 CT 与 MRI 等。

完善专科检查与辅助检查：跛行步态，腰部外观活动度：前屈 15°，后伸 0°，左侧屈 0°，右侧屈 15°，左右旋转 15°。脊柱腰段向左侧凸，腰生理弧度平直，两侧骶棘肌肌张力增高。屈膝屈髋试验（－），"4"字试验（－），仰卧挺腹试验（－），坐位屈颈试验（－）。双下肢感觉对称，双踇趾跖屈肌力及背伸肌力 5 级，膝、踝反射（＋＋），病理征（－）。舌质暗红，苔薄白，脉紧。腰椎 MRI：腰椎退行性变。

问题3：患者初步的中医、西医诊断是什么？其诊断依据有哪些？常见的鉴别诊断有哪些？

思路：根据症状、体征、影像学三结合原则进行西医诊断与鉴别诊断。通过四诊、辨病因病机、辨病位等进行中医诊断与类证鉴别。

知识点 2

诊 断 要 点

1. 患者因搬重物时姿势不当引起腰部急性疼痛。
2. 腰骶部疼痛剧烈,呈针刺样,咳嗽时疼痛加剧,休息后不能缓解。
3. 腰椎生理曲度变浅,病变部位棘旁有压痛,轻度叩击痛,腰部活动受限。
4. 双下肢感觉对称,病理征阴性,直腿抬高或加强试验阴性,"4"字试验阴性,屈膝屈髋试验阴性。
5. X 线摄片检查,示腰椎生理曲度变浅,椎间隙左右不等宽。

知识点 3

鉴 别 诊 断

急性腰扭伤需与棘上韧带损伤、棘间韧带损伤、腰椎压缩性骨折、腰椎小关节紊乱、腰椎间盘突出症、第三腰椎横突综合征等疾病相鉴别。

急性腰扭伤
的鉴别诊断

CR-7-4-3

知识点 4

辨 证 分 型

急性腰扭伤可分为气滞血瘀型、寒湿痹阻型、湿热痹阻型和肝肾亏虚型。

急性腰扭伤
的辨证分型

CR-7-4-4

问题 4:如何进行推拿治疗?患者如何进行防护?

思路:以督脉与足太阳膀胱经脉、足太阳与足少阳经筋为主,手法结合功法治疗。也可以筋骨理论等指导治疗。

知识点 5

推 拿 治 疗

1. **治疗原则**　舒筋通络,活血散瘀,消肿止痛。
2. **部位及取穴**　背腰部及下肢,肾俞、命门、腰阳关、大肠俞、环跳、委中、承山等。
3. **手法**　滚法、推法、揉法、点压法、弹拨法、擦法、运动关节类手法等。
4. **手法操作**　滚揉舒筋法、点拨镇痛法、活血散瘀法、整复错位法、推膀胱经法、擦法等。

急性腰扭伤
的推拿手法
操作

CR-7-4-5

急性腰扭伤
的功能锻炼

ER-7-4-8

知识点 6

防 护

1. **预后** 推拿治疗效果明显,解除腰部肌肉痉挛,可获得较好疗效。急性腰扭伤的推拿治疗,首先要明确其损伤的部位及程度,对症施术是取得疗效的关键。本病诊断不困难,但仍需注意鉴别诊断,以防误诊漏诊。本病治疗及时,预后良好。若失治或拖延病情,转为慢性腰痛,预后较差。

2. **注意事项** 治疗期间,注意腰部保暖,减少腰部运动,卧床不要过硬,以舒适为度。病情缓解后可适当加强腰背肌肉锻炼。

3. **功能锻炼** 可明显增强患者腰腹肌肌力和腰部协调性,增加腰椎的稳定性,有利于维持各种治疗的疗效。急性期过后,即可开始腰背肌功能锻炼。包括:背伸锻炼、腰腹拮抗肌训练、太极拳、八段锦等。

【临证要点】

1. 急性腰扭伤多由间接外力所致,多发生在腰骶、骶髂部和两侧骶棘肌。

2. 急性腰扭伤的推拿治疗,首先明确其损伤的部位及程度,对症施术是取得疗效的关键。

3. 对小关节紊乱、滑膜嵌顿者,应纠正其紊乱,解除嵌顿的滑膜为先;对韧带损伤者,以损伤局部轻柔手法推拿为主,促使损伤韧带的修复。

4. 损伤早期减少腰部活动,注意腰部保暖,卧床不要过硬,以舒适为度,病情缓解后可适当加强腰背肌肉锻炼。

【诊疗流程】

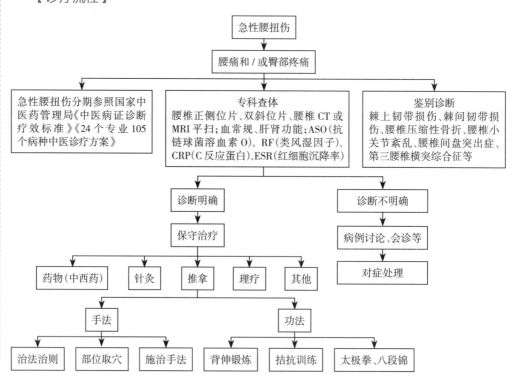

复习思考题

1. 急性腰扭伤的诊断要点有哪些?
2. 论述推拿治疗急性腰扭伤的基本操作。

第五节 慢性腰肌劳损

PPT 课件

培训目标

1. 普训阶段 掌握慢性腰肌劳损的病因病机、临床特点、诊断与鉴别诊断以及治疗原则。
2. 专训阶段 掌握慢性腰肌劳损的临床表现、诊断、鉴别诊断和诊疗常规。

慢性腰肌劳损古医籍精选

慢性腰肌劳损主要是指腰骶部肌肉、筋膜、韧带等软组织的慢性损伤,导致局部无菌性炎症,从而引起腰骶部一侧或两侧弥漫性疼痛,临床上以腰部酸痛、发病缓慢、不能耐劳、病程较长、易于复发为特点,是慢性腰腿痛中常见的疾病之一,又称"腰背肌筋膜炎""功能性腰痛""姿势性腰痛"等。本病好发于体力劳动者和长期静坐、缺乏运动锻炼的文职人员。慢性腰肌劳损属于中医学"腰痛病"范畴。

【典型病例】

患者,男性,46 岁。近 5 年反复出现腰部疼痛不适,2 周前疼痛加重,每逢阴雨天或劳累后腰部疼痛加重。专科检查:L₂~L₅棘旁压痛(+)、叩击放射痛(-),双侧直腿抬高试验及加强试验(-)。

问题 1:为了进一步明确诊断及证型,需要补充哪些病史内容?

思路:中年男性,反复腰部疼痛不适 5 年,加重 2 周。首先需要考虑的是运动系统疾病,尤其是软组织损伤性腰痛,必要时需要考虑脊柱源性腰痛、内脏源性腰痛和风湿免疫系统疾病引起的腰痛。

为了进一步明确诊断,需补充了解以下病史:

询问疼痛:包括腰痛的诱因、疼痛的具体部位、疼痛的性质、疼痛的程度、疼痛加重与缓解的情况。

询问伴随症状与即刻症状:发热,肿胀,腰部活动、乏力,麻木、痉挛、间歇性跛行等。

询问发病后相关诊疗过程:以助于明确诊断与制订诊疗方案。

依照中医四诊要求,收集临床资料,问诊部分参照"十问歌"。

询问既往史、个人史、婚育史、过敏史、家族史等以助于鉴别诊断与选择诊疗方案。

完善病史:患者 5 年前无明显诱因出现腰部酸疼不适,2 周前因劳累后加重,疼痛呈持续性,弯腰及翻身时疼痛加重,无腰部乏力感,无双下肢放射痛、麻木,经休息后疼痛可稍缓解,每逢阴雨天和劳累后疼痛加重。3个月前曾在外院骨科就诊,摄X线平片:腰椎退行性改变。予以卧床休息、牵引等治疗1个月后症状有所缓解。

📄 **知识点 1**

病 因 病 机

慢性腰肌劳损的主要病机是以正气虚弱为内因,外邪入侵为外因,加之过度劳损和机体衍生瘀阻之物,而逐渐发病。

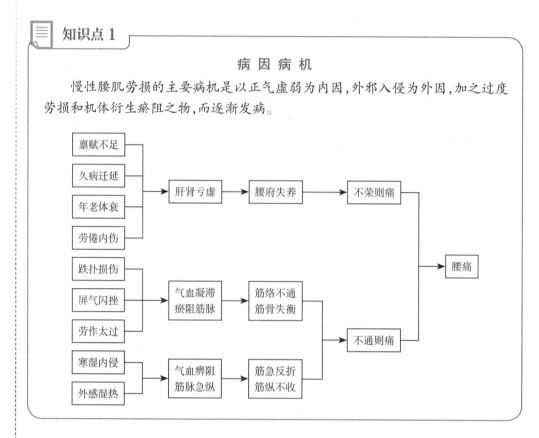

问题2:还应做哪些专科检查与辅助检查?

思路:软组织损伤性腰痛需要考虑是急性发作还是慢性劳损所致,还需要与脊柱源性腰痛相鉴别。

为了进一步明确诊断,需做以下专科检查与辅助检查:

视诊:腰骶部与下肢皮肤毛发,步态,腰部外观活动度,有无肌肉萎缩等。

触诊:压痛,皮温,腰椎生理曲度,脊柱侧弯情况,脊周软组织张力等。

叩诊:叩击痛,叩击放射痛等。

听诊:骨关节异常的声音,如摩擦音、弹响声等。

动诊:腰部外观活动度,髋、膝、踝关节活动度等。

量诊:两侧下肢测量,如大腿周径测量等。

特殊试验:如直腿抬高试验及加强试验,屈膝屈髋试验,"4"字试验,仰卧挺腹试验,坐位屈颈试验,股神经牵拉试验,腰后伸试验等。

感觉、肌力、腱反射、病理征:针刺觉,腰背与下肢肌力,膝、踝反射等。

舌象、脉象:四诊合参。

辅助检查:实验室检查如 ASO、RF、CRP、ESR、HLA-B27 等,影像学检查如腰椎X线、CT 与 MRI 等。

完善专科检查与辅助检查:步态正常,腰椎外观活动度:前屈 90°,后伸 30°,左侧屈 30°,右侧屈 30°,左右旋转 30°。腰部肌肉紧张,腰椎生理曲度变浅,L_3~L_5 双侧棘旁压痛(+)、叩击放射痛(−),双侧直腿抬高试验及加强试验(−),屈髋屈膝试验(−),双侧"4"字试验(−),仰卧挺腹试验(−),坐位屈颈试验(−),跟臀试验(−)等。双下肢感觉对称,双踇趾跖屈肌力及背伸肌力 5 级,膝、踝反射(++),病理征(−)。舌质暗红,苔薄白。脉紧。腰椎 X 线片:腰椎退行性变。

慢性腰肌劳损腰椎X线

问题 3:初步的中医、西医诊断是什么? 其诊断依据有哪些? 常见的鉴别诊断有哪些?

思路:根据症状、体征、影像学三结合原则进行西医诊断与鉴别诊断。通过四诊、辨病因病机、辨病位等进行中医诊断与类证鉴别。

知识点 2

诊 断 要 点

1. 有慢性损伤或急性损伤未愈病史。

2. 腰痛以酸痛为主,反复发作,运动功能基本正常,阴雨天或劳累后加重,休息后减轻。

3. 肌痉挛常表现在一侧骶棘肌,臀肌或两侧,压痛点广泛,以棘突两侧、腰椎横突及髂后上棘为最多见。疼痛牵涉至臀部及大腿前外侧,很少到小腿与足部。

4. 直腿抬高试验正常,部分患者主动抬高不正常,而被动抬高则接近正常,踝反射正常,亦无伸踇肌力障碍。

5. X 线片可有隐性脊柱裂、移行椎等,完善 ESR、ASO、HLA-B27 等相关检查,排除免疫系统疾病。

知识点 3

鉴 别 诊 断

本病应与腰椎间盘突出症、增生性脊柱炎、陈旧性腰椎骨折、腰椎管狭窄症、棘上韧带和棘间韧带劳损等疾病相鉴别。

慢性腰肌劳损的鉴别诊断

知识点 4

辨 证 分 型

本病可分为气滞血瘀型、寒湿痹阻型、湿热痹阻型、肝肾亏虚型。

慢性腰肌劳损的辨证分型

问题 4:如何进行推拿治疗? 患者如何进行防护?

思路:以督脉与足太阳膀胱经脉、足太阳与足少阳经筋为主,手法结合功法治疗。也可以筋骨理论等指导治疗。

慢性腰肌
劳损推拿
手法操作
ER-7-5-5

知识点 5

推 拿 治 疗

1. 治疗原则　舒筋通络,温经活血,解痉止痛。

2. 部位及取穴　腰臀部及下肢,三焦俞、肾俞、气海俞、大肠俞、关元俞、膀胱俞、志室、秩边、委中、承山等。

3. 手法　揉法、按压法、擦法、弹拨法、拍击法、擦法及被动运动手法等。

4. 手法操作　腰部循经解痉手法、腰椎整复手法和腰部整理手法。

慢性腰肌
劳损腰椎
功能锻炼
ER-7-5-6

知识点 6

防 护

1. 预后　推拿治疗效果明显,配合功能锻炼,增加腰部肌肉力量,可获得较好疗效。注意腰部保暖,纠正不良姿势,避免长期弯腰和腰部负荷劳动是防止复发或者减轻临床症状的关键。

2. 注意事项　治疗期间,注意腰部保暖,减少腰部运动,卧床不要过硬,以舒适为度。腰椎生理曲度消失或反弓者,宜仰卧位在腰部垫枕矫正;腰椎生理曲度增大者,宜仰卧位在臀部垫枕矫正。

3. 功能锻炼　适当的功能锻炼可明显增强患者腰腹肌肌力和腰部协调性,增加腰椎的稳定性,有利于维持各种治疗的疗效。包括背伸锻炼、腰腹拮抗肌训练、太极拳、八段锦等。

【临证要点】

1. 慢性腰肌劳损以腰部酸痛、发病缓慢、不能耐劳、病程较长、易于复发为特点,腰部运动功能基本正常,不伴有下肢放射痛,直腿抬高及加强试验阴性,可通过腰椎CT 或 MRI 检查,与腰椎间盘突出症进行鉴别。

2. 慢性腰肌劳损的腰椎 X 线摄片检查一般无明显异常,若发现先天性结构变异,应注意排除腰骶部肿瘤、结核及脊柱损伤等情况。

3. 诊断慢性腰肌劳损时,除了要观察患者的症状和体征,还要进行实验室检查,以排除其他可能引发症状的疾病,并及时加以对症治疗。

4. 腰椎生理曲度消失或者反弓的患者,应该仰卧位腰部垫枕矫正;腰椎生理曲度增大者,宜仰卧位在臀部垫枕矫正。

5. 慢性腰肌劳损注意局部保暖,纠正不良弯腰姿势,避免长期弯腰和腰部超负荷负重劳动是防止复发或减轻临床症状的关键。

【诊疗流程】

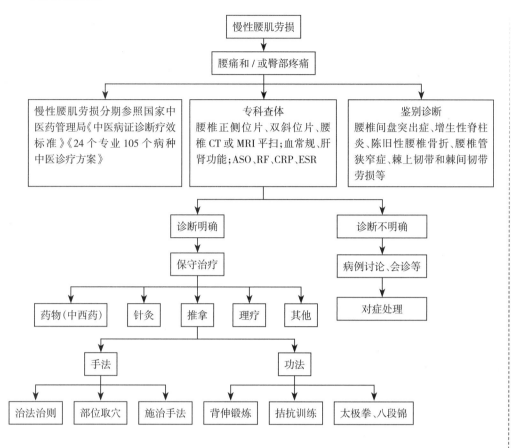

 复习思考题

1. 慢性腰肌劳损的诊断要点有哪些?
2. 论述推拿治疗慢性腰肌劳损的基本操作。

第六节 腰椎间盘突出症

 培训目标

1. 普训阶段 掌握腰椎间盘突出症的病因病机、临床特点、诊断与鉴别诊断以及治疗原则。

2. 专训阶段 掌握腰椎间盘突出症的临床表现、诊断、鉴别诊断和诊疗常规。

腰椎间盘突出症是由于腰椎间盘退变,髓核从损伤的纤维环处膨出或突出,突出部分及变性的纤维环压迫、刺激腰脊神经根、马尾神经,引起腰痛、下肢放射痛或膀胱直肠功能障碍等症状的一种疾患。该病多见于青壮年,好发年龄为 20~50 岁,男性多

扫一扫
测一测

PPT 课件
07章06节PPT

于女性,本病的突出部位多发生在 $L_{4~5}$ 和 $L_5~S_1$ 节段。腰椎间盘突出症属于中医"腰痛病"范畴。

【典型病例】

患者,女性,25 岁。半年前开始腰痛,疼痛沿左下肢逐步放射到左足背,1 周前疼痛加重。专科检查:$L_4~L_5$ 左棘旁压痛、叩击放射痛(+),直腿抬高试验右侧:70°,左侧:30°,加强试验(+)。

问题 1:为了进一步明确诊断及证型,需要补充哪些病史内容?

思路:患者为青年女性,腰痛伴左下肢放射痛半年,加重 1 周。首先需要考虑的是运动系统疾病,尤其是脊柱源性腰痛,必要时考虑内脏源性腰痛。

为了进一步明确诊断,需补充了解以下病史:

询问疼痛:包括腰痛的诱因、腰痛与下肢痛的具体疼痛部位、疼痛的性质、疼痛的程度、疼痛加重与缓解的情况。

询问伴随症状与即刻症状:发热,消瘦,鞍区麻木、间歇性跛行等。

询问发病后相关诊疗过程:以助于明确诊断与制订诊疗方案。

依照中医四诊要求,收集临床资料,问诊部分参照"十问歌"。

询问既往史、个人史、婚育史、过敏史、家族史等以助于鉴别诊断与选择诊疗方案。

完善病史:半年前因搬重物后诱发,1 周前因咳嗽加重,疼痛部位在脊柱两侧及左下肢后外侧与足背;以胀痛为主;每遇咳嗽症状加重,平卧略得缓解。5 个月前曾在外院骨科就诊,摄 X 线平片:$L_4~L_5$ 椎间隙狭窄,予以卧床休息、牵引、塞来昔布胶囊及甲钴胺片口服治疗 1 个月后,症状有所缓解。

知识点 1

病 因 病 机

腰椎间盘突出症的主要病机,虚者不外肾虚,实者多因外感风寒湿热诸邪或因劳力扭伤所致。

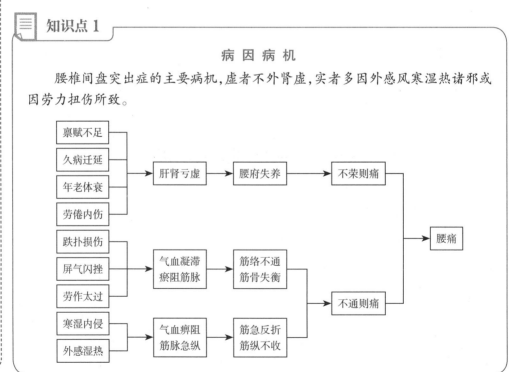

问题2：还应做哪些专科检查与辅助检查？

思路：脊柱源性腰痛需要考虑是椎管内还是椎管外因素所致；伴下肢放射痛需要考虑是根性疼痛还是干性疼痛。

为了进一步明确诊断，需做以下专科检查与辅助检查：

视诊：腰骶部与下肢皮肤毛发，步态，腰部外观活动度，有无肌肉萎缩等。

触诊：压痛，皮温，腰椎生理曲度，脊柱侧弯情况，脊周软组织张力等。

叩诊：叩击痛，叩击放射痛等。

听诊：骨关节异常的声音，如摩擦音、弹响声等。

动诊：腰部外观活动度，髋、膝、踝关节活动度等。

量诊：两侧下肢测量，如大腿周径测量等。

特殊试验：如屈膝屈髋试验，"4"字试验，仰卧挺腹试验，坐位屈颈试验，股神经牵拉试验，腰后伸试验等。

感觉、肌力、腱反射、病理征：针刺觉，腰背与下肢肌力，膝、踝反射等。

舌象、脉象：四诊合参。

辅助检查：腰椎 CT 与 MRI 等。

完善专科检查与辅助检查：跛行步态，腰部外观活动度：前屈 45°，后伸 0°，左侧屈 0°，右侧屈 15°，左右旋转 15°。脊柱腰段向左侧凸，腰生理弧度平直，两侧骶棘肌肌张力增高。屈膝屈髋试验（−），"4"字试验（−），仰卧挺腹试验（+）、坐位屈颈试验（+）。双下肢感觉对称，左踇趾背伸肌力 4 级，双踇趾跖屈肌力及右踇趾背伸肌力 5 级，膝、踝反射（++），病理征（−）。舌质暗红，苔薄白，脉紧。腰椎 MRI：$L_4 \sim L_5$ 椎间盘左后方突出。

腰椎间盘突出症腰椎影像学
ER-7-6-2

问题3：初步的中医、西医诊断是什么？其诊断依据有哪些？常见的鉴别诊断有哪些？

思路：根据症状、体征、影像学三结合原则进行西医诊断与鉴别诊断。通过四诊、辨病因病机、辨病位等进行中医诊断与类证鉴别。

知识点 2

诊断要点

1. 本病常发生于青壮年。有腰部外伤、慢性劳损或受寒湿史。大部分患者在发病前有慢性腰痛史。

2. 腰痛和／或向臀部及下肢放射，腹压增加（如咳嗽、喷嚏）时疼痛加重。

3. 脊柱侧弯，腰椎生理弧度消失，病变部位棘旁有压痛，并向下肢放射，腰部活动受限。

4. 下肢受累神经支配区有感觉过敏或迟钝，病程长者可出现肌肉萎缩。直腿抬高或加强试验阳性，膝、跟腱反射减弱或消失，受累神经支配肌肉肌力可减弱。

5. X 线摄片检查，脊柱侧弯，腰椎生理前凸消失，病变节段椎间隙改变，相邻椎体边缘有骨赘形成。CT、MRI 检查可显示椎间盘突出的部位及程度。

腰椎间盘
突出症的
鉴别诊断

ER-7-6-3

知识点 3

鉴 别 诊 断

腰椎间盘突出症需与腰椎管狭窄症、第三腰椎横突综合征、腰椎骨性关节炎、腰椎滑脱症、梨状肌综合征等疾病相鉴别。

腰椎间盘
突出症的
辨证分型

ER-7-6-4

知识点 4

辨 证 分 型

本病可分为气滞血瘀型、寒湿痹阻型、湿热痹阻型、肝肾亏虚型。

问题4:如何进行推拿治疗?患者如何进行防护?

思路:以督脉与足太阳膀胱经脉、足太阳与足少阳经筋为主,手法结合功法治疗。也可以筋骨理论等指导治疗。

腰椎间盘
突出症推拿
手法操作

ER-7-6-5

知识点 5

推 拿 治 疗

1. 治疗原则　舒筋通络,理筋整复。

2. 部位及取穴　背腰部及下肢,肾俞、大肠俞、承扶、殷门、委中、承山、昆仑、阳陵泉、解溪等。

3. 手法　揉法、按压法、擦法、弹拨法、运动关节类手法等。

4. 手法操作　腰部循经解痉手法、腰椎整复手法和腰部整理手法。

腰椎间盘
突出症腰椎
功能锻炼

ER-7-6-6

知识点 6

防 护

1. 预后　推拿治疗效果明显,配合功能锻炼,增加腰部肌肉力量,可获得较好疗效。巨大型椎间盘突出,髓核压迫神经根明显,并出现下肢肌力下降、感觉减退,严重影响生活工作,且保守治疗无效者,根据具体手术适应证选择适宜的手术治疗。

2. 注意事项　治疗期间,患者宜卧硬板床休息,并注意腰部保暖;腰椎间盘突出症中央型、巨大型、脱垂型,及神经有明显受损者,推拿治疗操作时宜慎重选用手法。

3. 功能锻炼　可明显增强患者腰腹肌肌力和腰部协调性,增加腰椎的稳定性,有利于维持各种治疗的疗效。急性期过后,即可开始腰背肌功能锻炼。包括:背伸锻炼、五点支撑、腰腹拮抗肌训练等。

笔记

【临证要点】

1. 西医诊断主要依据是腰痛和 / 或下肢放射痛、相应节段神经根受压体征,以及腰椎间盘突出相应影像学表现。中医辨证多为寒湿、血瘀、湿热、肾虚腰痛。

2. 治疗方案主要包括手术与非手术方案。手术适应证包括:腰椎间盘突出症病史超过半年,经过保守治疗无效;保守治疗时间至少 6 周,但不超过 3 个月。首次剧烈发作,尤以下肢症状明显,因疼痛难以行动及入眠,被迫处于屈髋屈膝侧卧位,甚至跪位;出现单根神经麻痹或马尾神经麻痹,表现为肌肉瘫痪或直肠、膀胱症状;中年患者,病史较长,影响工作或生活者;病史虽不典型,CT、MRI 示全盘退变或较大突出。对保守治疗有效,但症状反复发作且疼痛较重。椎间盘突出并有其他原因所致腰椎椎管狭窄。

3. 手法治疗以松解、调整、整理为主。急性疼痛期,手法宜轻柔;椎间盘向后突出较大、中央型突出或椎体后缘有骨赘者,慎用后伸扳法或旋转扳法。

4. 功能锻炼强调腰腹肌肌力和腰部协调性训练,从而增加腰椎的稳定性。

【诊疗流程】

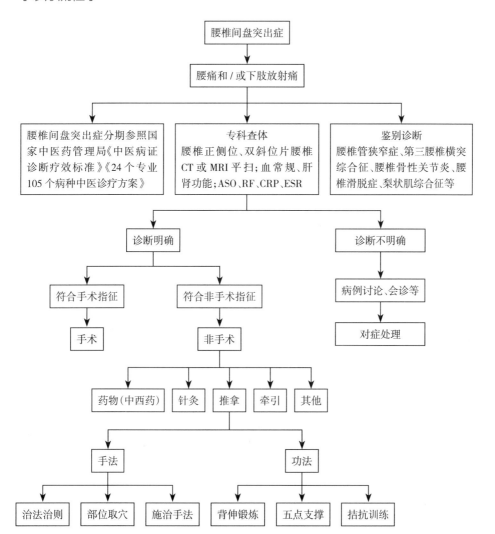

PPT 课件

腰椎骨性关
节炎古医籍
精选

？　复习思考题

1. 腰椎间盘突出症有哪些临床症状？
2. 腰椎间盘突出症有哪些临床体征？
3. 腰椎间盘突出症的推拿基本操作有哪些？
4. 腰椎间盘突出症的定义和推拿适应证是什么？
5. 腰椎间盘突出症的诊断标准是什么？

第七节　腰椎骨性关节炎

培训目标

1. 普训阶段　掌握腰椎骨性关节炎的病因病机、临床特点、诊断与鉴别诊断以及治疗原则。
2. 专训阶段　掌握腰椎骨性关节炎的临床表现、诊断、鉴别诊断和诊疗常规。

腰椎骨性关节炎又称为腰椎退行性骨关节病、腰椎增生性骨关节炎、腰椎骨质增生症等。好发于第三、四椎体，腰椎椎体和后突关节发生增生和骨赘，可引起腰臀部的局部疼痛和僵硬感。如增生或骨赘压迫局部血管和神经，可出现相应的放射痛和神经症状。腰椎骨质增生导致椎管狭窄时可出现间歇性跛行以及马尾综合征。

【典型病例】

患者，女性，65 岁。半年前开始腰部酸痛，近 1 周疼痛加重，有夜间静息痛，腰部屈伸、转侧受限，晨起及天气变化时疼痛明显，有腰部僵硬感，活动约 10 分钟后疼痛及僵硬感可减轻，久坐久站后腰痛可加重，无下肢放射痛，无间歇性跛行。

问题 1:为了进一步明确诊断及证型,需要补充哪些病史内容?

思路:患者为老年女性,反复腰痛 10 年,酸痛为主,加重 1 周。首先需要考虑运动系统疾病,尤其是脊柱源性腰痛,或内脏源性腰痛的可能。

为了进一步明确诊断,需补充了解以下病史:

询问疼痛:包括疼痛的诱因、具体疼痛部位、疼痛的性质、疼痛的程度、疼痛加重与缓解的因素。

询问伴随症状与即刻症状:发热,消瘦,鞍区麻木、间歇性跛行等。尤其注意的是内脏器质性病变,如心肌梗死、腹主动脉瘤、肠炎、肾结石等可能引起腰部附近的牵涉痛;除疼痛发作时可能出现与内脏相关的症状,如胸闷痛、心悸、汗出、腹痛、小便不利等。

依照中医四诊要求,收集临床资料,问诊部分参照"十问歌"。

询问既往史、个人史、婚育史、过敏史、家族史等以助于鉴别诊断与选择诊疗方案。

完善病史:患者 10 年前因滑倒导致腰部疼痛,腰痛反复发作,卧床休息可缓解,1 周前因受寒加重,疼痛部位在脊柱两侧,以酸痛为主,无下肢放射痛;每遇咳嗽、天气变化、晨起时症状加重,平卧或轻微活动略得缓解。既往曾有腰痛 10 年,无下肢放射痛等症状,休息可缓解。

腰痛发作至今,无发热消瘦、鞍区麻木、间歇性跛行等。疼痛发作时无胸闷心悸,无汗出,无腹痛、小便不利等症状。已婚已育,育一女,无过敏史,家族史无明显异常。

知识点 1

病 因 病 机

本病的主要病机,虚者不外肝肾亏虚,实者多因外感风寒湿热诸邪或因劳力扭伤所致。但结合该患者年龄偏大、病程时间较长的特点,其病机主要以肝肾亏虚为本,复感外邪或跌扑损伤而发。故临证时应分清先后缓急,标本兼顾。

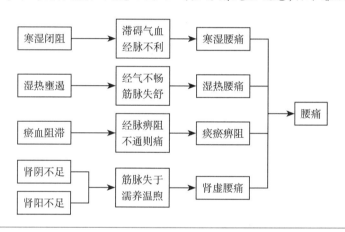

问题 2:还应做哪些专科检查与辅助检查?

思路:由腰椎骨性关节炎引起的腰痛,需要先考虑是椎管内还是椎管外因素所致,然后继续收集与腰椎骨性关节炎相关的内容。

为了进一步明确诊断,需做以下专科检查与辅助检查:

视诊:行走步态,站立姿态,腰部有无肌肉过度紧张、萎缩,关节周围有无出现红肿、皮疹等。

触诊:压痛,皮温,腰椎生理曲度,脊柱侧凸、侧弯情况,脊周软组织张力等。

叩诊:叩击痛,叩击放射痛等。

动诊:腰部外观活动度等。

特殊试验:如屈膝屈髋试验,"4"字试验,仰卧挺腹试验,坐位屈颈试验,股神经牵拉试验,腰后伸试验等。

感觉、肌力、腱反射、病理征:针刺觉,腰背与下肢肌力,膝、踝反射等。

舌象、脉象:四诊合参。

辅助检查:影像学检查,如腰椎 CT 与 MRI 等;实验室检查,如 HLA-B27、类风湿因子、抗链球菌溶血素 O、C 反应蛋白等。

专科检查:正常步态,腰部外观活动度:前屈 45°,后伸 15°,左侧屈 0°,右侧屈 15°,左右旋转 30°。脊柱腰段向右侧凸,腰生理弧度平直,两侧骶棘肌肌张力增高。屈膝屈髋试验(-),"4"字试验(-),仰卧挺腹试验(+),坐位屈颈试验(-)。双下肢感觉对称,左趾背伸肌力 4 级,双趾跖屈肌力及右趾背伸肌力 5 级,膝、踝反射(-),病理征(-)。

辅助检查:摄 X 线腰椎正侧位及骨盆正位片,示 L_4~L_5 椎间隙狭窄,L_2~L_5 椎体骨质增生,L_3~L_4 双侧上下终板唇样变,双侧骶髂关节无明显异常。腰椎 MRI 平扫:矢状面 T_2WI 可见相应平面的椎间盘信号减低并向后突出,横断面可见椎间盘后缘向后突出;部分可见黄韧带肥厚。T_1WI 下可见 L_4、L_5 上下终板带状或斑片状低信号,T_2WI 表现为高信号。

实验室检查:HLA-B27、类风湿因子、抗链球菌溶血素 O、C 反应蛋白等均为阴性。

舌脉:舌暗红,苔白腻,脉沉细。

问题 3:初步的中医、西医诊断是什么?其诊断依据有哪些?常见的鉴别诊断有哪些?

思路:根据症状、体征、影像学、实验室检验结合原则进行西医诊断与鉴别诊断。通过四诊、辨病因病机、辨病位等进行中医诊断与类证鉴别。

腰椎骨性关节炎影像学

📋 知识点 2

诊断要点

1. 本病常发生于中老年。既往可能有慢性腰痛史。

2. 腰臀部疼痛和 / 或向下肢放射痛,久坐久站、受寒、腹压增加(如咳嗽、喷嚏)时疼痛加重。

3. 腰部活动受限,腰椎生理弧度消失,可能出现脊柱侧凸,病变部位棘旁有压痛。

4. 下肢受累神经支配区有感觉过敏或迟钝,病程长者可出现肌肉萎缩。直腿抬高试验可阳性,加强试验多阴性,膝、跟腱反射减弱,受累神经支配肌肉肌力可减弱。

5. X 线 正侧位片可见腰椎间隙变窄,上下椎体终板两侧边缘可见骨质增生,甚至可形成唇样变或骨桥。侧位片可见腰椎生理曲度减小,甚至消失;椎体前后缘骨质增生,关节突增生。当附着于椎体的骨刺脱落,可产生游离体;长期的骨关节炎易引起腰椎关节变形,或小关节的脱位或半脱位。

6. CT 各腰椎骨性关节面可出现毛糙,关节面下囊变,侧隐窝、椎间孔或椎管变形、狭窄,小关节有脱位或半脱位。腰椎间盘突出,后纵韧带、黄韧带肥厚、钙化等。

7. MRI 矢状面上可观察腰椎间盘对硬膜囊压迫的情况。在腰椎间盘退行性变和腰椎间盘突出中,除可以观察到继发椎体后缘拐角的骨质增生等变化外,在椎间盘上下相邻的椎体上下终板,常可发现继发高或低信号的片状影。此改变提示该处继发骨质增生或骨松质内骨髓造血组织为脂肪组织所代替。

笔记

知识点 3

鉴 别 诊 断

本病需与强直性脊柱炎、反应性关节炎、银屑病关节炎、类风湿关节炎、痛风性关节炎相鉴别。

腰椎骨性关节炎的鉴别诊断

知识点 4

辨 证 分 型

本病可分为寒湿型、湿热型、瘀血阻滞型和肾虚型。

腰椎骨性关节炎辨证分型

问题4：本病如何进行推拿治疗？患者如何进行防护？

思路：以督脉与足太阳膀胱经脉、足太阳与足少阳经筋为主，手法结合功法治疗。也可以筋骨理论等指导治疗。

知识点 5

推 拿 治 疗

1. 治疗原则　舒筋通络，理筋整复。

2. 部位及取穴　大肠俞、关元俞、秩边、环跳、殷门、委中、承山、阳陵泉、绝骨、昆仑、太冲等穴。

3. 手法　揉法、按压法、擦法、弹拨法、运动关节类手法等。

4. 手法操作　由松解、调整、整理手法三部分组成。

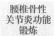

腰椎骨性关节炎推拿手法操作

知识点 6

防 护

1. 预后　推拿治疗效果明显，配合功能锻炼，增加腰部肌肉力量，可获得较好疗效。

2. 注意事项　治疗期间，患者宜卧硬板床休息，并注意腰部保暖。

3. 功能锻炼　可明显增强患者腰腹肌肌力和腰部协调性，增加腰椎的稳定性，有利于维持各种治疗的疗效。急性期过后，即可开始腰背肌功能锻炼，如五禽戏、八段锦等。

腰椎骨性关节炎功能锻炼

【临证要点】

1. 本病常发生于中老年，有并发腰椎间盘突出症、腰椎管狭窄、腰椎滑脱、腰椎压缩性骨折等疾病可能。应查腰椎及骨盆 X 线、CT 或 MR 以了解腰椎、骨盆退变情况。

2. 如患者出现晨僵、活动受限等症状，应与强直性脊柱炎、类风湿关节炎鉴别，可进一步查腰椎及骨盆 X 线、MR,及实验室检查 HLA-B27、风湿三项等。

3. 如患者疼痛明显,且患者有尿酸增高或痛风性关节炎病史,应考虑疼痛与痛风性关节炎有关,除影像学检查外,应查血尿酸以明确。

4. 如患者腰部或下肢局部疼痛明显,但疼痛范围局限,伴局部皮肤出现超敏痛,或红疹、水疱等症状,应考虑带状疱疹可能,需请皮肤科会诊以明确。

【诊疗流程】

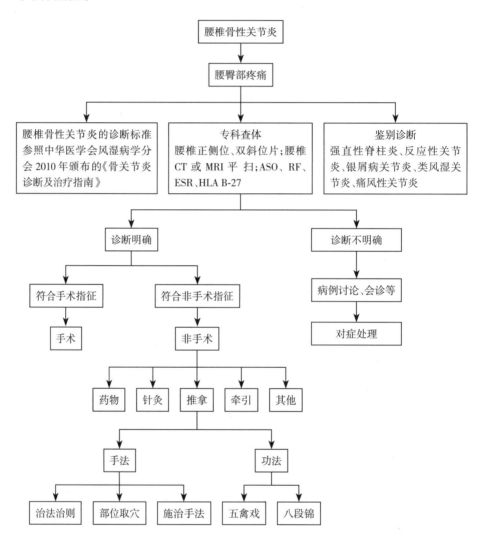

复习思考题

1. 腰椎骨性关节炎的诊断要点有哪些?

2. 简述腰椎骨性关节炎的推拿治疗操作。

第八节 强直性脊柱炎

PPT 课件

07章08节PPT1

强直性脊柱
炎古医籍
精选

H8-7-8-1

> **培训目标**
>
> 1. 普训阶段　掌握强直性脊柱炎的病因病机、临床特点、诊断与鉴别诊断以及治疗原则。
> 2. 专训阶段　掌握强直性脊柱炎的临床表现、诊断、鉴别诊断和诊疗常规。

强直性脊柱炎（AS）是一种慢性、炎症性、以脊柱关节病变为主的免疫性疾病。目前，公认本病属结缔组织血清阴性疾病，其特征是从骶髂关节开始，逐渐上行蔓延至脊柱关节，造成骨性强直畸形；偶有从髋关节开始，但是很少波及四肢小关节。该病在我国北方多见，好发于 20~40 岁的青壮年，其中男性发病率要高于女性。强直性脊柱炎中医称为"大偻"，属"骨痹"范畴。

【典型病例】

赵某，男性，31 岁。2 年前出现腰骶部疼痛，2 周前疼痛加重。专科检查：脊柱两侧骶棘肌痉挛，两侧骶髂关节及腰部压痛明显，叩击痛。

问题 1：为了进一步明确诊断及证型，需要补充哪些病史内容？ 如何归纳病史特点？

思路：患者为青壮年男性，腰骶部疼痛 2 年，加重 2 周。引起腰骶部疼痛的原因甚多，一部分是椎管外疾病（关节炎症、软组织损伤、骨质问题等），另一部分是椎管内疾病（占位等），也要考虑到内脏源性腰骶痛可能。

为了进一步明确诊断，需补充了解以下病史：

询问疼痛：包括腰骶部疼痛的诱因、性质、程度、疼痛加重与缓解的相关因素。

询问即刻症状与伴随症状。

依照中医四诊要求，收集临床资料，问诊部分参照"十问歌"。

重点询问既往史、个人史、婚育史、家族史等以助于鉴别诊断与选择诊疗方案。

完善病史：患者因久居潮湿之地，出现腰骶部疼痛 2 年。本次因外感风寒诱发，加重 2 周。腰骶部酸痛，晨起、阴雨天、长时间静止后症状加重，活动或患部得温后症状缓解。在某医院骨科就诊，摄 X 线平片：骶髂关节骨质密度增高，关节间隙模糊不清，局部有虫蚀样改变；CT：双侧骶髂关节骨质密度增高，关节面毛糙，关节间隙变窄。给予非甾体消炎药、肾上腺皮质激素等药物口服治疗，并建议其加强功能锻炼，2 周后患者症状有所缓解。饮食睡眠可，二便调，舌质暗红，苔白腻，脉沉弦。

病史特点归纳包括：腰骶部疼痛 2 年，加重 2 周。疼痛以腰骶部酸痛为主；晨起、阴雨天或长时间静止后症状加重，活动或患部得温后症状缓解。

知识点 1

病 因 病 机

　　强直性脊柱炎的内因是先天不足,肾督阳虚;外因是风寒湿邪,深侵肾督,直中伏脊之脉,气血凝滞,筋骨不利,以致痿弱不用。或因寒邪郁久化热,或久服温肾助阳之品,邪气从阳化热,热盛阴伤、筋脉失养,致筋脉挛废、骨痹脊僵,遂生大偻之疾。

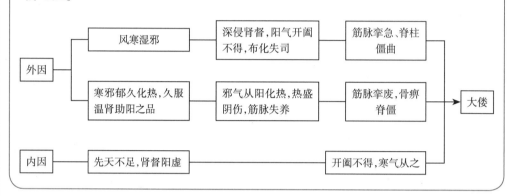

问题 2:还应做哪些专科检查与辅助检查?

　　思路:骶髂关节炎性疼痛需要考虑是异常免疫反应引起的炎症,还是生物理化因素所致。

　　为了进一步明确诊断,需做以下专科检查与辅助检查:

　　视诊:腰骶部与下肢皮肤毛发,步态,腰部外观活动度,有无肌肉萎缩等。

　　触诊:压痛,皮温,腰椎生理曲度,脊柱侧弯情况,脊周软组织张力等。

　　叩诊:叩击痛,叩击放射痛等。

　　听诊:骨关节异常的声音,如摩擦音、弹响声等。

　　动诊:腰部外观活动度,髋、膝、踝关节活动度等。

　　量诊:两侧下肢测量,如大腿周径测量等。

　　特殊试验:如骨盆挤压试验、骨盆分离试验、床边试验、"4"字试验等。

　　感觉、肌力、腱反射、病理征:针刺觉,腰背与下肢肌力,膝、踝反射等。

　　舌象、脉象:四诊合参。

　　辅助检查:骨盆正位片与骶髂关节和脊柱 CT;HLA-B27、ESR、ASO、RF。

　　完善专科检查与辅助检查:腰椎生理曲度变浅,胸椎后凸增加。腰部外观活动度:前屈 60°,后伸 15°,左侧屈 5°,右侧屈 5°,左右旋转 15°。脊柱腰段两侧骶棘肌明显疼挛,在骶髂关节两侧及腰部出现明显的压痛和叩击痛。其他特殊试验:骨盆挤压试验(+);骨盆分离试验(+);床边试验(+);"4"字试验(+)。四肢感觉对称,四肢肌力、肌张力正常,双踇趾背伸肌力、跖屈肌力 5 级,生理反射存在,病理征未引出。舌质暗红,苔白腻,脉沉弦。HLA-B27:(+);ESR:36mm/h;ASO:(−);RF:(−)。X 线平片:骶髂关节骨质密度增高,关节间隙模糊不清,局部有虫蚀样改变;CT:双侧骶髂关节骨质密度增高,关节面毛糙,关节间隙变窄。

　　问题 3:初步的中医、西医诊断是什么? 其诊断依据有哪些? 常见的鉴别诊断有

强直性脊柱炎 X 线

FR-7-8-2

哪些?

思路:中医诊断:骨痹(肾虚督寒证);西医诊断:强直性脊柱炎。根据症状、体征、影像学三结合原则进行西医诊断与鉴别诊断。通过四诊、辨病因病机、辨病位等进行中医诊断与类证鉴别。

知识点 2

诊 断 要 点

1. 本病常发生于青壮年。多有持续渐进性的腰背部酸痛和腰骶部不适,夜间或长时间静止后症状加剧,活动后症状缓解。

2. 脊柱两侧骶棘肌明显痉挛,脊柱僵硬,一侧或两侧骶髂关节及腰部有明显压痛和叩击痛。

3. 急性发作期,抗链球菌溶血素 O 正常,类风湿因子多为阴性,抗原 HLA-B27 多为阳性。

4. 后期随疾病发展,脊柱活动度越来越小,腰椎生理曲度前凸消失甚至出现反弓,胸椎后凸增加,颈椎向前屈曲等,形成"驼背"。

5. X 线摄片检查,早期骶髂关节可见骨质疏松,腰椎小关节模糊;中期骶髂关节间隙变窄,软骨下骨质呈锯齿状破坏;晚期骶髂关节发生骨性强直,小关节融合,关节囊及韧带钙化、骨化,脊柱间有骨桥形成,呈"竹节样"改变。

知识点 3

鉴 别 诊 断

本病需与退行性脊柱炎、类风湿关节炎、骶髂关节结核、致密性髂骨炎、腰部软组织劳损等疾病相鉴别。

强直性脊柱炎的鉴别诊断
ER-7-8-3

知识点 4

辨 证 分 型

本病可分为肾虚督寒型和肾虚湿热型。

强直性脊柱炎的辨证分型
ER-7-8-4

问题 4:如何进行推拿治疗? 患者如何进行防护?

思路:以督脉与足太阳膀胱经脉、足少阳胆经脉,足太阳与足少阳经筋为主,手法治疗结合功法锻炼。也可以筋骨理论等指导治疗。

强直性脊柱
炎推拿手法
操作

知识点 5

推 拿 治 疗

1. **治疗原则**　和营通络,补肾强督,活血止痛,舒筋活络,滑利关节,防止畸形。肾虚督寒证治以补肾强督,祛寒除湿;肾虚湿热证治以补肾强督,清热利湿。

2. **部位及取穴**　腰背部之督脉以及夹脊穴、膀胱经背俞穴,命门、肾俞、腰阳关、大肠俞、膀胱俞、环跳、秩边、委中、承山、昆仑、阳陵泉、阴陵泉、足三里等。

3. **手法**　擦法、揉法、㨰法、按法、压法、弹拨法、扳法等。

4. **手法操作**　腰骶部循经解痉手法、脊柱关节活动手法和腰骶部整理手法。

强直性脊柱
炎功能锻炼

知识点 6

防 护

1. **预后**　推拿治疗本病能明显改善症状,对关节功能恢复也有良好的作用,特别是早期见效更明显;晚期患者配合功能锻炼可巩固疗效,延缓疾病进展。

2. **注意事项**　本病属于慢性渐进性疾病,患者除应接受有效的治疗外,还应树立战胜疾病的信心及保持积极的生活态度。同时还要注意脊柱姿势正确,睡硬板床,并采取仰卧低枕以助脊柱伸直。

3. **功能锻炼**　积极地进行功能锻炼有助于巩固疗效,延缓病情发展,包括身体素质锻炼和针对性的脊柱及关节功能锻炼等。

【临证要点】

1. 青壮年人群,有腰背部酸痛不适、持续渐进性加重者,均应考虑强直性脊柱炎的可能,可通过影像学(腰骶椎、骶髂关节 X 片等)、血常规、HLA-B27、ESR、RF、ASO 等检查协助明确诊断。

2. 患者有一侧或两侧骶髂关节疼痛、不同程度脊柱功能障碍(脊柱两侧骶棘肌痉挛、脊柱僵硬等),行关节功能评定、明确临床分期。

3. 对于髋关节受累引起的关节间隙狭窄、强直和畸形,为了改善患者的关节功能和生活质量,人工全髋关节置换术是最佳选择。置换术后,多数患者的关节痛能够得到控制,部分患者的功能可恢复正常或接近正常。

4. 结合舌苔、脉象,治则以"补虚培元,舒筋活络,滑利关节"为主,兼祛除外邪。

5. 本病应长期随诊。如治疗适当,可不致残或致残程度很轻,患者能参加正常工作,生活质量不受影响。少数患者病情难以控制呈进行性加剧,最终残疾。合并难治性虹膜炎和继发性淀粉样变性的强直性脊柱炎患者,预后不佳。

【诊疗流程】

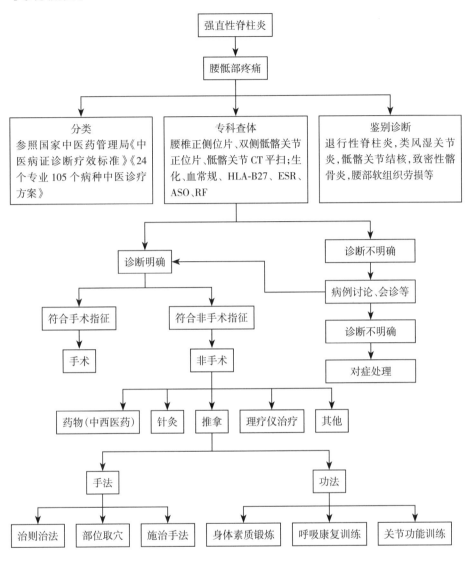

 复习思考题

扫一扫
测一测

1. 试述强直性脊柱炎的推拿治疗原则、基本治法及辨证加减。

2. 强直性脊柱炎患者的治疗目的是什么？应如何进行功能锻炼，减缓疾病进展？

3. 试述强直性脊柱炎中医分型及各型临床表现。

4. 强直性脊柱炎的专科查体有哪些？

5. 如何正确看待"强直性脊柱炎"患者的血清 HLA-B27 阴性？

6. 强直性脊柱炎的诊断要点有哪些？

7. 简述强直性脊柱炎与类风湿关节炎的鉴别要点。

8. 简述强直性脊柱炎的骶髂关节炎 X 线分级。

第九节 骶髂关节紊乱症

培训目标

1. 普训阶段 掌握骶髂关节紊乱症的病因病机、临床特点、诊断与鉴别诊断以及治疗原则。

2. 专训阶段 掌握骶髂关节紊乱症的临床表现、诊断、鉴别诊断和诊疗常规。

骶髂关节紊乱症又叫骶髂关节错缝、骶髂关节错位等,是指在长期劳损、外力和其他致病因素的作用下,骶骨与髂骨的耳状关节周围韧带肌肉损伤和超出生理活动范围,使耳状关节面产生移位而不能自行复位,导致该关节内外力学平衡失调和相关软组织损伤,并出现以局部疼痛与功能障碍为主要表现的一种疾病。该病好发于青壮年女性以及产妇,属于中医"腰痛病"范畴。

【典型病例】

> 患者,女性,35岁。6个月前开始腰痛,以左侧腰骶部为主,无明显下肢放射痛。专科检查:左侧骶髂部压痛明显,两侧髂后上棘不等高,左下肢"4"字试验阳性,左下肢床边试验阳性,左侧髋膝屈曲试验及下肢后伸试验阳性。

问题1:为了进一步明确诊断及证型,需要补充哪些病史内容?

思路:患者为中年女性,腰痛半年,左侧腰骶部为主。首先需要考虑运动系统疾病,尤其是骨盆带疼痛和脊柱源性腰痛,必要时需要考虑内脏源性腰痛。

为了进一步明确诊断,需补充了解以下病史:

询问疼痛:包括腰痛的诱因、腰痛与下肢痛的具体疼痛部位、疼痛的性质、疼痛的程度、疼痛加重与缓解的情况。

询问伴随症状与即刻症状:发热,消瘦,鞍区麻木、间歇性跛行等。

询问发病后相关诊疗过程:以助于明确诊断与制订诊疗方案。

依照中医四诊要求,收集临床资料,问诊部分参照"十问歌"。

询问既往史、个人史、婚育史、过敏史、家族史等以助于鉴别诊断与选择诊疗方案。

完善病史:半年前产下1子,卧床休息半个月后开始正常工作、生活,2周后开始出现腰部疼痛,左侧腰骶部为主,无明显下肢放射痛,每遇咳嗽症状加重,平卧可稍缓解。3个月前曾在外院骨科就诊,摄X线平片:提示腰椎退行性变,予以卧床休息、尼美舒利口服治疗2周后,改善不明显。

知识点 1

病 因 病 机

骶髂关节紊乱症的主要病机,虚者不外肾虚,实者多因外感风寒湿热诸邪或因劳力扭伤所致。

```
禀赋不足 ┐
久病迁延 ├→ 肝肾亏虚 → 腰府失养 → 不荣则痛 ┐
年老体衰 │                              ├→ 腰痛
劳倦内伤 ┘                              │
                                        │
跌扑损伤 ┐                              │
屏气闪挫 ├→ 气血凝滞 → 筋络不通 ┐      │
劳作太过 ┘   瘀阻筋脉   筋骨失衡 ├→ 不通则痛 ┘
                                │
寒湿内侵 ┐   气血痹阻   筋急反折 │
外感湿热 ┘→ 筋脉急纵 → 筋纵不收 ┘
```

问题 2:还应做哪些专科检查与辅助检查?

思路:脊柱源性腰痛需要考虑是椎管内还是椎管外因素所致;腰骶部疼痛考虑是骶髂关节紊乱还是强直性脊柱炎。

为了进一步明确诊断,需做以下专科检查与辅助检查:

视诊:腰骶部与下肢皮肤毛发,步态,腰部外观活动度,有无板状腰,有无肌肉萎缩等。

触诊:压痛,皮温,腰椎生理曲度,脊柱侧弯情况,脊周软组织张力等。

叩诊:叩击痛,叩击放射痛等。

听诊:骨关节异常的声音,如摩擦音、弹响声等。

动诊:腰部外观活动度,髋、膝、踝关节活动度等。

量诊:两侧下肢测量,如大腿周径测量等。

特殊试验:如屈膝屈髋试验,"4"字试验,仰卧挺腹试验,坐位屈颈试验,股神经牵拉试验,腰后伸试验等。

感觉、肌力、腱反射、病理征:腰背与下肢肌力,膝、踝反射等。

舌象、脉象:四诊合参。

辅助检查:腰椎和骨盆 MRI 等。

完善专科检查与辅助检查:跛行步态,腰部外观活动度:前屈 75°,后伸 30°,左侧屈 0°,右侧屈 15°,左右旋转 20°。腰生理弧度稍变直。骨盆挤压与分离试验阳性。双下肢感觉对称,下肢肌力未见明显异常,左侧膝、踝反射(+),病理征(−)。舌质暗红,苔薄白,脉弦紧。腰椎和骨盆 MRI:腰椎稍变直,椎间盘未见明显突出,骶髂关节未见明显异常。

问题3:初步的中医、西医诊断是什么？诊断依据有哪些？常见的鉴别诊断有哪些？

思路:根据症状、体征、影像学三结合原则进行西医诊断与鉴别诊断。通过四诊、辨病因病机、辨病位等进行中医诊断与类证鉴别。

骶髂关节紊乱症影像学
ER-7-9-2

知识点 2

诊 断 要 点

1. 本病多有外伤史或孕产史。

2. 单侧或双侧骶髂关节及臀外上方疼痛,且有压痛,翻身疼痛加重。

3. 骶髂关节周围肌肉痉挛,下肢活动受限,不能久坐久行,歪臀跛行。

4. 检查可见患侧骶髂关节肿胀,较健侧凸起或凹陷。

5. 患侧髂后下棘的内下角有压痛、叩击痛,有时可触及痛性结节。

6. 双下肢测量对比检查,以观察双下肢足跟比差,0.5cm 以上有诊断价值,1cm 以上有确诊意义,通常不超过 2cm。

7. 两侧髂前、髂后上棘不对称,髂嵴不平,髂嵴不居中或骶沟不对称。

8. 骨盆分离、挤压试验阳性,骶髂关节"4"字试验、下肢后伸试验、单足站立试验阳性。

9. 影像学检查。早期 X 线、CT 等检查可无特殊发现,少数患者患侧骶髂关节间隙略为增宽,关节面排列紊乱,耻骨联合略有上下移动,两侧髂嵴左右不等高,髋骨左右不等宽,闭孔左右不对称,骶骨不居中,晚期可见关节边缘增生或骨密度增高,CT 可见明显关节间隙不对称。

骶髂关节紊乱症的鉴别诊断
ER-7-9-3

知识点 3

鉴 别 诊 断

本病需与腰椎间盘突出症、腰椎管狭窄症、第三腰椎横突综合征、腰椎骨性关节炎、腰椎滑脱症、梨状肌综合征等疾病相鉴别。

骶髂关节紊乱症的辨证分型
ER-7-9-4

知识点 4

辨 证 分 型

本病可分为气滞血瘀型、寒湿痹阻型、湿热痹阻型、肝肾亏虚型。

笔记

知识点 5

疾 病 分 期

1. 急性期　表现为腰骶部及患侧下肢疼痛剧烈,活动受限明显,不能站立行走转侧,不能入睡,咳嗽、喷嚏时疼痛加重,生活质量受到严重影响。

2. 缓解期　表现为腰骶部及患侧下肢疼痛、活动受限好转,但仍有酸痛,不能久坐、久站、久行,生活质量受到一定影响。

3. 康复期　表现为腰骶部及患侧下肢疼痛症状基本消失,但有腰腿乏力,久站、久坐、久行受限得到进一步改善,可从事基本日常生活工作,生活质量得以改善。

问题4:如何进行推拿治疗? 患者如何进行防护?

思路:以督脉与足太阳膀胱经脉、足太阳与足少阳经筋为主,手法结合功法治疗。也可以筋骨理论等指导治疗。

 知识点 6

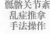
骶髂关节紊乱症推拿手法操作
ER-7-9-5

推 拿 治 疗

1. 治疗原则　舒筋通络,理筋整复。

2. 分期治疗

急性期:根据患者骶髂关节错位的情况,选取不同的关节调整推拿技术。

缓解期:以松解类手法为主治疗。

康复期:以松解类手法配合功法为主治疗。

知识点 7

骶髂关节紊乱症功能锻炼
ER-7-9-6

防　护

1. 预后　推拿治疗效果明显,配合功能锻炼,增加腰部肌肉力量,可获得较好疗效。

2. 注意事项　治疗期间,患者宜卧硬板床休息,并注意腰部保暖,避免较大幅度的腰部运动;推拿治疗操作时宜慎重选用手法。

3. 功能锻炼　可明显增强患者腰背肌力和腰部协调性,增加腰椎的稳定性,有利于维持各种治疗的疗效。急性期过后,即可开始腰背肌功能锻炼,包括慢跑、游泳等运动。

【临证要点】

1. 骶髂关节紊乱症多见单侧或双侧骶髂关节及臀外上方疼痛,且有压痛,翻身疼痛加重。常有骶髂关节周围肌肉痉挛,下肢活动受限,不能久坐久行,可见歪臀跛行。

2. 检查可见患侧骶髂关节肿胀,较健侧凸起或凹陷。患侧髂后下棘的内下角有压痛、叩击痛,有时可触及痛性结节。两侧髂前、髂后上棘不对称,髂嵴不平,髂嵴不居中或骶沟不对称。

3. 早期 X 线、CT 等影像学检查可无特殊发现,少数患者患侧骶髂关节间隙略为增宽,关节面排列紊乱,耻骨联合略有上下移动,两侧髂嵴左右不等高,髋骨左右不等宽,闭孔左右不对称,骶骨不居中,晚期可见关节边缘增生或骨密度增高,CT可见明显关节间隙不对称。

【诊疗流程】

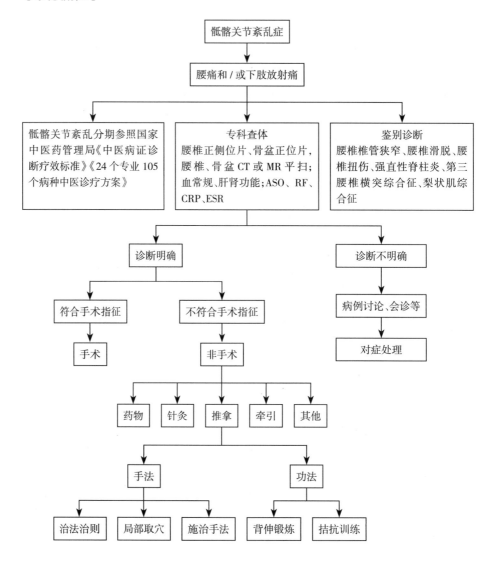

❓ 复习思考题

1. 请叙述骶髂关节紊乱症的定义。

2. 骶髂关节紊乱症如何分期?

3. 请叙述骶髂关节紊乱症急性期推拿治疗的主要方法。

第十节　肩关节周围炎

PPT 课件

07章10节PPT

肩周炎古医
籍精选

LR-7-10-1

培训目标

1. 普训阶段　掌握肩关节周围炎的病因病机、临床特点、诊断与鉴别诊断以及治疗原则。
2. 专训阶段　掌握肩关节周围炎的临床表现、诊断、鉴别诊断和诊疗常规。

肩关节周围炎简称肩周炎,是指肩关节囊和关节周围的软组织损伤、退变而引起的一种慢性无菌性炎症,以肩关节疼痛、活动功能障碍和肌肉萎缩为主要特征的临床常见疾病。因本病多见于 50 岁左右的患者,故有"五十肩"之称;其发病与感受风寒有关,故有"漏肩风"之称;本病后期肩关节广泛粘连而活动严重受限,故有"冻结肩"或"肩凝症"之称。本病属于中医学"肩痹"范畴。

【典型病例】

患者,女性,52 岁。右肩疼痛 2 个月,加重 1 周。专科检查:右侧上肢功能活动受限,上举 15°,外展 20°,不能后伸,肩周局部压痛。

问题 1:为了进一步明确诊断及证型,需要补充哪些病史内容?

思路:患者为中老年女性,右肩疼痛 2 个月,加重 1 周。首先需要考虑运动系统疾病,尤其是肩部相关肌腱的炎症,必要时需要考虑颈椎病。

为了进一步明确诊断,需补充了解以下病史:

询问疼痛:包括肩痛的诱因、具体疼痛部位、疼痛的特点、疼痛加重与缓解的情况。

询问伴随症状与即刻症状:颈项部症状,上肢麻木、活动与疼痛的关系等。

询问发病后相关诊疗过程:以助于明确诊断与制订诊疗方案。

依照中医四诊要求,收集临床资料,问诊部分参照"十问歌"。

询问既往史、个人史、婚育史、过敏史、家族史等以助于鉴别诊断与选择诊疗方案。

完善病史:患者 2 个月前因吹空调受凉后出现肩部隐痛,得温则缓,近 1 周无明显诱因下加重。于外院骨科就诊,查 X 线摄片:右肩关节骨质无异常。右肱二头肌长头肌腱附着处、喙突下压痛明显,斜方肌处亦有压痛,肩关节上举、外展、后伸受限。予以功能锻炼、口服消炎镇痛药后病情缓解。

知识点 1

病 因 病 机

肩关节周围炎的病因为外伤劳损、风寒湿邪侵袭、气血不足或肝肾亏虚。病机为感受外邪,阻滞经络,不通则痛或正虚不荣则痛。

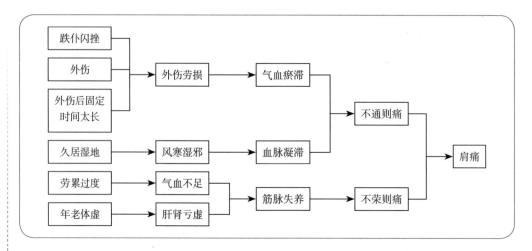

问题2:还应做哪些专科检查与辅助检查?

思路:肩关节周围疾病需要考虑是肩部病变,还是颈椎病变所致,伴一侧上肢麻木需与神经根型颈椎病相鉴别。

为了进一步明确诊断,需做以下专科检查与辅助检查:

视诊:肩部外形及肩部活动度,有无肌肉萎缩等。

触诊:压痛,皮温等。

叩诊:叩击痛,叩击放射痛等。

听诊:骨关节异常的声音,如摩擦音、弹响声等。

动诊:肩部外观活动度,颈椎活动度等。

量诊:肩关节活动度测量。

特殊试验:臂丛神经牵拉试验、霍夫曼征、叩顶试验。

肌力、病理征:冈上肌、冈下肌、小圆肌、肩胛下肌、肱二头肌、肱三头肌肌力,病理征等。

舌象、脉象:四诊合参。

辅助检查:肩部 X 片、MR 等。

完善专科检查与辅助检查:肩部外观活动度为上举 15°,外展 20°,不能后伸;右肩关节外观无红肿畸形;右肱二头肌长头肌腱附着处、喙突下压痛明显,斜方肌处亦有压痛。霍夫曼征(−),臂丛牵拉试验(−),叩顶试验(−)。X 线平片:右肩关节骨质无异常。

问题3:初步的中医、西医诊断是什么? 其诊断依据有哪些? 常见的鉴别诊断有哪些?

思路:根据症状、体征、影像学三结合原则进行西医诊断与鉴别诊断。通过四诊、辨病因病机、辨病位等进行中医诊断与类证鉴别。

 知识点2

诊 断 要 点

1. 本病常发生于 50 岁左右的患者。与感受风寒有关。有肩部外伤、劳损或感受风寒湿邪的病史。

2. 肩部疼痛　疼痛性质多为钝痛,活动时疼痛加剧,且可向上臂及肘部放射。

3. 肩关节活动受限　肩关节活动如前上举、外展、内收、后伸、内旋、外旋等不同程度受限,肩关节外展时,可见典型的"扛肩"现象。发病一段时间后疼痛较前减轻而出现明显的肩关节活动受限。

4. 压痛点　肩关节周围广泛压痛,在患侧喙突、喙肱韧带、肩峰下、冈上肌、肱二头肌长头腱、肱三头肌附着处等部位有不同程度的压痛点。

5. 肌肉萎缩　病程长者可有三角肌、冈上肌和冈下肌的肌肉萎缩。

6. 影像学检查　X线摄片检查:初期一般无异常发现,后期可出现骨质疏松,冈上肌腱钙化,大结节处有密度增高的阴影,关节间隙变窄或增宽等现象。MRI检查:部分无任何异常;部分可出现两个典型征象,即关节囊增厚并水肿、喙肱韧带处纤维组织增生。

肩周炎
影像学
ER-7-10-2

知识点 3

鉴 别 诊 断

本病需与冈上肌肌腱炎、肩峰下滑囊炎、肱二头肌长头肌腱腱鞘炎、颈椎病、肩关节骨折脱位等相鉴别。

肩周炎
鉴别诊断
ER-7-10-3

知识点 4

辨 证 分 型

本病可分为气滞血瘀型、风寒痹阻型、寒湿痹阻型、气血虚弱型、肝肾亏虚型。

肩周炎
辨证分型
ER-7-10-4

问题 4:如何进行推拿治疗? 患者如何进行防护?

思路:以手阳明大肠经、手太阳小肠经、手少阳三焦经与足少阳胆经为主,手法结合功法治疗。也可以筋骨理论等指导治疗。

知识点 5

推拿手法操作

1. 治疗原则　初期舒筋通络,活血止痛;后期松解粘连,滑利关节。

2. 部位及取穴　肩臂部,肩井、肩前、肩髃、肩贞、秉风、天宗、曲池、合谷等。

3. 手法　㨰法、一指禅推法、按揉法、弹拨法、拿法、摇法、扳法、拔伸法、搓法、抖法等。

4. 手法操作　肩部循经放松手法、肩部整复手法和肩部整理手法。

肩周炎
手法操作
ER-7-10-5

笔记

肩周炎功能
锻炼

ER-7-10-6

知识点 6

防　护

1. 预后　推拿治疗肩周炎预后一般较好,痊愈后很少复发。患者若配合主动肩关节功能锻炼,效果更加显著。少数患者可呈现一定自愈现象。大部分患者若不治疗,或治疗失当,或治疗不及时,则病情加剧。

2. 注意事项　治疗期间,患者应注意腰部保暖;肩关节摇法、扳法当循序渐进,逐步扩大活动范围,视年龄、体质、耐受能力等运用手法。特别要注意后期患者肩关节粘连日久,可因失用而发生骨质疏松,手法宜轻柔缓和。

3. 功能锻炼　可改善肩部血液循环,促进肩关节功能恢复,有利于增强疗效。一定要在引起疼痛的范围内锻炼,幅度由小到大。包括:爬墙锻炼,背后拉手,外旋练习,双手托天,耸肩环绕等。

【临证要点】

1. 肩关节周围炎根据不同的病变过程,临床将其分为粘连前期、粘连期、缓解期。

2. 糖尿病患者常并发肩周炎,可能与糖代谢紊乱有关,在此基础上加上劳累、受寒原因,可使肩关节抵抗力减低而引起本病。甲状腺功能亢进症系自身免疫性疾病,由于甲状腺激素分泌过多,蛋白质分解代谢加速,呈负氮平衡而致肩周疼痛、肌无力,出现肌萎缩。因此,少数久治不愈的肩周炎,可能由于内分泌疾病引起,要仔细寻找病因。治疗肩周炎的同时,要给予原发病的治疗,使肩周炎得以根治。

3. 松解肩部粘连,手法轻重当以患者年龄、体质、耐受能力与有无禁忌为准。

4. 肩周炎疗法多样,不外乎中药辨证内治与针灸、推拿、小针刀以及运动疗法等外治两类。根据病理变化与病程、临床症状特点,在肩周炎不同分期选择不同的疗法。

5. 治在缓,功在练。肩关节周围炎后期患者的功能锻炼也是疾病预后不可缺少的一部分,应当在引起疼痛的范围内锻炼,幅度由小到大。

【诊疗流程】

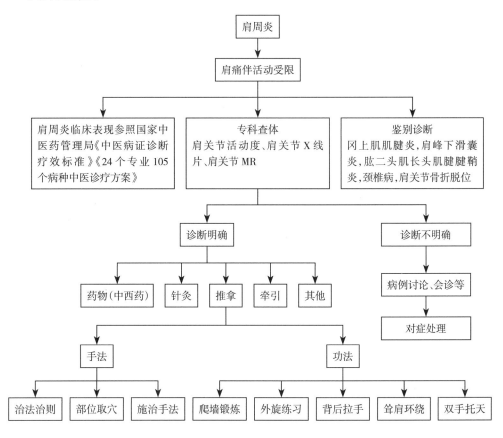

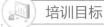 复习思考题

1. 简述肩关节周围炎的推拿治疗原则。
2. 简述肩关节周围炎的功能锻炼法。

第十一节　肱骨外上髁炎

培训目标

1. 普训阶段　掌握肱骨外上髁炎的病因病机、临床特点、诊断与鉴别诊断以及治疗原则。

2. 专训阶段　掌握肱骨外上髁炎的临床表现、诊断、鉴别诊断和诊疗常规。

肱骨外上髁炎又称"肘外侧疼痛综合征""肱骨外上髁综合征""肱桡关节外侧滑膜炎"等,俗称"网球肘",是肱骨外上髁局限性疼痛,并影响臂腕功能的慢性、劳损性疾病。本病的发生与职业、工种有关,例如前臂伸肌群长期反复用力旋前、旋后,腕部活动用力过久、过猛,致使肌腱部分损伤、肱骨外髁骨膜炎、桡骨头环状韧带退行性变化、前臂伸肌总腱深面的滑囊炎、皮下血管神经束的绞窄及桡神经关节支的神经炎等。本病属中医学"筋伤"范畴。

【典型病例】

周某,女,48岁。右肘关节外侧疼痛1周。专科检查:右肱骨外上髁处压痛明显,前臂伸腕肌群抗阻力试验阳性,伸肌腱牵拉试验(Mills征)阳性。

问题1:为了进一步明确诊断及证型,需要补充哪些病史内容?

思路:患者为中年女性,右肘关节外侧疼痛1周。首先需要考虑的是运动系统疾病,尤其是局部软组织原因引起,必要时需要考虑是否由颈椎病所致。

为了进一步明确诊断,需补充了解以下病史:

询问疼痛:包括肘关节疼痛的诱因、具体疼痛部位、疼痛的性质、疼痛的程度、疼痛加重与缓解的情况。

询问伴随症状与即刻症状:压痛、麻木和屈伸功能等。

询问发病后相关诊疗过程:以助于明确诊断与制订诊疗方案。

依照中医四诊要求,收集临床资料,问诊部分参照"十问歌"。

询问既往史、个人史、婚育史、过敏史、家族史等以助于鉴别诊断与选择诊疗方案。

完善病史:患者为中年女性,平素喜爱打网球,1周前打球过后出现了右肘关节的疼痛,疼痛部位局限在外侧;以酸痛无力为主;每遇打网球、提热水瓶、扭毛巾、拖地时症状加剧,握物无力,在伸直肘关节提重物时不明显,休息时多无症状。予以休息、冷敷、消炎镇痛药口服治疗后,症状有所缓解。

知识点 1

病因病机

本病多因肘部外伤或劳损,或外感风寒湿邪使局部气血凝滞,络脉瘀阻而致。

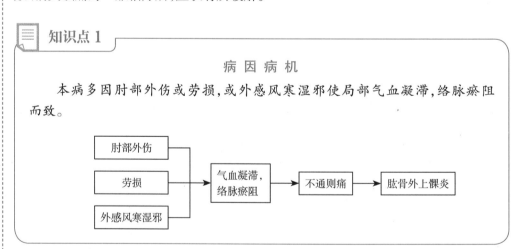

问题2:还应做哪些专科检查与辅助检查?

思路:肘外侧疼痛,需要考虑是局部损伤肌腱发生纤维变性引起,还是软组织出现骨化,为了进一步明确诊断,需做以下专科检查与辅助检查。

视诊:肘部皮肤毛发,外观活动度,有无肌肉萎缩等。

触诊:压痛,肿块,皮温,肌肉组织张力等。

叩诊:叩击痛等。

听诊:骨关节异常的声音,如摩擦音、弹响声等。

动诊:肘部外观活动度,腕、指关节活动度等。

特殊试验:前臂伸腕肌群抗阻力试验,伸肌腱牵拉试验(Mills 征)等。

感觉、肌力、腱反射、病理征:针刺觉,前臂肌力,肱二头肌肌腱反射等。

舌象、脉象:四诊合参。

辅助检查:X 线等。

完善专科检查与辅助检查:右侧肘关节外观活动度正常,右肱骨外上髁处压痛明显,前臂伸腕肌群抗阻力试验阳性,Mills 征阳性。双前臂感觉对称,肱二头肌及肱三头肌肌力 5 级,腱反射正常。舌质暗,苔白,脉弦。X 线平片:未见明显异常。

问题 3:初步的中医、西医诊断是什么？其诊断依据有哪些？常见的鉴别诊断有哪些？

思路:根据症状、体征、影像学三结合原则进行西医诊断与鉴别诊断。通过四诊、辨病因病机、辨病位等进行中医诊断与类证鉴别。

知识点 2

诊 断 要 点

1. 肘关节外侧酸痛。一般起病比较缓慢,偶感肘外侧酸痛无力,因急性损伤而发病者较为少见。发病后日久则加重,痛及肩前和前臂,局部或有轻度肿胀。其疼痛在旋转、背伸、提拉等动作,如提热水瓶、扭毛巾、拖地时加剧,不能做握拳、旋转前臂动作,握物无力。疼痛可向上臂、前臂以及腕部放射,但在伸直肘关节提重物时不明显,休息时多无症状,部分患者夜间疼痛显著。

2. 局部压痛。肱骨外上髁、环状韧带或肱桡关节间隙处可见局限性、极敏锐的压痛。

3. 前臂伸腕肌群抗阻力试验阳性,Mills 征阳性。伸肘握拳,屈腕,前臂旋前,肘部外侧出现疼痛。

4. X 线检查多无明显的阳性体征。有时可见肱骨外上髁处骨质密度增高,或其附近可见浅淡的钙化斑。

肱骨外上髁炎影像学
ER-7-11-2

知识点 3

鉴 别 诊 断

根据病史、症状及体征,本病不难与肘关节骨折、脱位等病变相鉴别,但要注意与臂丛神经病变而产生的肘部疼痛相鉴别,特别是颈椎病所致的局限性肘部疼痛。与肘关节外伤性骨化性肌炎、肱骨内上髁炎相鉴别。

肱骨外上髁炎鉴别诊断
ER-7-11-3

肱骨外上髁
炎辨证分型

FR-7-11-4

知识点 4

辨 证 分 型

本病可分为风寒阻络型、湿热内蕴型、瘀血阻络型。

问题 4：如何进行推拿治疗？患者如何进行防护？

思路：以手阳明大肠经为主，手法治疗结合功能锻炼。也可以筋骨理论等指导治疗。

肱骨外上髁
炎功能锻炼

FR-7-11-5

知识点 5

推 拿 治 疗

1. 治疗原则　舒筋通络，理筋整复，活血化瘀。
2. 部位及取穴　患肢肘关节外侧和前臂；曲池、手三里、阿是穴等。
3. 手法　擦法、按揉法、弹拨法、捏拿法、擦法等。
4. 手法操作　肘部放松手法、肘部整复手法和肘部整理手法。

肱骨外上髁
炎功能锻炼

FR-7-11-6

知识点 6

防 护

1. 预后　病情易反复。推拿治疗即刻效果明显，但疗程较长。少数患者病情顽固，可数月或数年不愈。亦可选择痛点行局部封闭疗法。经过非手术治疗症状无改善或反复发作者，可考虑选用伸肌腱起点剥离松解术等手术治疗。

2. 注意事项　急性期要适当休息患肢，限制用力握拳伸腕动作是治疗和预防复发的基础。注意局部保暖，避免寒冷刺激。

3. 功能锻炼　加强肘关节的保护及功能锻炼，坚持每日做肘关节的屈伸和腕部的旋转活动，以改善肘部血液循环和关节活动功能。包括：甩鞭法、握力练习、伸腕练习和屈腕练习等。

【临证要点】

1. 首先明确疼痛部位，是内侧还是外侧，可通过触摸按压确定。

2. 患者有局部疼痛，有无活动功能障碍，可通过检查关节活动度及专科检查确定。

3. 急性损伤起病者，推拿手法宜轻柔，避免产生新的损伤。

【诊疗流程】

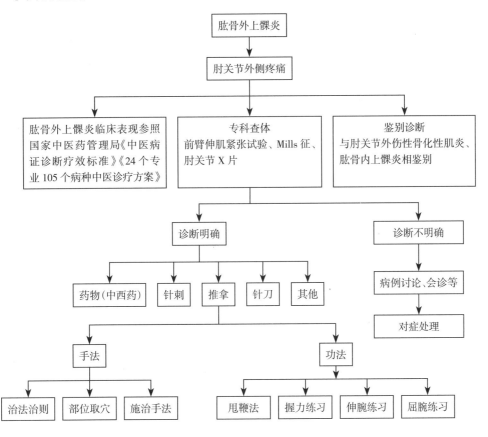

```
                        肱骨外上髁炎
                            │
                        肘关节外侧疼痛
              ┌─────────────┼─────────────┐
   肱骨外上髁炎临床表现参照        专科查体              鉴别诊断
   国家中医药管理局《中医病    前臂伸肌紧张试验、Mills 征、   与肘关节外伤性骨化性肌炎、
   证诊断疗效标准》《24 个专    肘关节 X 片            肱骨内上髁炎相鉴别
   业 105 个病种中医诊疗方案》
                    ┌───────────┴──────┐       ┌──────┴──────┐
                  诊断明确                    诊断不明确
         ┌──────┬──────┼──────┬──────┐          │
      药物(中西药)  针刺   推拿   针刀   其他     病例讨论、会诊等
                 ┌───┴───┐                       │
                手法         功法                 对症处理
          ┌─────┼─────┐   ┌─────┬─────┬─────┐
       治法治则 部位取穴 施治手法 甩鞭法 握力练习 伸腕练习 屈腕练习
```

 复习思考题

1. 简述肱骨外上髁炎的病因病机。
2. 简述推拿治疗肱骨外上髁炎的理筋整复方法。

第十二节　腕管综合征

 培训目标

1. 普训阶段　掌握腕管综合征的病因病机、临床特点、诊断与鉴别诊断以及治疗原则。
2. 专训阶段　掌握腕管综合征的临床表现、诊断、鉴别诊断和诊疗常规。

在腕部掌侧,由腕横韧带与腕骨(由钩骨、头骨、大多角骨、小多角骨等组成)构成的骨 - 纤维性管道,称为腕管。腕管内有指屈肌腱和正中神经通过。当腕管内压力稍有增高,正中神经受压,产生相应的临床症状叫腕管综合征,又称"腕管狭窄症""迟

扫一扫
测一测

PPT 课件

发性正中神经麻痹",是周围神经卡压综合征之一。随着电脑的普及与发展,不正常体位使用鼠标易诱发本病,故俗称"鼠标手"。

中医学认为,多由急慢性损伤、风寒湿邪侵袭,气血流通受阻所致。本病属于中医学"伤筋"范畴。

【典型病例】

患者,女性,42岁。2个月前出现右手麻木、刺痛感,以右手拇、食、中指掌侧为主。久用鼠标后症状加重,休息后可稍缓解。专科检查:桡侧三个半手指感觉减退,腕部叩诊试验(Tinel 征)阳性。

问题1:为了进一步明确诊断及证型,需要补充哪些病史内容?

思路:患者为中年女性,右手拇、食、中指掌侧麻木、刺痛2个月。首先考虑周围神经系统疾病,必要时考虑血管源性因素。

为了进一步明确诊断,需补充了解以下病史:

询问麻木及疼痛:包括麻木疼痛的具体部位、性质、程度、加重与缓解情况。

询问伴随症状与即刻症状:手部发凉、皮肤颜色变化等。

询问发病后相关诊疗过程:以助于明确诊断与制订诊疗方案。

依照中医四诊要求,收集临床资料,问诊部分参照"十问歌"。

询问既往史、个人史、婚育史、过敏史、家族史等以助于鉴别诊断与选择诊疗方案。

完善病史:患者职业为会计,2个月前久用鼠标后出现右手麻木、刺痛感,以右手拇、食、中指掌侧为主,疼痛呈针刺样;休息后可稍缓解,骨科就诊后查肌电图检查见正中神经传导速度在腕管段减慢,提示腕管综合征,予双氯芬酸钠外用后症状稍缓解。

📝 **知识点 1**

病 因 病 机

本病多因慢性劳损、经脉闭阻、津液运行不畅,筋骨关节失去气血津液的温煦濡养,风寒湿邪乘虚侵袭,痹着筋骨,久之关节凝滞疼痛,影响腕关节正常活动,出现肢体疼痛重着,肌肤麻木不仁,手足笨重,活动不便。

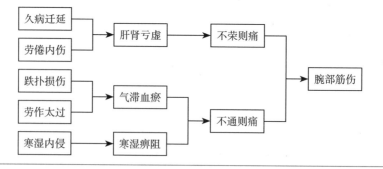

问题2:还应做哪些专科检查与辅助检查?

思路：右手麻木、刺痛需鉴别神经源性或血管源性，与颈椎病、多发性神经炎相鉴别。

为了进一步明确诊断，需做以下专科检查与辅助检查：

视诊：手腕部皮肤颜色变化，有无肌肉萎缩等。

触诊：压痛，皮温，腕横韧带张力等。

叩诊：叩击痛，叩击放射痛等。

听诊：骨关节异常的声音，如摩擦音、弹响声等。

动诊、量诊：腕关节活动度。

特殊试验：屈腕试验（Phalen 征）、腕部叩诊试验（Tinel 征）。

感觉、肌力、腱反射、病理征：针刺觉，大小鱼际肌力，桡骨膜反射，霍夫曼征等。

舌象、脉象：四诊合参。

辅助检查：腕关节正侧位 X 线检查。

完善专科检查与辅助检查：腕横韧带张力患侧较健侧紧张；腕部活动度：屈曲 15°，背伸 35°，尺侧偏 35°，桡侧偏 30°；屈腕试验阳性；右手大鱼际肌力 5 级，病理征（−）。舌质暗红，苔薄白，脉紧。腕关节正侧位 X 线检查：未见明显异常。

问题 3：初步的中医、西医诊断是什么？其诊断依据有哪些？常见的鉴别诊断有哪些？

思路：根据症状、体征、影像学、肌电图结合原则进行西医诊断与鉴别诊断。通过四诊、辨病因病机、辨病位等进行中医诊断与类证鉴别。

知识点 2

诊 断 要 点

1. 本病中年患者居多，女性多于男性，以单侧多见。多由急慢性损伤、风寒湿邪侵袭、气血流通受阻所致。

2. 症状多见桡侧 3 个半手指麻木、刺痛或烧灼样痛，常可向手或肘、肩部放射。疼痛常发生在夜间或清晨，有时拇指外展、对掌无力，动作不灵活。手部正中神经支配区的皮肤痛觉减弱或消失，日久可逐步出现大鱼际肌萎缩。

3. X 线摄片检查，可见腕骨骨刺形成。肌电图检查：正中神经在腕管段传导速度改变。

腕管综合征影像学

知识点 3

鉴 别 诊 断

本病需与颈椎病、多发性神经炎等疾病鉴别。

腕管综合征鉴别诊断

腕管综合征
辨证分型

ER-7-12-4

 知识点 4

辨 证 分 型

本病可分为气滞血瘀型、寒湿痹阻型、肝肾亏虚型。

问题4：如何进行推拿治疗？患者如何进行防护？
思路：以筋骨理论指导治疗。

腕管综合征
推拿手法
操作

ER-7-12-5

 知识点 5

推 拿 治 疗

1. 治疗原则　舒筋通络，活血化瘀。
2. 取穴　阿是穴、内关、大陵、外关、劳宫、阳池、阳溪、合谷、鱼际等穴位为主。
3. 手法　揉法、一指禅推法、擦法、弹拨法、运动关节类手法等。
4. 手法操作　放松手法、调整手法、整理手法。

腕管综合征
功能锻炼

ER-7-12-6

知识点 6

防　护

1. 因骨折、脱位引起本病者，应在骨折愈合、脱位整复后，再考虑推拿手法治疗。
2. 注意避免腕部劳累、受寒，特别是腕部强力屈伸活动。
3. 对病情较重、频繁发作或保守治疗无效者，应进行手术治疗。

【临证要点】
1. 中年患者居多，女性多于男性，以单侧多见。
2. 桡侧3个半手指麻木、刺痛或烧灼样痛，日久可逐步出现大鱼际肌萎缩。
3. X线摄片检查，可见腕骨骨刺形成。肌电图检查：正中神经在腕管段传导速度改变。
4. 屈腕试验、腕部叩诊试验阳性。

【诊疗流程】

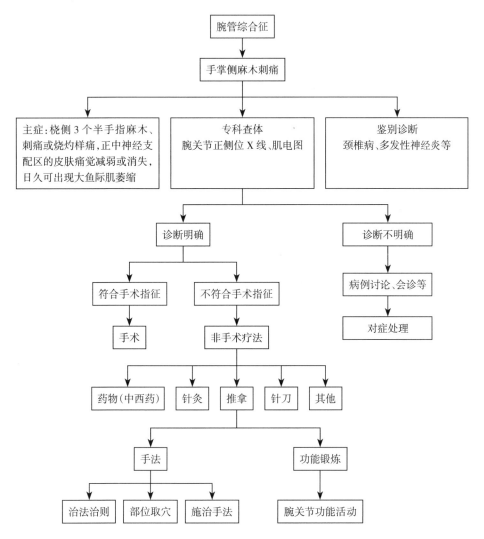

 复习思考题

1. 腕管综合征与颈椎病如何鉴别?
2. 腕管综合征神经卡压症状及特殊试验有哪些?
3. 简述腕管综合征的推拿手法操作步骤。

扫一扫
测一测

PPT 课件

07章13节PPT

膝骨关节炎
古医籍精选

FR-7-13-1

第十三节　膝骨关节炎

培训目标

1. 普训阶段　掌握膝骨关节炎的病因病机、临床特点、诊断与鉴别诊断以及治疗原则。
2. 专训阶段　掌握膝骨关节炎的临床表现、诊断、鉴别诊断和诊疗常规。

膝骨关节炎是由于膝关节生理退化作用和慢性积累性磨损引起,以膝关节软骨变性,同时出现关节边缘和软骨下骨骨质再生为特征的一种慢性关节炎疾病。流行病学统计显示,男性患膝骨关节炎的风险约为 40%,女性为 47%,中国 60 岁以上者,膝骨关节炎患病率高达 42.8%,尤其是肥胖的老年人易发本病。膝骨关节炎属于中医"膝痹病"范畴。

【典型病例】

刘某,女性,54 岁。6 年前开始出现右侧膝关节疼痛,1 个月前疼痛加重。专科检查:右侧膝关节无明显肿胀,触及右膝内侧副韧带压痛。膝关节 X 线正侧位片示:右膝关节间隙变窄,关节边缘骨质增生,胫骨髁间隆起变尖。

问题 1:为了进一步明确诊断及证型,需要补充哪些病史内容?

思路:患者为中年女性,右侧膝关节疼痛 6 年,加重 1 个月。首先考虑膝关节退变性疾病;其次考虑膝关节急慢性损伤;也要考虑风湿性疾病。

为了进一步明确诊断,需补充了解以下病史:

询问疼痛:包括膝关节疼痛的诱因、性质、程度、疼痛加重与缓解的相关因素、其他部位有无相关症状。

询问即刻症状与伴随症状:有无发热、腰部疼痛等。

询问发病后相关诊疗过程:以助于明确诊断与制订诊疗方案。

依照中医四诊要求,收集临床资料,问诊部分参照"十问歌"。

询问既往史、个人史、婚育史、家族史等以助于鉴别诊断与选择诊疗方案。

完善病史:患者 6 年前因膝关节摔伤引发本病,本次因劳累后诱发,右膝胫股关节间隙疼痛、髌骨下疼痛,以酸痛为主;运动时加重,休息后缓解,有时休息后不缓解,甚至夜间疼痛,主动伸屈膝关节时引起疼痛;有晨僵,持续时间一般不超过 30 分钟;在社区医院就诊,摄 X 线平片:右膝关节间隙变窄,关节边缘骨质增生,胫骨髁间隆起变尖。嘱膝关节减轻负重,给予抗炎止痛药和非甾体抗炎药,具体用药剂量、疗程等不详,患者症状有所缓解。

知识点 1

病 因 病 机

　　多由年老体衰、肝肾亏虚,加之膝关节感受风寒湿邪或外伤劳损,气滞血瘀,致使筋骨失养,日久气血不足,则关节发生退变及骨质增生而发为本病。

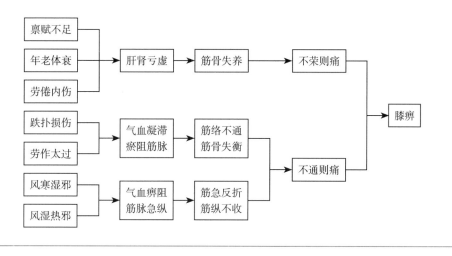

　　问题2:还应做哪些专科检查与辅助检查?

　　思路:膝关节退变性疾病主要考虑膝骨关节炎;膝关节急慢性损伤主要考虑半月板损伤、内外侧副韧带损伤等;风湿性疾病考虑风湿性关节炎、类风湿关节炎等。

　　为了进一步明确诊断,需做以下专科检查与辅助检查:

　　视诊:膝关节有无红肿、肌肉萎缩、关节畸形,膝部周围有无局限性肿块,步态有无异常等。

　　触诊:膝关节伸直痛多提示关节面的病变,屈曲痛多见于膝关节水肿。膝关节向内翻时,外侧疼痛是外侧副韧带损伤;膝关节向外翻时,内侧疼痛是内侧副韧带损伤。当膝关节处于向外翻的压力下,并做膝的伸屈动作时,若产生外侧疼痛,则多提示股骨外侧髁或外侧半月板有摩擦痛。反之,内翻时有摩擦痛者,则病变在股骨内侧髁或内侧半月板。膝关节表面软组织较少,压痛点的位置往往就是病灶的位置。因此,检查压痛点对定位诊断有很大意义。膝骨关节炎压痛点多在关节囊及侧副韧带附着处;髌骨下缘的平面正是关节间隙,关节间隙的压痛点可以考虑是半月板的损伤处或有骨赘之处;内侧副韧带的压痛点在股骨内侧髁结节处;外侧副韧带的压痛点在腓骨小头上方的条索上;髌韧带的压痛点在胫骨粗隆上方;髌下脂肪垫的病变,压痛点在髌韧带两侧;髌骨上方的压痛点提示为髌上囊的病变。此外,检查肿块也是触诊的一个重要内容。检查时应进一步鉴别其性质、压痛、有否波动感等。骨折时局部压痛明显,可触及断端、异常活动和骨擦音。半月板损伤,压痛多局限于损伤侧膝关节间隙,尤以两侧膝眼及腘窝的内、外侧;也要检查膝关节局部温度有无异常等。

　　叩诊:膝反射是否正常。

　　听诊:骨关节异常的声音,如摩擦音、弹响声等。

　　特殊检查:髌骨研磨试验、浮髌试验、侧副韧带损伤试验、麦氏征、研磨提拉试验、交锁试验、挺髌试验、膝关节活动度等。

舌象、脉象:四诊合参。

辅助检查:膝关节 X 线、MRI;血常规、免疫复合物、红细胞沉降率(血沉)、血尿酸、类风湿因子、特殊蛋白系列等。

完善专科检查与辅助检查:膝关节无肿胀,无内翻、外翻畸形。膝关节皮温正常,右膝关节内侧压痛明显,可触及摩擦音。右膝关节屈曲 65°,伸展 0°。右膝关节被动伸屈时,无交锁现象。浮髌试验(-);血常规、血沉、血尿酸水平正常;类风湿因子阴性。舌质红,少苔,脉沉细无力。X 线平片:右膝关节间隙变窄,关节边缘骨质增生,胫骨髁间隆起变尖。

问题 3:初步的中医、西医诊断是什么? 其诊断依据有哪些? 常见的鉴别诊断有哪些?

思路:根据症状、体征、影像学三结合原则进行西医诊断与鉴别诊断。通过四诊、辨病因病机、辨病位等进行中医诊断与类证鉴别。

膝骨关节炎
X 线
ER-7-13-2

知识点 2

诊断要点

1. 本病常发生于中老年。起病隐匿,发病缓慢,有膝部外伤、慢性劳损或受寒湿史。大部分患者在发病前有慢性膝痛史。

2. 膝关节疼痛及压痛,初期为轻度或中度间断性隐痛,休息后好转、活动后加重,疼痛常与天气变化有关;晚期出现持续性疼痛;压痛点多在关节囊及侧副韧带附着处。

3. 膝关节活动受限,晨起时关节僵硬,活动后缓解,僵硬持续时间一般小于 30 分钟。

4. 膝关节出现畸形,活动时可以出现骨摩擦音;膝关节周围肌肉出现萎缩。

5. 辅助检查。X 线检查:表现为非对称性关节间隙变窄,软骨下骨硬化和囊性变,关节边缘骨质增生和骨赘形成;关节内游离体,关节变形及半脱位。实验室检查:血常规、蛋白电泳、免疫复合物及血清补体等指征一般在正常范围。伴有滑膜炎者可见 C 反应蛋白及血沉轻度升高,类风湿因子及抗核抗体阴性。

知识点 3

鉴别诊断

本病需与类风湿关节炎、膝关节滑囊炎、半月板损伤、膝关节内外侧副韧带损伤等疾病相鉴别。

膝骨关节炎
鉴别诊断
ER-7-13-3

知识点 4

膝骨关节炎
辨证分型

ER-7-13-4

辨 证 分 型

本病可分为风寒湿痹型、风湿热痹型、瘀血闭阻型、肝肾亏虚型。

问题 4:如何进行推拿治疗? 患者如何进行防护?

思路:本病选穴的依据以局部取穴及循经辨证取穴为原则,手法治疗结合功法锻炼。也可以应用筋骨理论等指导治疗。

知识点 5

膝骨关节炎
推拿手法
操作

ER-7-13-5

推 拿 治 疗

1. 治疗原则　活血化瘀,通络止痛,松解粘连,滑利关节。风寒湿痹证治以祛风散寒,除湿通络;风湿热痹证治以清热通络,祛风除湿;瘀血闭阻证治以活血化瘀,舒筋止痛;肝肾亏虚证治以培补肝肾,强筋壮骨。

2. 部位及取穴　膝髌周围,鹤顶、内外膝眼、血海、梁丘、伏兔、委中、承山、阳陵泉、风市等。

3. 手法　㨰法、按揉法、弹拨法、提拿法、擦法、摇法等。

4. 手法操作　膝部循经解痉手法、膝部整理手法。

知识点 6

膝骨关节炎
功能锻炼

ER-7-13-6

防 护

1. 预后　推拿对改善本病患者膝关节疼痛、肿胀,恢复其关节活动等症状方面具有一定优势,尤其是早期干预,疗效明显。但是本病已出现的关节软骨变性与骨质增生很难逆转。

2. 注意事项　患者应避免长时间站立、上下楼梯及负重蹲起;站立时保持中正体位不偏歪,上下楼梯使用楼梯扶手,蹲坐站起时用手支撑助力,病情严重者最好扶手杖辅助行走;膝关节急性疼痛或肿痛严重者应制动,肥胖患者应控制体重;可采用内侧或外侧楔形鞋垫以减少膝外翻或内翻程度;休息时尽量保持膝关节伸直位,避免患膝下方垫枕。

3. 功能锻炼　坚持股四头肌与腘绳肌非负重锻炼,如直腿抬高训练、水中步行训练等。症状减轻时可适当增加锻炼,如散步等。

【临证要点】

1. 中老年人群,既往有膝部急慢性损伤或感受风寒湿史,均应考虑膝关节及其附件病变的可能性;可通过影像学(膝关节正侧位片、MRI 等)检查协助诊断。

2. 患者有膝关节疼痛、不同程度功能障碍、伴有或不伴有关节畸形及肌肉萎缩,应考虑是否为膝骨关节炎,可通过影像学(膝关节正侧位片、MRI 等)、血常规、血沉、类风湿因子、免疫复合物等进行鉴别。

3. 明确为膝骨关节炎,行关节功能评定,确定临床具体分期,判定保守治疗的可能性,考虑膝关节有无畸形、有无肌肉萎缩,关节间隙有无变窄、局部有无骨赘形成、髌股关节面是否平整等,可通过影像学(膝关节正侧位片、MRI 等)进行观察。

4. 如无手术指征,结合舌苔、脉象辨证分型,治则以"活血化瘀,通络止痛,松解粘连,滑利关节"为主,实则泻之,虚则补之。若达到手术指征,膝关节出现畸形、肌肉萎缩,关节间隙变窄、局部骨赘形成、髌股关节面不平整,当择期行人工关节置换术。

【诊疗流程】

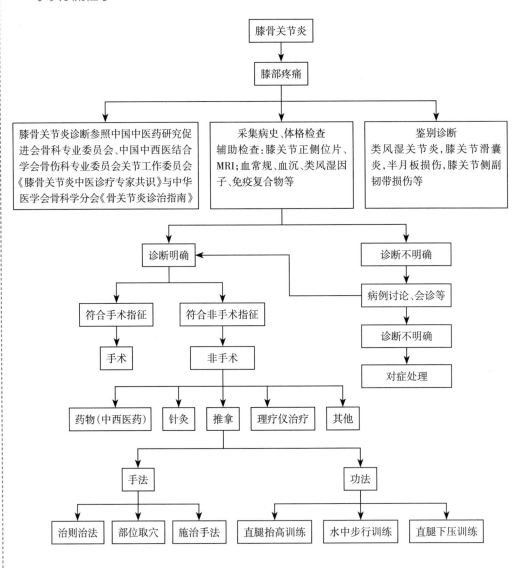

  复习思考题

1. 试述膝骨关节炎的推拿治疗原则、基本治法及辨证加减。

2. 膝骨关节炎患者进行调护时,有哪些注意事项?

3. 针对膝骨关节炎患者,锻炼原则是什么? 具体功能锻炼方法有哪些?

4. 简述膝骨关节炎的治疗目的。

5. 简述膝骨关节炎的疼痛特点。

6. 膝骨关节炎的专科查体有哪些?

7. 膝骨关节炎与类风湿关节炎、膝关节滑囊炎、膝关节半月板损伤的鉴别要点是什么?

8. 膝骨关节炎的诊断要点是什么?

第十四节　踝关节扭伤

培训目标

1. 普训阶段　掌握踝关节扭伤的病因病机、临床特点、诊断与鉴别诊断以及治疗原则。

2. 专训阶段　掌握踝关节扭伤的临床表现、诊断、鉴别诊断和诊疗常规。

踝关节扭伤在临床上比较常见,中医称为"踝缝伤筋"。包括踝部韧带、肌腱关节囊等软组织扭伤,可发生于任何年龄,但以青壮年多见。多是由于行走时突然踏在不平坦地面上或下楼梯时足跖屈落地,足部受力不稳,而致踝关节过度内翻或外翻造成扭伤。踝关节扭伤属于中医"筋伤"范畴。

【典型病例】

陈某,女性,36岁。1周前开始右踝关节疼痛、肿胀,活动受限。专科检查:右踝关节肿胀,皮下青紫。右踝关节压痛(+),背屈15°,跖屈35°。

问题1:为了进一步明确诊断及证型,需要补充哪些病史内容?

思路:患者为青年女性,右踝关节疼痛伴活动受限1周。首先需要考虑运动系统疾病,尤其是踝关节肌腱韧带的损伤,必要时需要考虑踝关节骨折及其周围神经损伤所致的疼痛。

为了进一步明确诊断,需补充了解以下病史:

询问疼痛:包括踝痛的诱因、疼痛的具体部位、疼痛性质、疼痛程度、疼痛加重与缓解的情况。

询问伴随症状与即刻症状:发热,消瘦,腰痛,下肢及足部麻木肿胀等。

询问发病后相关诊疗过程:以助于明确诊断与制订诊疗方案。

依照中医四诊要求,收集临床资料,问诊部分参照"十问歌"。

询问既往史、个人史、婚育史、过敏史、家族史等以助于鉴别诊断与选择诊疗方案。

完善病史:1周前因下台阶时不慎扭伤右踝部诱发,疼痛部位在右踝及足背部;以胀痛为主;活动时症状加重,休息时略得缓解。1周前曾在我院急诊骨科就诊,摄X线平片:未见骨折及脱位。建议患者休息,抬高患肢,支具治疗,外用活血化瘀药物,症状有所缓解。

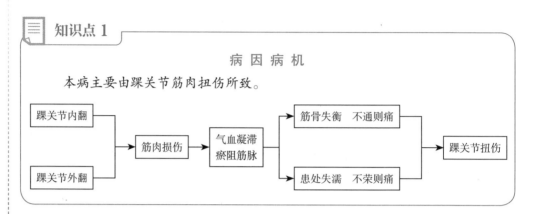

知识点 1

病 因 病 机

本病主要由踝关节筋肉扭伤所致。

问题2:还应做哪些专科检查与辅助检查?

思路:踝关节扭伤需要考虑是否合并韧带损伤及骨折等。

为了进一步明确诊断,需做以下专科检查与辅助检查:

视诊:步态,踝部外观活动度,有无局部肿胀瘀青等。

触诊:压痛,皮温,踝关节周围组织张力等。

叩诊:有无叩击痛。

听诊:有无骨关节异常的声音,如摩擦音、弹响声等。

动诊:踝关节外观活动度。

特殊试验:抽屉试验,内翻应力试验,外翻应力试验等。

感觉、肌力、腱反射、病理征:患肢感觉,患肢肌力,膝、踝反射等。

舌象、脉象:四诊合参。

辅助检查:踝关节 X 线片或 CT 等。

完善专科检查与辅助检查:跛行步态,局部肿胀,皮下青紫。右踝部外观活动度:背屈 15°,跖屈 35°。右踝关节压痛(+)。抽屉试验(−),内翻应力试验(−),外翻应力试验(−)。患肢感觉正常,患肢肌力正常,膝、踝反射正常,病理征(−)。舌质红,苔薄白,脉弦。右踝 X 线片未见骨折及脱位。

问题3:初步的中医、西医诊断是什么? 其诊断依据有哪些? 常见的鉴别诊断有哪些?

思路:根据症状、体征、影像学三结合原则进行西医诊断与鉴别诊断。通过四诊、辨病因病机、辨病位等进行中医诊断与类证鉴别。

知识点 2

诊 断 要 点

1. 有明确踝关节扭伤史。

2. 踝部肿痛,功能障碍。

3. 可有明显的皮下瘀血或皮肤青紫。

4. 患者呈跛行步态。

5. 内翻损伤者外踝前下方压痛明显,被动内翻时疼痛加重。

6. 外翻损伤者内踝前下方压痛明显,被动外翻时疼痛加重。

7. X 线片未见骨折及脱位。

知识点 3

踝关节扭伤
鉴别诊断

鉴 别 诊 断

本病需与踝部骨折、踝部脱位、踝部肌腱断裂等疾病相鉴别。

知识点 4

踝关节扭伤
辨证分型

辨 证 分 型

本病可分为气滞血瘀型和经脉失养型。

问题 4:如何进行推拿治疗? 患者如何进行防护?

思路:以踝周的足太阳、足少阳、足阳明、足太阴、足少阴、足厥阴等六条经筋为主,手法结合功法治疗。也可以筋骨理论等指导治疗。

知识点 5

踝关节扭伤
推拿手法
操作

推 拿 治 疗

1. 治疗原则　舒筋通络、活血散瘀、消肿止痛。

2. 部位及取穴　踝关节周围,绝骨、丘墟、阳陵泉等。

3. 手法　按法、揉法、推法、拔伸法、摇法等。

4. 手法操作　足踝部循经解痉手法、足踝小关节整复手法和足踝部整理手法。

知识点 6

踝关节扭伤
功能锻炼

防　护

1. 预后　推拿治疗本病能明显改善症状,对关节功能的恢复也有良好作用,特别是早期见效明显;后期患者配合功能锻炼可巩固疗效,延缓病情的发展。

2. 注意事项　推拿治疗前,应排除踝部骨折、脱位及韧带完全断裂;急性损伤患者,宜冰敷压迫,止血止痛,需在 24 小时后再行推拿治疗;嘱患者尽可能减少负重及行走活动,注意局部保温,并抬高患肢,利于肿胀消退。

　　3. 功能锻炼　损伤早期行外固定后就应进行足趾屈伸功能锻炼,抬高患踝关节。去除外固定后可适当进行无负重功能锻炼,如踝关节屈伸内外翻等。

【临证要点】

1. 有明确踝关节扭伤史;踝部肿痛,功能障碍;X 线片未见骨折及脱位。
2. 急性损伤患者,需在 24 小时后再行推拿治疗。

【诊疗流程】

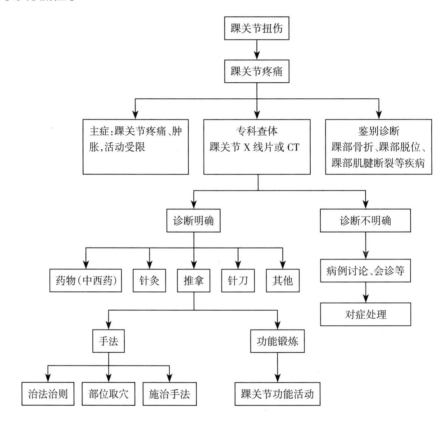

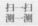

复习思考题

1. 请列出踝关节扭伤的诊断要点。
2. 简述踝关节扭伤的推拿操作。
3. 踝关节扭伤后,需要做好哪些个人防护与锻炼?

第十五节　类风湿关节炎

> 1. 普训阶段　掌握类风湿关节炎的病因病机、临床特点、诊断与鉴别诊断以及治疗原则。
> 2. 专训阶段　掌握类风湿关节炎的临床表现、诊断、鉴别诊断和诊疗常规。

类风湿关节炎(rheumatoid arthritis，RA)是一种原因不明，累及周围关节为主的多系统炎症性自身免疫疾病，中医又称为"历节""骨痹""鹤膝风"等。其发病率较高、病程长，如得不到及时正确的治疗，病情可逐渐加重，最后出现关节畸形、强直、功能丧失，导致不同程度的残疾。

【典型病例】

患者，女，49 岁。自诉 5 年前右手中指近端指间关节疼痛，后来逐渐发展至双手诸多小关节及下肢膝踝等多处关节肿痛。患者身体消瘦，起病隐匿，发展缓慢。舌淡暗，苔薄白，脉弦紧，四肢冷。患者跛行，静息痛明显。其间未曾到医院就诊与系统治疗。

问题 1：为了进一步明确诊断及证型，需要补充哪些病史内容？

思路：患者为中年女性，近端指间关节疼痛 5 年左右，未经过系统治疗，病情进行性发展，根据患者病情描述及体征，首先考虑女性绝经后易骨质疏松和易发退行性骨关节疾病。

为了进一步明确诊断及鉴别诊断，需补充了解以下病史：

询问疼痛：包括疼痛的诱因、双手疼痛与下肢痛的具体部位、疼痛的性质、疼痛的程度、疼痛加重与缓解的情况，暴露疼痛处皮肤并观察有无外伤皮损，皮肤颜色有无异常。

询问伴随症状与即刻症状：有无发热，消瘦，跛行原因等。

完善血液学、血清学及影像学检查。

依照中医四诊要求，收集临床资料，问诊部分参照"十问歌"。

询问既往史、个人史、婚育史、过敏史、家族史等以助于鉴别诊断与选择诊疗方案。

完善病史：自诉 5 年前右手中指近端指间关节疼痛，后来逐渐发展至双手诸多小关节及下肢膝踝等多处关节肿痛。晨起关节僵硬严重，穿衣行走均感困难，1.5 小时后症状缓解。患者身体消瘦，起病隐匿，发展缓慢。四肢冷，舌淡暗、苔薄白，脉弦紧。双手近端指间关节均可见 0.1~0.2cm 大小不等皮下结节，右膝内侧可见直径 0.3~1cm 大小不等皮下结节。双手食指、中指均呈不同程度梭形肿胀，左手无名指、右手小指均呈轻度鹅颈畸形。双膝关节肿胀，患者跛行，静息痛明显。影像学检查 X 片示：双手诸关节骨关节炎，双膝关节重度骨关节炎，关节间隙狭窄，双踝关节重度骨关节炎；

类风湿关节炎影像学
ER-7-15-2

双手、膝、踝均呈皮质条纹征。ESR：78mm/h，ASO：527 IU/ml，免疫球蛋白 IgA、IgG、IgM增高。诊断为类风湿关节炎，嘱患者休息，口服塞来昔布胶囊及来氟米特片，配以汤药及中医手法治疗，1 个月后症状有所缓解。

知识点 1

病 因 病 机

本病的病机关键是邪正交争中的邪侵与正虚，风、寒、湿、热、痰、瘀等邪气留滞于肢体筋脉、关节，致使经脉气血痹阻不通，发为本病。

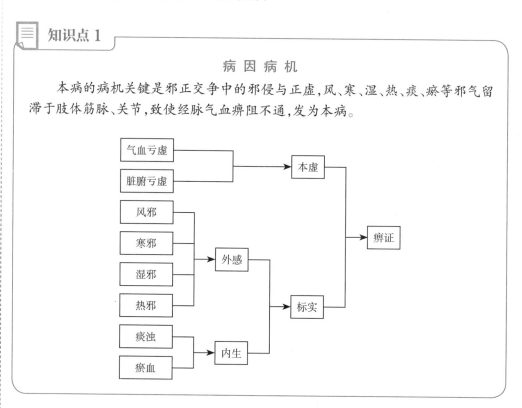

问题 2：初步的中医、西医诊断是什么？诊断依据有哪些？常见的鉴别诊断有哪些？

思路：根据患者症状、体征、影像学、血液学、血清学进行西医诊断及鉴别诊断。通过四诊合参、辨病因病机进行中医诊断与类证鉴别。

知识点 2

诊 断 要 点

无论是美国风湿病学会（ACR）于 1987 年分类的 RA 标准，还是美国风湿病学会联合欧洲抗风湿病联盟（ACR/EULAR）于 2010 年对类风湿关节炎新的分类标准，均规定应该符合多个不同关节同时受累，超过 6 周以上的病程时间以及血清学上的改变。

美国风湿病学会 1987 年修订的 RA 分类标准如下（≥4 条并排除其他关节炎即可确诊 RA）：

（1）晨僵：关节及其周围僵硬感至少持续 1 小时（病程≥6 周）。

（2）3 个或 3 个以上的关节受累：3 个或 3 个以上区域的关节炎，医生观察下列 14 个区域（左侧或右侧的近端指间关节、掌指关节、腕、肘、膝、踝及跖趾关节）

中累及 3 个,且同时软组织肿胀或积液(不是单纯骨隆起)(病程≥6 周)。

（3）手关节炎:腕、掌指或近端指间关节炎中,至少有一个关节肿胀(病程≥6 周)。

（4）对称性关节炎:两侧关节同时受累(双侧近端指间关节、掌指关节及跖趾关节受累时,不一定绝对对称)(病程≥6 周)。

（5）有类风湿皮下结节:医生观察到在骨突部位、伸肌表面或关节周围有皮下结节。

（6）影像学有 RA 改变,包括明显的骨质疏松及骨侵蚀影像:在手和腕的后前位像上有典型的类风湿关节炎影像学改变,必须包括骨质侵蚀或受累关节及其邻近部位有明确的骨质脱钙。

（7）血清类风湿因子阳性:任何检测方法证明血清类风湿因子含量异常（IgM、IgG、IgA）,而该方法在正常人群中的阳性率小于 5%(滴定度 1 : 32)。

知识点 3

鉴 别 诊 断

类风湿关节炎需与骨关节炎、银屑病关节炎、强直性脊柱炎、系统性红斑狼疮、反应性关节炎等疾病相鉴别。

类风湿关节炎鉴别诊断
ER-7-15-3

知识点 4

辨 证 分 型

本病可分为风寒湿痹型、热痹型、痰瘀痹阻型、肝肾亏虚型。

类风湿关节炎辨证分型
ER-7-15-4

问题 3:如何进行推拿治疗? 患者如何进行防护?

思路:治疗中多应用挤压加摆动类手法可解凝开滞,促进气血畅通,获"通则不痛"之效。施按揉摩搓手法能温经散寒,用推擦拍击等法可活血祛瘀。使用运动关节类手法则可滑利关节,矫正畸形,恢复关节功能。

知识点 5

推 拿 治 疗

1. 治疗原则　祛风散寒、清热除湿、舒筋通络。
2. 部位及取穴　病变部位及周围腧穴。
3. 手法　滚、揉、按、拿、搓、擦、摇、抖、拍、弹拨等手法。
4. 手法操作　以松解类手法为主,配合运动关节类手法。

类风湿关节炎推拿手法操作
ER-7-15-5

笔记

类风湿关节
炎功能锻炼

ER-7-15-6

知识点 6

防　护

1. 预后　随着抗风湿药的早期联合应用,对关节外病变的治疗以及新疗法的不断出现,使类风湿关节炎的预后已有明显改善。大多数患者的病情可得到很好的控制,甚至完全缓解。提示类风湿关节炎的严重程度及预后较差的因素包括:关节持续性肿胀、高滴度抗体、HLA-DR4/DR1 阳性、伴发贫血、类风湿结节、血管炎、神经病变或其他关节外表现者。

2. 注意事项　类风湿关节炎宜注意补钙。临床类风湿关节炎患者,一旦开始发病,容易导致骨骼中钙的缺失,伴发骨质疏松症。此外,类风湿关节炎还宜注意饮食多样化。

3. 功能锻炼　功能锻炼是类风湿关节炎患者关节功能得以恢复及维持的重要方法。在关节肿痛明显的急性期,应适当限制关节活动。处于缓解期时,应在不增加患者痛苦的前提下进行功能活动。对无明显关节肿痛,但伴有可逆性关节活动受限者,应鼓励其进行正规的功能锻炼。

【临证要点】

1. 西医诊断按照美国风湿病学会 1987 年修订的 RA 分类标准。中医辨证为邪正交争中的邪侵与正虚,风、寒、湿、热、痰、瘀为致病因素。

2. 治疗方案应个体化,药物治疗主要包括非甾体消炎药、慢作用抗风湿药、免疫抑制剂、免疫和生物制剂及中药等。经内科治疗不能控制及严重关节功能障碍的类风湿关节炎患者,手术是有效的治疗手段。

3. 功能锻炼应以人体受累的关节及其附近的肌肉为主,均可通过主动与被动的活动与按摩方式进行锻炼。尤其是各关节的伸展运动,对维持关节的正常活动具有重要作用。

【诊疗流程】

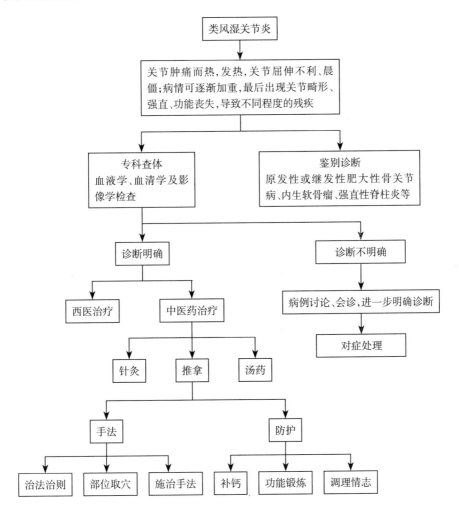

 复习思考题

扫一扫
测一测

1. 试述类风湿关节炎的诊断标准。

2. 试述类风湿关节炎的推拿治疗原则和手法操作。

3. 类风湿关节炎患者如何进行正确的功能锻炼？

PPT 课件

07章16节PPT

风湿性关节
炎古医籍
精选

ER-7-16-1

第十六节 风湿性关节炎

培训目标

1. 普训阶段 掌握风湿性关节炎的病因病机、临床特点、诊断与鉴别诊断以及治疗原则。

2. 专训阶段 掌握风湿性关节炎的临床表现、诊断、鉴别诊断和诊疗常规。

风湿性关节炎为临床常见的结缔组织炎症,具有反复发作性,且容易累及心脏,临床中多以急性发热或关节疼痛起病。风湿性关节炎属于中医的"痹证"范畴。

【典型病例】

患者,女,51 岁,全身多关节肿痛 4 年,伴双下肢无力 1 个月。患者自述关节痛时伴有红、肿、热的炎症表现,通常一个关节症状消退,另一关节症状又出现。症状严重时,患者双肩、膝、踝等大关节同时受累。其间未经医院诊断,未行系统治疗。

问题 1:为了进一步明确诊断及证型,需要补充哪些病史内容?

思路:患者为中年女性,全身多关节肿痛 4 年,伴双下肢无力 1 个月,未经过系统治疗。根据患者病情描述及体征,首先考虑患者血尿酸水平是否正常,排除痛风。同时下肢无力要首先考虑腰椎管狭窄症及运动神经元损伤。

为了进一步明确诊断,需补充了解以下病史:

询问疼痛:包括肿痛关节的位置、诱因,疼痛的性质、程度,其间何时加重,是否有缓解等情况。

询问伴随症状与即刻症状:患者是否发热、发热时间,体重变化,刻下关节是否肿痛,暴露患者自述肿痛关节及曾肿痛关节皮肤,观察肿痛皮肤有无外伤皮损,皮肤颜色是否正常,皮温是否正常。

完善血液学、血清学等实验室检查及影像学检查。

依照中医四诊要求,收集临床资料,问诊部分参照"十问歌"。

询问既往史、个人史、婚育史、过敏史、家族史等以助于鉴别诊断与选择诊疗方案。

完善病史:患者,女,51 岁,全身多关节肿痛 4 年,伴双下肢无力 1 个月。患者自述关节痛时伴有红、肿、热的炎症表现,通常一个关节症状消退,另一关节症状又出现。症状严重时,患者双肩、膝、踝等大关节同时受累。患者长期体温不规则低热,平均体温可达 38.2℃。患者自感双臂及小腿肌肉酸痛不适,腰膝酸软,多汗乏力,纳呆腹胀,近半年来体重下降明显,大便每日一行,不成形。查体见患者双肩、膝、踝关节肿胀疼痛,压痛明显,上述关节皮温均高于患者体温,以双膝关节为甚。患者双肩、膝关节及左踝关节皮肤表面呈环形红斑。经检查,患者血尿酸为 357μmol/L,ASO 为 736IU/ml,ESR 为 78mm/h,CRP 为 60.23mg/L,白细胞 13.78×10^9/L。影像学检查 X 片示:未

笔记

见明显骨质改变。诊断为风湿性关节炎,予以推拿手法、点穴、汤药配合西医疗法治疗,1 个月后症状明显缓解。

知识点 1

病 因 病 机

　　虚、寒、湿、热、瘀为痹证病因病机之关键,也是治疗风湿性关节炎的根本所在。

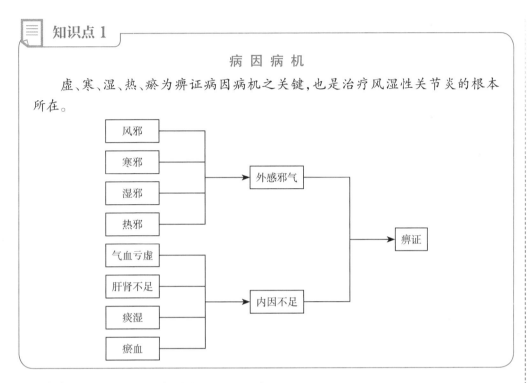

　　问题 2:还应做哪些专科检查与辅助检查?

　　思路:全身多关节肿痛,疼痛时呈现红肿热痛等炎症反应,首先考虑患者血尿酸水平,是否处于痛风急性期抑或患者有无大关节关节炎病史。

　　为了明确诊断,需要做以下专科治疗与辅助检查:

　　血清学、血液学、咽拭子等实验室检查,全身受累关节影像学检查(X 线片、MRI、CT),受累关节 B 超检查,心电图检查。

　　问题 3:初步的中医、西医诊断是什么? 诊断依据有哪些? 常见的鉴别诊断有哪些?

　　思路:根据症状、体征、影像学、心电图等检查得出西医诊断与鉴别诊断。通过四诊合参、辨病因病机等进行中医诊断与类证鉴别。

知识点 2

诊 断 要 点

　　1. 主要依据临床表现、实验室检查和前期链球菌感染的证据,诊断风湿性关节炎。

　　2. 发病前 1~4 周有溶血性链球菌感染史,急性游走性大关节炎,常伴有风湿热的其他表现,如心肌炎、环形红斑、皮下结节等。

　　3. 血清中抗链球菌溶血素 O 凝集效价明显升高,咽拭子培养阳性,血白细胞计数增多等。

风湿性关节炎鉴别诊断

ER-7-16-2

知识点 3

鉴 别 诊 断

本病应与结核性关节炎、结核感染过敏性关节炎、淋巴瘤和肉芽肿等疾病相鉴别。

风湿性关节炎辨证分型

ER-7-16-3

知识点 4

辨 证 分 型

本病可分为风寒湿痹型、热痹型、痰瘀痹阻型、肝肾亏虚型。

问题4:如何进行推拿治疗? 患者如何进行防护?

思路:治疗中按照受累关节病变部位进行局部选穴,亦可按照痹证治疗方法选穴。如风痹可取膈俞、血海、大椎等穴位;寒痹可取肾俞、关元、风门等穴位;湿痹可取足三里、大椎、膈俞、脾俞等穴位;热痹可取大椎、曲池、阳陵泉等穴位。

风湿性关节炎推拿手法操作

ER-7-16-4

知识点 5

推 拿 治 疗

1. 治疗原则 祛风散寒、清热除湿、舒筋通络。
2. 部位及取穴 病变部位及周围腧穴。
3. 手法 㨰、揉、按、拿、搓、擦、摇、抖、拍、弹拨等手法。
4. 手法操作 以松解类手法为主,配合运动关节类手法。

风湿性关节炎功能锻炼

ER-7-16-5

知识点 6

防 护

1. 预后 中西医结合治疗风湿性关节炎效果明显,应重视抗风湿药物的早期联合应用。大多数风湿性关节炎患者的病情可得到有效控制,甚至完全缓解。

2. 注意事项 饮食有节、起居有常、劳逸结合是强身保健的主要措施。临床上患者还应注意营养,适当锻炼,增强体质,注意居住环境不能太潮湿,避免过度劳累、受寒,保暖有助于关节功能恢复。预防和控制感染,去除体内链球菌感染灶,防止复发,如扁桃体炎反复发作可行扁桃体切除术。

3. 功能锻炼 可分为急性期、亚急性期和慢性期的锻炼。

【临证要点】

1. 风湿性关节炎属于中医“痹证”范畴,中医辨证可辨为内因及外因,外因方面可分为行痹、痛痹、着痹、热痹,内因方面又可分为气血亏虚、肝脾肾亏虚、痰瘀闭阻。

2. 风湿性关节炎的诊断,主要依据患者的临床表现、实验室检查和前期链球菌感染的证据。

3. 风湿性关节炎,主要是对受累肌肉、关节痛处进行手法治疗,灵活选用按揉、振动、弹拨等手法,并轻微活动关节。在此之上还可配以经穴推拿。

4. 患者应注意劳逸结合,避免风寒湿邪侵袭,保持正常的心理状态,预防和控制感染。在疾病的不同阶段,进行相应的功能锻炼。

【诊疗流程】

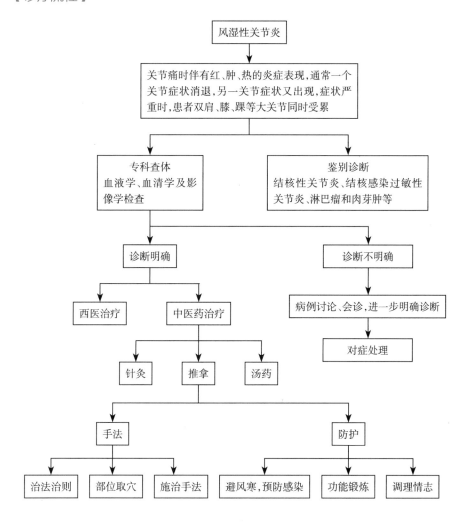

 复习思考题

1. 风湿性关节炎的诊断要点有哪些?

2. 试述风湿性关节炎的推拿治疗原则和手法操作。

3. 风湿性关节炎患者的注意事项有哪些?

第十七节　运动神经元病

培训目标

1. 普训阶段　掌握运动神经元病的病因病机、临床特点、诊断与鉴别诊断以及治疗原则。

2. 专训阶段　掌握运动神经元病的临床表现、诊断、鉴别诊断和诊疗常规。

运动神经元病(motor neuron disease,MND)是一组选择性侵犯脊髓前角细胞、脑干运动神经元、皮质锥体细胞和锥体束的慢性进行性变性疾病。临床上兼有上/下运动神经元受损体征,表现为肌无力、肌萎缩和锥体束征的不同组合,感觉和括约肌功能一般不受影响。主要包括:肌萎缩侧索硬化、进行性脊髓性肌萎缩、原发性侧索硬化、进行性延髓性麻痹。中医并无此病名,根据其发病的特点及表现,多认为其属于"痿病"范畴。

【典型病例】

患者,男,48岁,左侧肢体力弱2年余,1年前初起觉左侧下肢较右侧力弱,渐进至左侧上肢也出现无力情况,就诊时患者左侧肢体力弱,左下肢肌肉跳动明显,双下肢无力,步态不稳,踩棉花感,舌体胖大有齿痕,质淡暗,苔白厚腻,脉沉细。

问题1:为了进一步明确诊断及证型,需要补充哪些病史内容?

思路:患者为中年男性,自感右下肢肌力弱2年余。渐出现双下肢症状,失稳步态。结合患者年龄,首先考虑脊髓型颈椎病及腰椎间盘突出症这类退行性骨关节疾病。

为了进一步明确诊断,需补充了解以下病史:

询问病因:包括肢体力弱的诱因、发展情况,临床查体,检查患者各个患肢肌力情况。

询问伴随症状与即刻症状:患者有无发热、恶寒,除肌力下降外是否有关节疼痛,神经系统反射检查。

询问发病后相关诊疗过程:以助于明确诊断与制订诊疗方案。

依照中医四诊要求,收集临床资料,问诊部分参照"十问歌"。

询问既往史、个人史、婚育史、过敏史、家族史等以助于鉴别诊断与选择诊疗方案。

完善病史:患者,男,48岁,左侧肢体力弱2年余,1年前初起觉左侧下肢较右侧力弱,渐进至左侧上肢也出现无力情况,就诊时患者左侧肢体力弱,左下肢肌肉跳动明显,双下肢无力,步态不稳,踩棉花感,腰膝酸软,双足底自感凉,多汗乏力,纳呆腹胀,近半年来体重下降明显,大便每日一行,不成形。查体见左侧下肢肌肉萎缩,皮肤弹性差,目前尚无吞咽困难及构音障碍,左侧腱反射亢进,左下肢病理反射(+)。无舌肌纤颤,舌体胖大有齿痕,质淡暗,苔白厚腻,脉沉细。于医院检查肌电图,结果显示:神经源性损害,诊断为运动神经元损伤。予以汤药及推拿手法治疗两月余,症状略有缓解。

知识点 1

病 因 病 机

本病多因肺热伤津、湿热浸淫、脉络瘀阻、脾胃虚弱、肝肾亏虚而致。

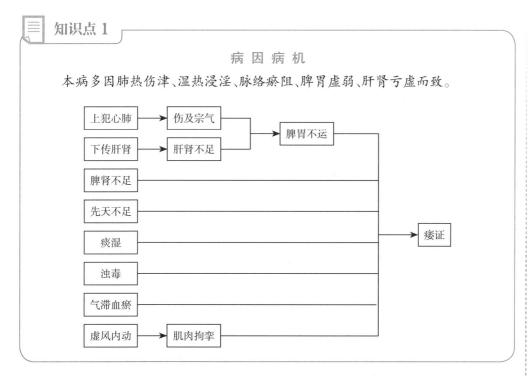

问题 2:还应该做哪些专科检查与辅助检查?

思路:下肢肌力下降、肌肉萎缩、肌张力增高或下降,首先应考虑是否为脊髓型颈椎病或腰椎间盘突出症。

专科神经系统查体包括腱反射及病理反射。脑脊液检查,肌电图检查,脑、脊髓影像学检查(MRI、CT),颈椎、腰椎影像学检查(X线片、MRI、CT)用以诊断及鉴别诊断。

问题 3:初步的中医、西医诊断是什么? 诊断依据有哪些? 常见的鉴别诊断有哪些?

思路:根据症状、体征、影像学、专科检查进行西医诊断与鉴别诊断。通过四诊合参、脏腑辨证、辨病因病机等进行中医诊断与类证鉴别。

知识点 2

诊 断 要 点

MND 尚无统一评定标准。较公认的临床诊断指标是:

1. 有上下运动神经元损害的症状、体征,包括肌无力、肌萎缩、肌肉震颤、锥体束征,尚可有脑干病理反射及后组脑神经损害症状,多无感觉及自主神经障碍。

2. 肌电图呈神经元损害改变。

3. 起病隐匿,进行性发展。

4. 无法解释这些症状体征的其他疾病证据。

运动神经元病鉴别诊断
ER-7-17-2

知识点 3

鉴 别 诊 断

本病应与多灶性运动神经病、脊髓灰质炎后综合征、脊髓空洞症、脊髓型颈椎病等疾病相鉴别。

运动神经元病辨证分型
ER-7-17-3

知识点 4

辨 证 分 型

本病可以分为肺热伤津型、湿热浸淫型、脉络瘀阻型、肝肾亏虚型、脾胃虚弱型。

问题4:如何进行推拿治疗?患者如何进行防护?

思路:主要是通过推拿手法来达到调补脾胃的目的,通过手法和经络腧穴的作用,调和气血,健脾和胃,平衡阴阳。同时治痿还需根据痿证的病变部位、虚实顺逆进行辨证论治。

运动神经元病推拿手法操作
ER-7-17-4

知识点 5

推 拿 治 疗

1. 治疗原则　益气生津,健脾和胃,强筋壮骨。
2. 部位及取穴　四肢、胸腹及腰背部,肩髃、曲池、合谷、承扶、委中、承山、昆仑、阳陵泉、解溪、中府、气海、关元、肾俞、大肠俞、命门等。
3. 手法　揉法、一指禅推法、滚法、弹拨法、拿法、擦法、运动关节类手法等。
4. 手法操作　以松解类手法为主,配合运动关节类手法。

运动神经元病功能锻炼
ER-7-17-5

知识点 6

防 护

1. 预后　推拿治疗配合汤药及西医疗法,对患者病情有一定作用。
2. 注意事项　注意情志调养,避免劳累,生活规律,饮食均衡,预防外邪,提倡适当进行肢体功能锻炼,有利于病情的恢复。
3. 功能锻炼　可以分为主动锻炼和被动锻炼。

【临证要点】

1. 运动神经元损伤,MND病因尚不清楚,一般认为是随着年龄增长,由遗传易感个体暴露于不利环境所造成的,即遗传因素和环境因素共同导致了运动神经元病的发生。

2. 手法治疗主要以经穴推拿和捏脊治疗为主,不仅可以改善肌无力、肌萎缩、肢体运动功能障碍等症状,还能大幅度改善运动神经元细胞的活性,促进受损运动神经元的恢复。

3. 推拿治疗对患者病情有较好的帮助,同时患者要注意日常调养,对疾病的康复有一定控制。

【诊疗流程】

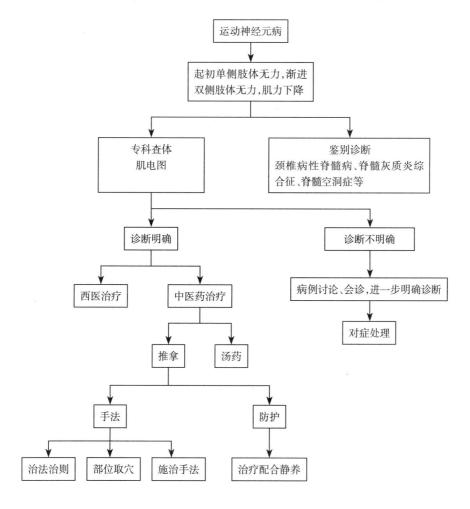

 复习思考题

1. 什么是运动神经元病?
2. 运动神经元病的诊断要点有哪些?
3. 运动神经元病的中医辨证分型有哪几种?

第十八节　失　眠

PPT 课件

失眠古医籍
精选

> **培训目标**
>
> 1. 普训阶段　掌握失眠的病因病机、临床特点、诊断与鉴别诊断以及治疗原则。
> 2. 专训阶段　掌握失眠的临床表现、诊断、鉴别诊断和诊疗常规。

失眠属于睡眠障碍的一种常见类型,又称不寐,是指以经常不能获得正常睡眠为特征的一种病症,轻者难以入寐,或睡中易醒,醒后不能再寐,或时寐时醒;重者彻夜不能入寐。本病可单独出现,也可与头痛、健忘、眩晕、心悸等症同时出现。

【典型病例】

王某,女性,45 岁。半年前开始入睡困难,易醒,烦躁,易怒,纳少,1 个月前加重。辅助检查:多导睡眠图主要表现为睡眠潜伏期延长,实际睡眠时间减少,觉醒时间增多。

问题 1:为了进一步明确诊断及证型,需要补充哪些病史内容?

思路:中年女性,入睡困难,易醒,烦躁易怒半年,加重 1 个月。主要考虑情志失眠,与情绪诱发因素有关,必要时需要考虑脏腑源性失眠。

为了进一步明确诊断,需补充了解以下病史:

询问失眠具体情况:包括失眠的诱发因素、失眠程度、失眠加重与缓解的情况。

询问伴随症状与即刻症状:胁肋胀痛,纳少等。

询问发病后相关诊疗过程:以助于明确诊断与制订诊疗方案。

依照中医四诊要求,收集临床资料,问诊部分参照"十问歌"。

询问既往史、个人史、婚育史、过敏史、家族史等以助于鉴别诊断与选择诊疗方案。

完善病史:半年前因情志过激诱发,1 个月前因夫妻吵架加重,伴有烦躁、易怒、胁肋胀痛、纳少等。1 个月前发病后曾在某医院就诊,诊断为失眠,予艾司唑仑 1mg 睡前服用,效果时好时坏。

知识点 1

病　因　病　机

失眠的主要病机与心、脾、肝、肾及阴血不足有密切关系,其病理变化总属阳盛阴衰,阴阳失调。

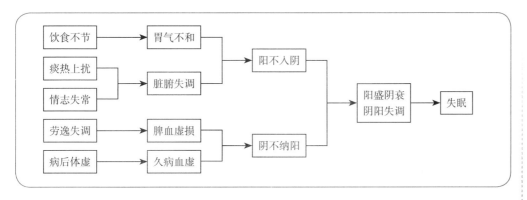

问题2:还应做哪些专科检查与辅助检查?

思路:患者失眠应辨别是神经系统病变还是器质性病变,以便为进一步治疗提供依据。

为了进一步明确诊断,还需做以下专科检查与辅助检查:

视诊:患者面部颜色、情态、气血濡养、皮肤色泽等。

触诊:皮温,皮肤弹性、触觉灵敏情况等。

叩诊:叩击痛,叩击音(如胸腹部叩击情况)等。

听诊:呼吸音、心音、肠鸣音等。

舌象、脉象:四诊合参。

多导睡眠图结果判断:主要表现为睡眠潜伏期延长,实际睡眠时间减少,觉醒时间增多。

多相睡眠扫描仪:记录到时间生物节律紊乱和昼夜生理节律异常。

必要的选择性检查项目:血尿便常规、心肝肾功能、血脂、心电图、腹部B超、胸片、头颅CT及头部MRI+MRA等检查。

问题3:初步的中医、西医诊断是什么? 诊断依据有哪些? 常见的鉴别诊断有哪些?

思路:根据症状、体征、辅助检查三结合原则进行西医诊断与鉴别诊断。通过四诊、辨病因病机、辨病位等进行中医诊断与类证鉴别。

知识点 2

诊 断 要 点

1. 轻者入睡困难或易醒,醒后不能再次入睡,重者彻夜难眠。
2. 常伴有头痛头昏、心悸、健忘、多梦等症。
3. 经各系统检查和实验室检查未发现异常。

失眠鉴别
诊断

ER-7-18-2

知识点 3

鉴 别 诊 断

本病需与中枢神经系统的躯体疾病、精神疾患等相鉴别。

失眠辨证
分型
ER-7-18-3

知识点 4

辨 证 分 型

本病可分为心脾两虚型、阴虚火旺型、痰热内扰型、肝郁化火型。

问题4:如何进行推拿治疗? 患者如何进行防护?

思路:虚证宜益气养血,实证宜泻其有余,虚实夹杂宜在补虚泻实的基础上安神定志。改善睡眠质量,增加睡眠时间。

失眠推拿
手法操作
ER-7-18-4

知识点 5

推 拿 治 疗

1. 治疗原则 宁心安神、平衡阴阳。

2. 部位及取穴 头面部的印堂、神庭、太阳、睛明、攒竹、鱼腰、角孙、百会、风池、安眠穴;腹部的中脘、气海、关元、天枢穴;腰背部的心俞、肝俞、脾俞、胃俞、肾俞、命门穴,背部督脉、华佗夹脊等部位。

3. 手法 一指禅推法、抹法、按揉法、扫散法、拿法、摩法、推法、振颤法、擦法、捏法。

4. 手法操作 镇静安神、摩腹调理、腰背部操作。

失眠功能
锻炼
ER-7-18-5

知识点 6

防 护

1. 预后 推拿治疗效果明显,配合功法锻炼,常可获得较好疗效。病情单纯、病程较短者多易治愈。病程长者兼虚实夹杂,可根据病情及症状轻重,用手法进行辨证治疗,也能达到较好的治疗效果。

2. 注意事项 失眠常见于功能性疾病,也可由器质性疾病引起,应注意鉴别。本病为心神变化,心理调节尤为重要。平时需注意精神调摄,心情舒畅。睡前不宜饮咖啡、浓茶等刺激兴奋之品,饮食有节,尤其晚饭不宜过饱。劳逸结合,适当参加体力劳动,加强体育锻炼,作息要有规律,不熬夜,养成良好的睡眠习惯。

3. 功能锻炼 闭目宁心,叩齿吞津,或行呼吸吐纳锻炼、自我按摩。

【临证要点】

1. 西医诊断主要依据是轻者入睡困难或易醒,醒后不能再次入睡,重者彻夜难眠。睡眠紊乱,每周至少发生3次并持续1周以上。睡眠量和/或质的不满意引起患者明显的苦恼,或是影响其社会及职业功能。经各系统检查和实验室检查未发现异常。中医辨证多为心脾两虚、阴虚火旺、痰热内扰、肝郁化火。

2. 治疗方案主要是手法结合心理调节,必要时配合药物治疗。

笔记

3. 于头面颈肩、腹部及腰背部进行推拿调理,以达宁心安神、平衡阴阳之效。

4. 功能锻炼强调滋肾阴、清心火、健脾胃、降逆气,宁心安神。

【诊疗流程】

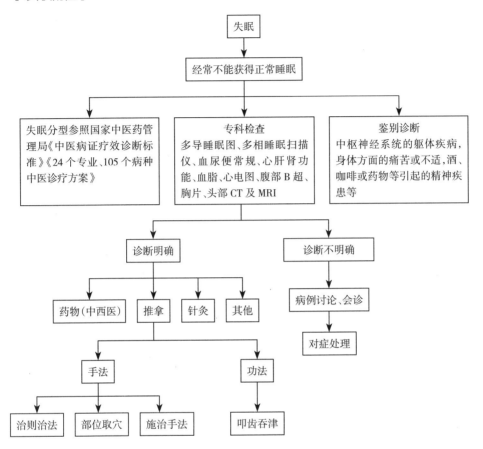

 复习思考题

1. 简述失眠的病因病机。

2. 简述失眠的诊断要点。

3. 如何运用推拿治疗失眠?

第十九节　中风后遗症

培训目标

1. **普训阶段**　掌握中风后遗症的病因病机、临床特点、诊断与鉴别诊断以及治疗原则。

2. **专训阶段**　掌握中风后遗症的临床表现、诊断、鉴别诊断和诊疗常规。

中风后遗症
古医籍精选
ER-7-19-1

中风病是以突然昏仆,半身不遂,语言謇涩或失语,口舌歪斜,偏身麻木为主要表现,临床简称"中风"。常是由于气血逆乱,致风、火、痰、瘀痹阻脑脉或血溢脑脉之外所致。本病起病急、变化快,好发于中老年人群。四季皆可发病,但以冬春两季最为多见。推拿治疗对促进肢体功能康复具有不同程度的效果,一般以早期治疗为宜。

【典型病例】

刘某,女性,70岁。2012年9月初诊。患者2周前突发头晕、左侧肢体活动不利。既往2型糖尿病、高血压病史。在北京某医院急诊诊断为急性脑梗死。予抗血小板聚集、抗凝,控制血糖、血压后,现中西医结合治疗。专科检查:血压200/100mmHg,神志清楚,精神尚可,伸舌居中,右侧肢体肌张力不高,肌力5级,左侧肌张力低,肌力3级。左侧肢体针刺觉减退深感觉减退,左膝反射(+++),左巴氏征阳性。辅助检查:头颅CT示右侧基底节、卵圆窝梗死灶。

问题1:为了进一步明确诊断及证型,需要补充哪些病史内容?

思路:患者为女性,70岁,头晕、左侧肢体活动不利2周。首先需要考虑神经系统疾病,结合有高血压病史,需考虑颅脑源性的中风病。

为了进一步明确诊断,需补充了解以下病史:

询问具体症状及病情:包括头晕、左侧肢体活动不利的时间、加重与缓解的情况。

询问发病后相关诊疗过程:以助于明确诊断与制订诊疗方案。

依照中医四诊要求,收集临床资料,问诊部分参照"十问歌"。

询问既往史、个人史、婚育史、过敏史、家族史等以助于鉴别诊断与选择诊疗方案。

完善病史:在北京某医院急诊诊断为急性脑梗死。予抗血小板聚集、抗凝,控制血糖、血压后,时感麻木,行走困难,左侧肢体发凉,纳可,眠差,便秘,小便黄。现求中西医结合治疗。辅助检查:头颅CT示右侧基底节、卵圆窝梗死灶等。时伴头晕头痛,颈肩腰部僵硬不舒。

知识点 1

病 因 病 机

积损正衰,劳倦内伤,饮食不节,五志过极,伤及脑、心、肝、脾、肾均可导致本病发生。

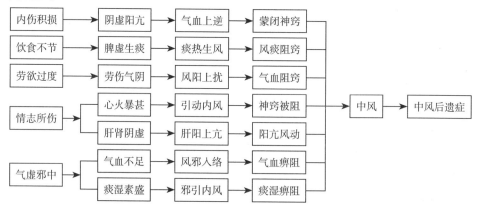

问题2：还应做哪些专科检查与辅助检查？

思路：在中风病病名诊断基础上，考虑是脑血管疾病、脑组织疾病还是其他外伤因素导致。

为了进一步明确诊断，还需做以下专科检查与辅助检查：

视诊：眼、口角及鼻唇沟是否歪斜，鼓腮是否漏气，皱额蹙眉和闭眼等动作情况，有无关节挛缩畸形、肌肉萎缩等。

触诊：压痛，皮温，感觉、肌力、肌张力等。

叩诊：患侧上肢肱二头肌、肱三头肌肌腱反射，下肢膝腱和跟腱反射等。

听诊：语言、声音是否欠利等。

动诊：是否有偏瘫步态，肩、肘、腕、髋、膝、踝关节活动情况等。

量诊：患侧上下肢测量，如手臂、腿周径测量等。

专科情况：包括精神、言语、记忆力、计算力、理解力、双眼球眼震、双瞳孔直径，对光反射、鼻唇沟、乳突、伸舌等；左侧偏身感觉，痛温触觉；左上肢远端肌力、近端肌力、肌张力，左下肢肌力。左巴宾斯基征(+)，查多克征(+)，右巴宾斯基征(−)，共济运动等。

辅助检查：血压，脑出血和脑血栓形成患者血压偏高，蛛网膜下腔出血的患者脑膜刺激征阳性，脑栓塞可出现神经系统体征。头部 CT、MRI、脑电图等。脑脊液检验：脑出血和蛛网膜下腔出血患者为血性，而脑血栓形成和脑栓塞患者均为正常。

问题3：初步的中医、西医诊断是什么？ 诊断依据有哪些？ 常见的鉴别诊断有哪些？

思路：根据症状、体征、影像学三结合原则进行西医诊断与鉴别诊断。通过四诊、辨病因病机、辨病位等进行中医诊断与类证鉴别。

📋 **知识点 2**

诊 断 要 点

既往有高血压、心脏病和头痛、眩晕的病史。猝然仆倒，不省人事，或静止状态下逐渐出现半身不遂、口眼歪斜、舌强语涩等症者即可确诊。

📋 **知识点 3**

鉴 别 诊 断

本病需与脑肿瘤、脑外伤鉴别。

📋 **知识点 4**

辨 证 分 型

中风有中经络、中脏腑之分。中经络又有脉络空虚，风邪入中；肝肾阴虚，风阳上扰之别；中脏腑有闭证与脱证之分。

中风后遗症
鉴别诊断

ER-7-19-2

中风后遗症
辨证分型

ER-7-19-3

问题4:如何进行推拿治疗?患者如何进行防护?

思路:以手足阳明经脉、太阳与少阳经筋为主,手法结合功法治疗。

中风后遗症
推拿手法
操作

ER-7-19-4

知识点5

推 拿 治 疗

1. 治疗原则　本病以早期治疗为主,一般在中风后两星期,适宜推拿治疗。平肝息风、行气活血、舒筋通络、滑利关节是本病的治疗原则。

2. 部位及取穴　大椎、肩井、臂臑、曲池、手三里、合谷、居髎、环跳、殷门、承扶、委中、承山、昆仑、血海、足三里、阳陵泉、风市、梁丘、肾俞、大肠俞、命门等穴。

3. 手法　𰀁法、一指禅推法、按法、揉法、拿法、摇法、捻法,配合患肢关节的被动运动。

4. 手法操作　𰀁法为主,结合被动运动。

中风后遗症
功能训练

ER-7-19-5

知识点6

防 护

1. 预后　推拿治疗中风病,疗效可靠。病情稳定后,可配合肢体功能锻炼,并指导患者自我锻炼,促进患肢功能的恢复。本病治疗时间较长,治疗中辨证论治,视病情变化而改变手法与功法的刺激量和操作。

2. 注意事项　良肢位摆放,使偏瘫后松弛关节稳定,防止肩关节脱臼及肩关节周围损伤,防止足跟的损伤,防止压疮。同时良肢位是早期抗痉挛的重要措施之一。这种良肢位(又称抗痉挛体位)能预防上肢屈肌、下肢伸肌的典型痉挛模式,是预防以后出现病理性运动模式的方法之一。关于头部供血,椎动脉更易受到影响,注意防治颈椎病。

3. 功能锻炼　中风恢复期间,要进行全身性锻炼与轻便的活动,加强患侧肢体的功能锻炼,如滚健身球、握健身圈、拉滑轮、体后拉肩、大小云手、股四头肌舒缩活动、蹲空增力、搓滚舒筋等,但不可过量,更不可过度疲劳。可适当配合意念训练。

【临证要点】

1. 西医诊断主要依据是既往有高血压、心脏病和头痛、眩晕病史。猝然仆倒,不省人事,或静止状态下逐渐出现半身不遂、口眼歪斜、舌强语涩和唇吻不收等症。

2. 治疗方案应重视控制高血压等基础疾病,预防再中。

3. 手法治疗提倡尽早干预,一般于中风后两星期适宜推拿治疗,以平肝息风、行气活血、舒筋通络、滑利关节为主。

4. 功法训练强调自主锻炼,以平心静气,以意引气,从头下行,至两脚十趾及足掌心,待脚部有气感为止。

【诊疗流程】

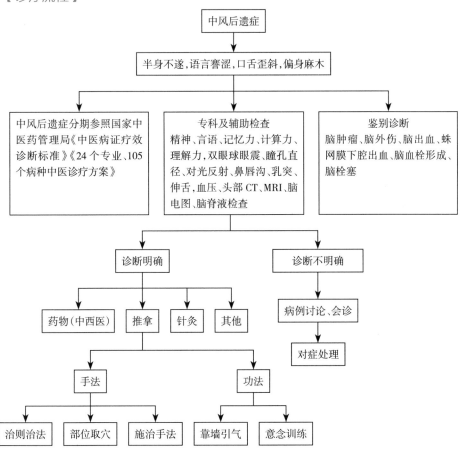

？复习思考题

1. 简述中风后遗症的病因病机。

2. 简述中风后遗症的证型和临床表现。

3. 如何运用推拿手法治疗中风后遗症?

第二十节 周围性面神经炎

培训目标

1. 普训阶段 掌握周围性面神经炎的病因病机、临床特点、诊断与鉴别诊断以及治疗原则。

2. 专训阶段 掌握周围性面神经炎的临床表现、诊断、鉴别诊断和诊疗常规。

周围性面神经炎古医籍精选

ER-7-29-1

面神经炎,俗称"面瘫",是由于损伤了面神经传导通路的某一个部位,造成面部的表情肌出现瘫痪。任何年龄均可发病,但以青壮年居多,男性略多,常为单侧,双侧损伤的病例极少发生。本病可分为周围性与中枢性两种。周围性面神经炎多因面神经在茎乳孔内急性非化脓性炎症引起,中枢性面神经炎多因颅内原因而发生。推拿治疗适用于周围性面神经炎,对中枢性面神经炎也有一定的治疗效果。只是治疗的方法有所不同,应尽可能地早期进行推拿治疗。

【典型病例】

高某,男性,46 岁。17 天前因感冒后致右侧口眼歪斜,右眼闭合困难,时感右耳后疼痛,饮水外溢,口腔麻木感。专科检查:神清,双瞳孔等大等圆,对光反射存在,右侧额纹、鼻唇沟变浅,右侧口角歪斜,右角膜反射存在,右闭目试验(+),右示齿试验(+)。

问题 1:为了进一步明确诊断及证型,需要补充哪些病史内容?

思路:患者为中年男性,右侧口眼歪斜、右眼闭合困难 17 天,时感右耳后疼痛,饮水外溢,口腔麻木感。需要考虑神经系统疾病,辨清属周围性还是中枢性面神经炎。

为了进一步明确诊断,需补充了解以下病史:

询问伴随症状与即刻症状:包括面神经炎的诱因,有无面痛、面肿、麻木、迎风流泪、鼓腮漏气、饮水外流,进餐时右侧口腔有无遗留食物,舌部味觉等。

询问发病后相关诊疗过程:以助于明确诊断与制订诊疗方案。

依照中医四诊要求,收集临床资料,问诊部分参照"十问歌"。

询问既往史、个人史、婚育史、过敏史、家族史等以助于鉴别诊断与选择诊疗方案。

完善病史:患者于 17 天前"感冒"后突然出现右侧面部口眼歪斜、右眼闭合困难等症状,曾就诊于当地某医院予住院输液、针灸治疗(具体不详)。

📑 知识点 1

病 因 病 机

周围性面神经炎是由于正气不足,络脉空虚,风寒之邪侵入阳明、少阳之脉,寒凝经脉,以致经气阻滞,经筋失养,肌肉纵缓不收而发病;或由于正气不足,风热之邪乘机而入,痰热瘀阻经络,气滞血瘀,经脉不通而发此病。本病病位在面部经络、经筋,涉及少阳、阳明经络,连及脏腑。病机为风邪(夹寒、夹热)外袭,经气阻滞,经筋失养,弛缓不收。

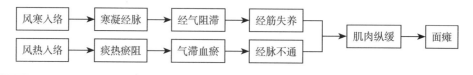

问题 2:还应做哪些专科检查与辅助检查?

思路:面神经炎患者除了区分中枢性和周围性之外,还需辨别是初期的风邪阻络,还是恢复期的气虚血瘀。

为了进一步明确诊断,需做以下专科检查与辅助检查:

视诊:口眼状态,鼻唇沟、额纹深浅等。

触诊:皮温,有无乳突压痛、面部肿胀疼痛等。

舌象、脉象:四诊合参。

特殊试验:如闭眼试验、鼓腮试验、皱眉皱额试验等。

辅助检查:面神经传导速度测定,表面肌电图检测,磁共振成像,血液、生化、免疫及其他检查。

完善专科检查与辅助检查:无患侧听力下降或听觉过敏,伴有眩晕;患侧舌麻木,味觉减退,患侧面部僵硬不舒,口角下垂并被牵向健侧,咀嚼时患侧无力,进食卡塞、漏水等。舌质红,少苔,脉浮数。

问题3:初步的中医、西医诊断是什么? 诊断依据有哪些? 常见的鉴别诊断有哪些?

思路:根据症状、体征、影像学三结合原则进行西医诊断与鉴别诊断。通过四诊、辨病因病机、辨病位等进行中医诊断与类证鉴别。

知识点 2

诊 断 要 点

1. 发病前或发病初期可有下颌角或耳后疼痛。

2. 多在晨起洗脸、漱口时发现口角歪斜。症状于数小时到 3 天内达到高峰,表现为一侧表情肌瘫痪,病侧鼻唇沟变浅、口角下垂,露齿时口角歪向健侧,吹口哨时因患侧口唇不能闭合而漏气。

3. 由于面瘫,食物常留于病侧齿颊之间。少数患者初起可有耳下及面部疼痛。

4. 严重者出现患侧舌前 2/3 味觉减退或消失,听觉障碍。

知识点 3

鉴 别 诊 断

本病需与中枢性面神经炎、面肌痉挛等疾病相鉴别。

知识点 4

辨 证 分 型

本病一般分为风寒型和风热型两类。

周围性面神经炎鉴别诊断

LR-7-20-2

周围性面神经炎辨证分型

LR-7-20-3

问题4:如何进行推拿治疗? 患者如何进行防护?

思路:以手阳明经脉、经筋为主,手法治疗。

周围性面神经炎推拿手法操作

FR-7-20-4

知识点5

推 拿 治 疗

1. 治疗原则 祛风,通经,活络。

2. 部位及取穴 印堂、阳白、攒竹、鱼腰、丝竹空、承泣、四白、迎香、人中、承浆、地仓、颊车、上关、下关、翳风,及双侧的合谷、外关等。

3. 手法 一指禅推法、按法、揉法、擦法、拿法。

4. 手法操作 以患侧为主,健侧做辅助治疗。

周围性面神经炎功能锻炼

FR-7-20-5

知识点6

防 护

1. 预后 推拿治疗周围性面神经炎,疗效可靠。病程较短者多易治愈。病程长者兼虚实夹杂,可根据病情及症状轻重,用手法进行辨证治疗,也能达到较好的治疗效果。在推拿治疗的同时,也可以配合药物、针灸、理疗等其他方法,缩短恢复周期。本病发病后若及时接受治疗,则恢复较快。对少数面神经功能不能恢复者,考虑手术。

2. 注意事项 治疗期间,嘱患者面部避免受寒受风,注意面部保暖,以便加速康复。如眼睑闭合不全,外出时应戴口罩、眼罩防护,以免灰尘侵入,睡时戴眼罩,每日点眼药水2~3次,以防感染。生活要有规律,注意少言笑,并可配合热敷、理疗。

3. 功能锻炼 当神经功能开始恢复后,嘱患者面对镜子进行面部瘫痪肌肉随意运动的练习,预防面部肌肉萎缩,帮助其收缩功能尽快恢复。

【临证要点】

1. 西医诊断主要依据发病前或发病的初期可有下颌角或耳后疼痛。一侧表情肌瘫痪,病侧鼻唇沟变浅、口角下垂,露齿时口角歪向健侧,吹口哨时因患侧口唇不能闭合而漏气。严重者出现患侧舌前2/3味觉减退或消失,听觉障碍。

2. 治疗方案 早期以改善局部血液循环,消除面神经的炎症和水肿为主,后期以促进神经功能恢复为其主要治疗原则。

3. 手法治疗 以祛风、通经、活络为主。

4. 功能锻炼 强调瘫痪肌循序渐进的锻炼。

【诊疗流程】

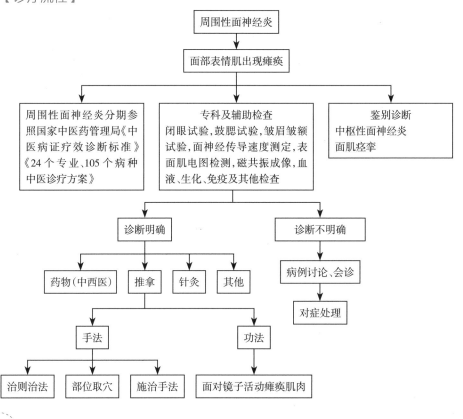

 复习思考题

1. 简述周围性面神经炎的病因病机。
2. 简述周围性面神经炎的诊断和鉴别诊断。
3. 如何运用推拿治疗周围性面神经炎？

第二十一节　偏　头　痛

 培训目标

1. 普训阶段　掌握偏头痛的病因病机、临床特点、诊断与鉴别诊断以及治疗原则。
2. 专训阶段　掌握偏头痛的临床表现、诊断、鉴别诊断和诊疗常规。

偏头痛是一种常见的慢性神经血管性疾病，特征为反复发作、一侧或双侧搏动性的剧烈头痛，且多发生于偏侧头部，可合并自主神经系统功能障碍，如恶心、呕吐、畏光和畏声等症状，约 1/3 的偏头痛患者在发病前可出现神经系统先兆症状。各国报道的年患病率，女性为 3.3%~32.6%，男性为 0.7%~16.1%。偏头痛可发生于任何年龄，首次发病多在青春期。青春期前的儿童患病率约为4%,男女相差不大。青春期后,女性患病率增高远较男性为著,40岁前后达到高峰。

【典型病例】

患者女性,42岁,反复头部刺痛10年,疼痛以左侧太阳穴及颞部为主,伴恶心、呕吐、畏光。2天前因劳累,头痛复发加重。

问题1:为了进一步明确诊断及证型,需要补充哪些病史内容?

思路:患者为中年女性,反复头部刺痛10年,加重2天,疼痛以左侧太阳穴及颞部为主,首先需要考虑神经系统疾病,尤其是偏头痛,必要时需要考虑颅内病变。

为了进一步明确诊断,需补充了解以下病史:

询问疼痛:包括头痛的诱因、发生速度、具体部位,疼痛的性质、程度,疼痛加重与缓解的情况,头痛的伴随症状及周期性。女性患者需询问是否与月经相关。

询问发病后相关诊疗过程:以助于明确诊断与制订诊疗方案。

依照中医四诊要求,收集临床资料,问诊部分参照"十问歌"。

询问既往史、个人史、婚育史、过敏史、家族史等以助于鉴别诊断与选择诊疗方案。

完善病史:患者10年前因工作压力大,劳累后出现头痛,疼痛部位在左侧太阳穴及颞部,疼痛性质以刺痛为主;每遇劳累、睡眠质量差时加重。曾行眼压、眼底、鼻窦CT、头颅CT检查,均未见异常。疼痛时服用非甾体抗炎药治疗,症状可稍缓解。

知识点 1

病 因 病 机

头痛的主要病机是外感与内伤引起的邪阻脉络、清窍不利、精血不足、脑失所养。

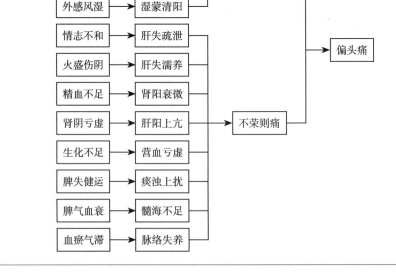

问题2:还应做哪些专科检查与辅助检查?

思路:患者疼痛为左侧太阳穴及颞部,呈刺痛,需要考虑是原发性偏头痛还是颅内病变引起的头痛。

为了进一步明确诊断,需做以下专科检查与辅助检查:

专科检查:疼痛部位以及有无压痛、叩痛,有无眼震,脑神经检查等。

舌象、脉象:四诊合参。

辅助检查:头颅 CT 与 MRI、颈椎 MRI、眼压、脑电图、眼底、脑脊液检查等。

问题3:初步的中医、西医诊断是什么? 其诊断依据有哪些? 常见的鉴别诊断有哪些?

思路:根据症状、体征、影像学三结合原则进行西医诊断与鉴别诊断。通过四诊、辨病因病机、辨病位等进行中医诊断与类证鉴别。

 知识点 2

诊 断 要 点

1. 偏头痛不伴先兆

(1) 至少 5 次疾病发作,符合标准(2)~(5)。

(2) 每次疼痛持续 4~72 小时(未治疗或治疗无效)。

(3) 至少具有下列之中两个特征:①单侧性;②搏动性;③程度为中度或重度(日常活动受限或停止);④因日常的体力活动加重,或导致无法进行日常运动(如走路或爬楼梯)。

(4) 发作期间至少具有下列的一项:①恶心和/或呕吐;②畏光和怕声。

(5) 不能归因于另一疾病。

2. 偏头痛伴典型先兆

(1) 至少 2 次疾病发作,符合标准(2)~(5)。

(2) 先兆包括以下症状中至少一种,但没有运动功能减弱:①完全可逆的视觉症状,包括阳性表现(如点状色斑或线形闪光幻觉)和/或阴性表现(如视野缺损);②完全可逆的感觉症状,包括阳性表现(如针刺感)和/或阴性表现(如麻木);③完全可逆的言语困难性语言障碍。

(3) 以下标准至少两项:①双侧视觉症状和/或单侧感觉症状;②至少一种先兆症状逐渐发展历时≥5 分钟和/或不同的先兆症状相继出现历时≥5 分钟;③每种症状持续≥5 分钟且≤60 分钟。

(4) 头痛符合无先兆偏头痛的标准(2)~(4),开始时伴有先兆症状发生,或在先兆发生后 60 分钟以内出现。

(5) 不能归因于另一疾病。

偏头痛鉴别
诊断

ER-7-21-2

知识点 3

鉴 别 诊 断

偏头痛应与丛集性头痛、紧张性头痛、血管神经性头痛、三叉神经痛、颈源性疼痛、颅内占位性病变、高血压性头痛相鉴别。

偏头痛辨证
分型

ER-7-21-3

知识点 4

辨 证 分 型

本病可分为外感头痛与内伤头痛。外感头痛包括风寒头痛、风热头痛、风湿头痛。内伤头痛包括肝阳头痛、血虚头痛、痰浊头痛、肾虚头痛、瘀血头痛。

问题4:如何进行推拿治疗? 患者如何进行防护?

思路:辨证论治尤其是辨经论治,也可结合神经体液学说、脊柱病因学说、生物全息律应用推拿治疗。

偏头痛推拿
手法操作

ER-7-21-4

知识点 5

推 拿 治 疗

1. 治疗原则 疏经通络、行气活血、镇静止痛。
2. 部位及取穴 印堂、头维、太阳、鱼腰、攒竹、阳白、百会、四神聪。
3. 手法 一指禅推法、分推法、按揉法、指尖击法、拿法、梳法。
4. 手法操作 头面部操作与颈肩部操作。

偏头痛功能
锻炼

ER-7-21-5

知识点 6

防 护

1. 疾病预防 避免偏头痛诱因,规律生活,避免情绪紧张,学会减压,在日常生活中应避免强光线的直接刺激,如避免直视汽车玻璃的反光,避免从较暗的室内向光线明亮的室外眺望,避免对视光线强烈的霓虹灯。避免用血管扩张剂等药物,避免饮用红酒和进食含奶酪的食物,以及咖啡、巧克力、熏鱼等。

2. 功能锻炼 定期锻炼有助于放松身心,缓解可能导致头痛的状态,散步、慢跑、游泳等有氧运动可增强人体免疫力,提高睡眠质量,有助于头痛的缓解。太极拳、五禽戏等传统功法的练习,可以放松肌肉,集中意识,有助于各种头痛的治疗。

【临证要点】

1. 诊断要谨慎,首先要确定"不能归因于其他"(务必完善相关检测以排除其他类型头痛),其次要注意其疼痛特点(单侧性、搏动性、中重度疼痛、日常活动加重)、发作持续时间(未治疗情况下持续4~72小时)以及伴随症状(恶心、呕吐、畏光、畏声)。

2. 发作期治疗要注意疼痛管理,适当给予药物控制疼痛(如非甾体抗炎药及其他镇痛类药物),给推拿治疗留出时间。

3. 推拿治疗必须从整体考虑,辨证论治,切忌头痛医头,临床上多取少阳经穴,辅以辨证取穴,同时告知患者注意休息及情绪管理。

【诊疗流程】

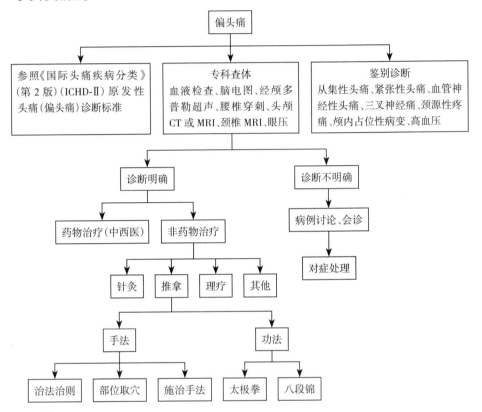

复习思考题

1. 请简述偏头痛的定义与概念。
2. 偏头痛的诊断要点有哪些?
3. 为明确诊断偏头痛,可以做哪些辅助检查?

第二十二节　眩　晕

培训目标

1. 普训阶段　掌握眩晕的病因病机、临床特点、诊断与鉴别诊断以及治疗原则。
2. 专训阶段　掌握眩晕的临床表现、诊断、鉴别诊断和诊疗常规。

眩晕古医籍
精选

眩是指眼花或眼前发黑,晕是指头晕或感觉自身或外界景物旋转。二者常同时并见,故统称为"眩晕"。轻者闭目即止;重者如坐车船,旋转不定,不能站立,或伴有恶心、呕吐、汗出,甚则昏倒等症状。眩晕可见于诸多疾病,如梅尼埃病、高血压、低血压、脑动脉硬化症、神经官能症等。凡以眩晕为主症者,均可以参考本病辨证论治。

【典型病例】

高某,男,65岁,因"眩晕1周"来诊。患者近2年来时有眩晕,多于情绪激动或劳累后发作,近1周因家务繁忙,少寐多梦,2天前晨起突然眩晕耳鸣,头胀且痛,意识清,面红耳赤,舌红,苔黄,脉弦。患者饮酒、吸烟近30年。查体:血压180/100mmHg,血胆固醇7mmol/L。

问题1:还需要询问哪些相关的病史?如何归纳病史特点?

思路:患者为老年人,眩晕2年,加重1周。首先需要考虑心脑血管系统疾病。

为了进一步明确诊断,还需要询问的相关病史包括:发病诱因(如近1周因家务繁忙后诱发),四诊症状(头胀且痛,意识清,面红耳赤,舌红,苔黄,脉弦),诊疗过程(如血压180/100mmHg,血胆固醇7mmol/L)等。

依照中医四诊要求,收集临床资料,问诊部分参照"十问歌"。

病史特点:眩晕,多于情绪激动或劳累后发作,加重1周。头胀且痛,意识清,面红耳赤,舌红,苔黄,脉弦。

知识点1

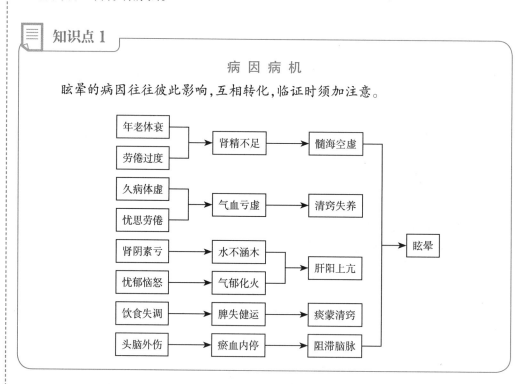

病　因　病　机

眩晕的病因往往彼此影响,互相转化,临证时须加注意。

问题2:还应做哪些专科检查与辅助检查?

思路:为了进一步明确诊断,需做以下专科检查与辅助检查:

1. 判断病因。

笔记

2. 再进行相应的体检和实验室检查。

3. 体检重点为前庭功能、听力、神经系统检查和心血管系统检查。

问题3：该患者初步的中西医诊断是什么？陈述诊断依据和鉴别诊断要点。

思路：根据症状、体征、影像学三结合原则进行西医诊断与鉴别诊断。通过四诊、辨病因病机、辨病位等进行中医诊断与类证鉴别。

知识点 2

诊 断 要 点

1. 本病多有情志不遂、年高体虚、饮食不节、跌仆损伤等病史。

2. 头晕目眩,视物旋转,轻者闭目即止,重者如坐车船,甚则仆倒。

3. 严重者可伴有头痛、项强、恶心呕吐、眼球震颤、耳鸣耳聋、汗出、面色苍白等。

知识点 3

鉴 别 诊 断

本病需与梅尼埃综合征、良性阵发性位置性眩晕等疾病相鉴别。

眩晕鉴别诊断

ER-7-22-2

知识点 4

辨 证 分 型

应先辨标本虚实,本虚是指心、脾、肝、肾的虚损;其标则主要表现为风(肝风)、火、痰的证候。以肝阳上扰及气血亏虚为常见。

眩晕辨证分型

ER-7-22-3

问题4：该患者如何进行推拿治疗？

思路：以头部督脉、足少阳胆经、足太阳膀胱经为主,手法结合功法治疗。也可以辨证分型指导治疗。

知识点 5

推 拿 治 疗

1. 治疗原则　补虚泻实,调整阴阳。

2. 部位及取穴　印堂、攒竹、鱼腰、睛明、四白、百会、太阳穴,前额、头顶、眼眶、风府、风池、新设、肩井、大椎,项肩部太阳经、少阳经及督脉循行部位。

3. 手法　一指禅推法、抹法、按法、揉法、平推法、拿法、扫散法。

4. 手法操作　以头面部与颈肩部操作为主。

眩晕推拿手法操作

ER-7-22-4

知识点 6

防 护

1. 头部推拿治疗时,应固定患者头部,不使晃动,防止头晕加重。临床上有颈部扳法治疗眩晕而引起昏厥的报道,因此治疗时要慎重使用扳法。

2. 患者应注意劳逸结合,且要保证足够的睡眠时间。保持心情舒畅、乐观,防止七情内伤。

3. 肾精不足者,要节制房事,切忌纵欲过度;痰浊中阻者,忌食甘肥厚味之物;素体阳盛者,忌食辛燥之品。

【临证要点】

1. 西医诊断　主要依据是轻者闭目即止,重者如坐车船,旋转不定,不能站立,或伴有恶心、呕吐、汗出,甚则昏倒等症状,可见于诸多疾病,如梅尼埃病、高血压、低血压、脑动脉硬化症、神经官能症等。

2. 中医辨证分型　主要是辨其标本虚实,本虚是指心、脾、肝、肾的虚损;其标则主要表现为风(肝风)、火、痰的证候。主要有肝阳上扰、气血亏虚、肾精亏损、痰湿中阻。

3. 基本推拿手法　推抹额颞降火法,按压四穴镇定法,揉压印堂潜阳法,分推眉弓定眩法,拿揉肩井舒畅法。

4. 分型施治　肝阳上扰者,可加用推抹桥孔平肝法、扫散两颞潜阳法,以平肝潜阳;气血亏虚者,可重用按压四穴镇定法、分推眉弓定眩法,配用拿揉肩井舒畅法,加用提拿捏脊健脾法、搓擦胃俞温中法、推揉腹部和中法等胃痛基本手法,以补养气血,健运脾胃。

【诊疗流程】

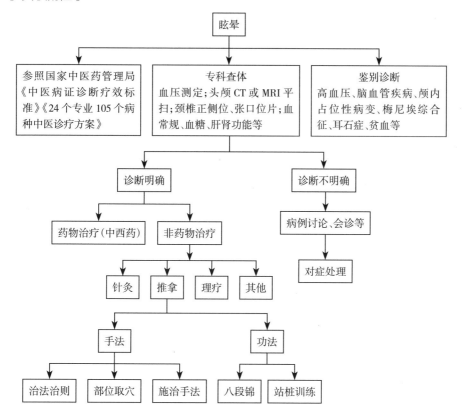

 复习思考题

1. 眩晕的基本概念是什么?
2. 眩晕的主要病机有哪些?
3. 眩晕的辨证分型有哪些?
4. 眩晕需要与哪些疾病进行鉴别诊断?
5. 眩晕的分型治疗有哪些手法?

第二十三节　溃疡性结肠炎

 培训目标

1. 普训阶段　掌握溃疡性结肠炎的病因病机、临床特点、诊断与鉴别诊断以及治疗原则。
2. 专训阶段　掌握溃疡性结肠炎的临床表现和诊疗常规。

溃疡性结肠炎又称为慢性非特异性结肠炎,是一种病因不明的炎症性疾病。临

溃疡性结肠炎古医籍精选

ER-7-23-1

床上以腹泻、腹痛、黏液便、脓血便等为主要表现,慢性病程,反复发作。可发生在任何年龄,多见于 20~40 岁,亦可见于儿童或老年人。男女发病率无明显差别。属于中医学"泄泻""便血""肠风""脏毒""肠澼"等范畴。某些病症表现与"滞下""久痢""休息痢"相似。

【典型病例】

患者,女,43 岁,反复发作下腹痛、腹泻伴黏液脓血便 5 年,再发加重 20 余天。现下腹疼痛,喜温喜按,腹泻,泻下黄色稀便,带少量鲜血,伴黏液,每日 4~6 次,排便不爽,肠鸣辘辘。查体:腹平软,左下腹及右下腹轻压痛,无反跳痛及肌紧张,肠鸣音活跃,7~8 次 /min。

问题 1:还需要询问哪些相关病史? 如何归纳病史特点?

思路:患者主要表现为下腹痛、腹泻伴黏液脓血便,首先需要考虑消化系疾病。

为了进一步明确诊断,需补充了解以下病史:

询问疼痛:包括腹痛部位、性质、程度、诱因、加重和缓解因素。

询问伴随症状与即刻症状:腹泻时大便的性状、颜色、气味、频次和其他伴随症状。

询问诊疗过程:以助于明确诊断与制订诊疗方案。

依照中医四诊要求,收集临床资料,问诊部分参照"十问歌"。

询问既往史、个人史、婚育史、过敏史、家族史等以助于鉴别诊断与选择诊疗方案。

完善病史:患者 5 年前无明显诱因出现下腹疼痛、腹泻伴黏液脓血便,每日腹泻 3~4 次。每于春秋季节变化及劳累后发作,发作时均采用中药治疗,症状可缓解。现下腹疼痛,喜温喜按,腹泻,泻下黄色稀便,带少量鲜血,伴黏液,每日 4~6 次,排便不爽,肠鸣辘辘,与饮食无关,并伴有嗳气,无反酸、烧心,无发热畏寒,无恶心、呕吐,纳少,乏力明显,面色晦暗、萎黄。

📋 知识点 1

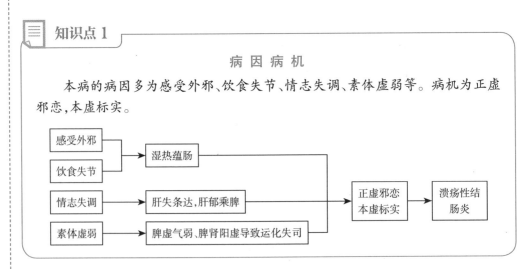

病 因 病 机

本病的病因多为感受外邪、饮食失节、情志失调、素体虚弱等。病机为正虚邪恋,本虚标实。

感受外邪 ┐
　　　　　├─→ 湿热蕴肠 ─┐
饮食失节 ┘　　　　　　　　│
　　　　　　　　　　　　　├─→ 正虚邪恋 ─→ 溃疡性结
情志失调 ─→ 肝失条达,肝郁乘脾 ─┤　　本虚标实　　肠炎
　　　　　　　　　　　　　│
素体虚弱 ─→ 脾虚气弱、脾肾阳虚导致运化失司 ┘

问题 2:还应做哪些专科检查与辅助检查?

思路:根据腹痛、腹泻的情况,为了进一步明确诊断,需做以下专科检查与辅助检查:

视诊:腹部是否平坦,有无胃肠型及蠕动波,有无曲张静脉。

触诊:检查皮温,有无肌紧张,腹部有无压痛、反跳痛。

叩诊:明确叩诊音的性质。

听诊:肠鸣音是否活跃。

舌象、脉象:四诊合参。

辅助检查:结肠镜、血常规、血沉、大便常规、自身抗体。

专科检查及辅助检查:腹平软,左下腹及右下腹轻压痛,无反跳痛及肌紧张,肠鸣音活跃,11~15 次 /min。血常规轻度异常,血沉增快,C 反应蛋白升高,大便可见红细胞及脓细胞,自身抗体检查如血清抗中性粒细胞胞浆抗体(p-ANCA)、抗小肠杯状细胞抗体(GAB)多为阳性。结肠镜:黏膜充血、水肿,血管纹理紊乱、模糊,半月襞增厚;黏膜面变粗糙,出现弥漫分布、大小较一致的细颗粒,组织变脆,有自然出血或接触出血,腔内有黏液性分泌物。

问题3:初步的中、西医诊断是什么? 诊断依据有哪些? 常见的鉴别诊断有哪些?

思路:根据症状、体征、肠镜三结合原则进行西医诊断与鉴别诊断。通过四诊、辨病因病机、辨病位等进行中医诊断与类证鉴别。

　知识点 2

诊 断 要 点

1. 持续或反复发作的腹泻、黏液脓血便,伴腹痛、里急后重。

2. 不同程度的全身症状,可有皮肤黏膜(如口腔溃疡、结节性红斑和坏疽性脓皮病)、关节(如外周关节炎、强直性脊柱炎)、眼(如虹膜炎、巩膜炎、葡萄膜炎)、肝胆疾病(如脂肪肝、原发性硬化性胆管炎、胆石症)等肠外表现。

3. 结肠镜可有特殊表现,如黏膜粗糙呈细颗粒状,多发性溃疡,可见假息肉或桥状黏膜,结肠袋变钝或消失。结肠镜下黏膜活检组织学见弥漫性炎症细胞浸润,活动期表现为表面糜烂、溃疡、隐窝炎、隐窝脓肿;慢性期表现为隐窝结构紊乱、杯状细胞减少。

4. 排除细菌性痢疾、阿米巴痢疾、慢性血吸虫病、肠结核、克罗恩病、缺血性肠炎、放射性肠炎等。

溃疡性结肠炎鉴别诊断
ER-7-23-2

知识点 3

鉴 别 诊 断

本病应与急性感染性肠炎、阿米巴肠病等相鉴别。

溃疡性结肠
炎辨证分型

ER-7-23-3

知识点 4

辨 证 分 型

本病可分为湿热蕴肠型、肝郁乘脾型、脾虚湿困型、脾肾阳虚型。

问题4:该患者如何进行推拿治疗？如何防护？

思路:以任脉与足太阳膀胱经、足阳明胃经为主,手法治疗。

溃疡性结肠
炎推拿手法
操作

ER-7-23-4

知识点 5

推 拿 治 疗

1. 治疗原则　补脾化湿。

2. 部位及取穴　天枢、中脘、气海、关元、足三里、脾俞、胃俞、大肠俞、八髎等穴,腰骶部和腹部。

3. 手法　摩法、按揉法、擦法等。

4. 手法操作　腹部操作与背部腧穴操作。

知识点 6

防 护

1. 预后　本病属胃肠病中的疑难疾病之一,现代医学对本病的病因研究还不是非常明确。综合多数学者的意见,认为与遗传有关,以自身免疫功能失调为根本,饮食、劳倦、精神因素为诱因,主要病理变化是非特异性炎症性溃疡样变化,目前尚缺乏特效疗法。国内报告其发病率呈上升趋势。反复发作,经久难愈,并有一定癌变率。

2. 大部分患者病程较长,手法治疗需要一定疗程。

3. 患者应注意劳逸结合,保持心情舒畅、乐观,防止七情内伤。

【临证要点】

1. 本病并无特异性改变,各种病因均可引起类似的肠道炎症症状,故只有在认真排除各种可能有关的病因后,才能作出本病诊断。

2. 一个完整的西医诊断应包括其临床类型、病情严重程度、病变范围、病情分期及并发症。

3. 大部分患者往往都是虚实夹杂,寒热错杂,甚至真实假虚,真热假寒,故临证之时要仔细辨证。

4. 大部分患者病情较长,患者缺乏信心,需要多鼓励、多沟通,加强人文关怀。

【诊疗流程】

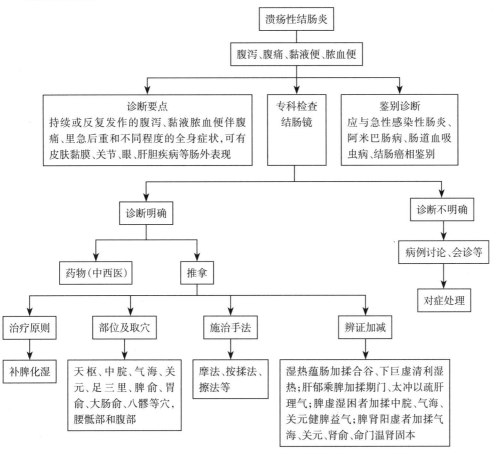

 复习思考题

1. 溃疡性结肠炎在临床上应注意与哪些疾病相鉴别?
2. 请简述溃疡性结肠炎的推拿基本治疗方法。

第二十四节 乳 痈

培训目标

1. 普训阶段 掌握乳痈的病因病机、临床特点、诊断与鉴别诊断以及治疗原则。

2. 专训阶段 掌握乳痈的临床表现、诊断、鉴别诊断和推拿治疗。

乳痈是由细菌侵入乳管和乳腺组织而引起的乳房局部焮红肿痛,同时伴有发热、恶寒、头痛等全身症状,日久作胀溃烂的一种急性化脓性炎症。患者多为产后 1~2 个月的乳期妇女,尤其是初产妇。乳痈病名最早见于晋代《刘涓子鬼遗方》,在妊娠期发生的称为内吹乳痈,在哺乳期发生的称为外吹乳痈,在非哺乳期和非妊娠期发生的称不乳儿乳痈。相当于西医学中急性化脓性乳腺炎。

【典型病例】

患者,女性,32岁。右侧乳房红肿疼痛1周,疼痛如鸡啄,恶寒发热,头痛骨楚,面红目赤,烦躁不宁,口渴饮冷。查体:右侧乳房皮肤焮红,灼热,压之疼痛,肿块中央渐软,有应指感。精神可,平素饮食可,夜寐可,小便短赤,便秘。

问题1:还需要询问哪些相关病史? 如何归纳病史特点?

思路:患者女性,右侧乳房红肿疼痛1周。首先需要考虑的是乳房炎症反应,询问是否处在妊娠期、哺乳期等特殊时期,也要排除乳腺癌、乳腺结核等疾病。

为了进一步明确诊断及证型,需要补充了解以下内容:

询问疼痛:包括疼痛的部位、性质、程度、诱因、加重和缓解因素。

询问伴随症状或即刻症状:是否有全身其他症状,如头痛、发热、畏寒等。

询问发病后相关诊疗过程:以助于明确诊断与制订诊疗方案。

依照中医四诊要求,收集临床资料,问诊部分参照"十问歌"。

询问既往史、个人史、婚育史、过敏史、家族史等以助于鉴别诊断与选择诊疗方案。

完善病史:患者于1周前停止哺乳后出现右侧乳房红肿疼痛,当时未予以特殊治疗,近日感病情加重,疼痛呈搏动样痛,出现恶寒发热,头痛骨楚,面红目赤,烦躁不宁,口渴饮冷等全身症状。

知识点 1

病 因 病 机

本病的主要病机是乳汁郁积,肝郁胃热,感受外邪所致。

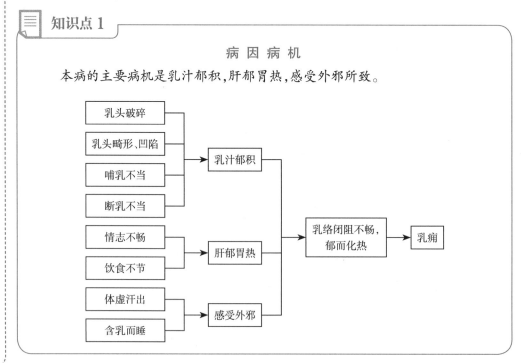

问题2:还应做哪些专科检查和辅助检查?

思路:乳房疼痛需要考虑是炎性疼痛还是癌性疼痛。为进一步明确诊断,需做以下专科检查与辅助检查:

视诊:双侧乳房是否对称,有无局限性隆起,乳头方向,乳房皮肤颜色。

触诊:皮温,有无肿块,肿块的位置、形状、大小、数目、质地、边界、表面情况、活动度及有无压痛,与皮肤是否粘连,腋窝淋巴结是否肿大。

舌苔、脉象:四诊合参。

辅助检查:乳腺B超、血常规、血沉、CRP、X线钼靶摄片、脓液细菌培养及药敏试验。

完善专科检查与辅助检查:右侧乳房稍大,皮肤焮红,灼热,压之疼痛,肿块中央渐软,有应指感;未扪及包块,全身淋巴结无肿大。乳腺B超声像提示为:①炎症肿块,边界不甚清楚,内部回声增厚、增强,光点不均匀;②乳汁潴留;③脓肿形成,内部不均匀的体液暗区,边缘模糊,肿块局部有增厚,脓肿后方回声增强。血常规白细胞总数及中性粒细胞比例增高,血沉偏高。

问题3:该患者初步的中西医诊断是什么? 其诊断依据有哪些? 如何进行鉴别诊断?

思路:根据症状、体征、影像学三结合原则进行西医诊断与鉴别诊断。通过四诊、辨病因病机、辨病位等进行中医诊断与类证鉴别。

知识点2

诊 断 要 点

1. 多发于产后尚未满月的哺乳妇女,尤以乳头破碎或乳汁瘀滞者多见。

2. 郁乳期　患者感觉患侧乳房肿胀疼痛,并出现硬块(或无硬块),多在乳房外下象限,乳汁排出不畅;同时伴有发热、寒战、头痛骨楚、食欲不振等全身症状。经治疗后,若2~3日内寒热消退、肿消痛减,病将痊愈。

3. 成脓期　上述症状加重,硬块逐渐增大,继而皮肤发红灼热,疼痛呈搏动性,有压痛,患侧腋窝淋巴结肿大,并有高热不退,此为化脓的征象。若硬块中央渐软,按之有波动感者,表明脓肿已熟。但深部脓肿波动感不明显,需进行穿刺才能确定。

4. 溃脓期　自然破溃或切开排脓后,一般肿消痛减,寒热渐退,逐渐向愈。若脓流不畅,肿热不消,疼痛不减,身热不退,可能形成袋脓,或脓液波及其他乳囊(腺叶),形成"传囊乳痈",亦可形成败血症。若有乳汁从疮口溢出,久治不愈,则可形成乳漏。

5. 实验室及辅助检查　血常规中白细胞总数及中性粒细胞比例增高。X线钼靶摄片可见乳房肿胀增厚,间质阴影增生扭曲,血管阴影明显增加,深部脓肿可行B超检查。脓液细菌培养及药敏试验有助于确定致病菌种类。

乳痈鉴别
诊断

知识点 3

鉴 别 诊 断

本病需与乳岩、乳疬、乳中结核等疾病相鉴别。

乳痈的辨证
分型

知识点 4

辨 证 分 型

本病可分为气滞热壅型、热毒炽盛型、正虚毒恋型。

问题4:该患者如何进行推拿治疗? 如何防护?
思路:以任脉及足阳明胃经、足少阴肾经为主,手法结合功法治疗。

乳痈推拿
手法操作

知识点 5

推 拿 治 疗

1. 治疗原则　清热消肿。

2. 部位及取穴　患乳、胸腹部、腰背部、颈项及上肢部。乳根、天溪、食窦、屋翳、膺窗、中脘、天枢、气海、肝俞、脾俞、胃俞等。

3. 手法　揉法、摩法、推法、捻法、按揉法、一指禅推法、拿法等。

4手法操作　乳房局部揉散操作,循经取穴操作。

知识点 6

防 护

1. 预后　推拿治疗一般在乳痈初起尚未成脓时疗效较佳。治疗时医生应先清洗双手及患者乳房部,手法宜轻快柔和,切忌在硬结部位使用重刺激手法,推拿治疗的同时可适当配合抗生素治疗,以提高疗效。

2. 注意事项

(1) 妊娠5个月后应经常洗净乳头,乳头内陷者可经常提拉矫正。

(2) 应保持心情舒畅,情绪稳定。饮食清淡,忌食辛辣炙煿之物。

(3) 哺乳期保持乳头清洁,不使婴儿含乳而睡、注意乳儿口腔清洁;要定时哺乳,每次哺乳应将乳汁吸空,如有积滞,可按摩或用吸奶器帮助排出乳汁。

(4) 若有乳头擦伤、皲裂,身体其他部位有化脓性感染时,应及时治疗,待伤口愈合后再行哺乳。

(5) 断乳时应先逐步减少哺乳时间和次数,再行断乳。

(6) 以内衣或三角巾托起患乳,脓未成者可减少活动牵痛,破溃后应防止袋脓,有助于加速疮口愈合。

【临证要点】

1. 育龄期妇女,尤其是初产妇有哺乳史,因哺乳方法不当、断乳不当或情志不畅;或产后饮食不节;或体虚汗出,哺乳外感风邪,均应考虑罹患乳痈可能。

2. 患者单侧或双侧乳房发现疼痛性肿块,局部红肿热痛,甚至伴有脓液、高热、同侧浅表淋巴结肿大等,需考虑有乳痈,可通过血常规、乳腺及浅表淋巴结彩超、乳腺钼靶检查来鉴别及明确诊断,伴有脓液者可完善一般细菌培养及药敏试验,指导抗生素使用。

3. 乳痈治疗应尽早处理,以消为贵。推拿治疗宜在未成脓时进行,手法宜轻快柔和。若已成脓,应以彻底排脓为要;若已并发脓毒症者,及时采用中西医结合治疗。

【诊疗流程】

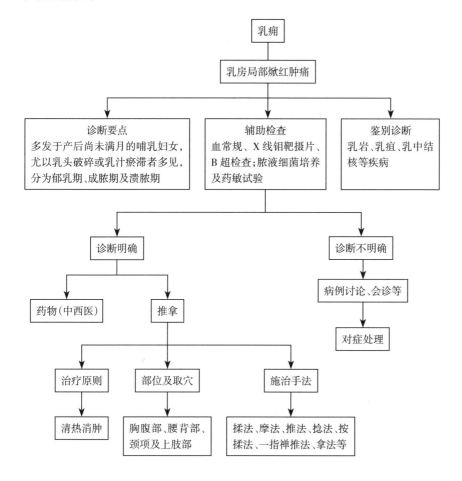

扫一扫
测一测

复习思考题

1. 请简述乳痈的推拿基本治疗方法。

2. 请简述乳痈的预后。

PPT 课件

07章25节PPT

痛经古医籍
精选

第二十五节 痛 经

 培训目标

1. 普训阶段 掌握痛经的病因病机、临床特点、诊断与鉴别诊断以及治疗原则。
2. 专训阶段 掌握痛经的临床表现、诊断、鉴别诊断和诊疗常规。

痛经是指妇女正值经期或行经前后,出现周期性小腹疼痛,或痛引腰骶,甚至剧痛晕厥者,亦称"经行腹痛"。临床上有原发性与继发性之别,原发性痛经无生殖器官病变,继发性痛经有明显的生殖器官病变。

【典型病例】

患者,女性,20 岁,2 年前开始经行腹痛,以月经来潮第一天疼痛较甚,月经色暗红,量多夹有血块。子宫附件彩超(经腹部)示:子宫、双附件未见明显异常。

问题 1:为了进一步明确诊断及证型,需要补充哪些病史内容?

思路:患者为青年女性,经行腹痛 2 年,月经来潮第一天疼痛明显,首先需要考虑的是原发性痛经,但不除外继发性痛经可能。

为了进一步明确诊断,需补充了解以下病史:

询问疼痛:包括腹痛的诱因、具体部位,疼痛的性质、程度、加重与缓解的情况。

询问伴随症状与即刻症状:有无乳房胀痛,腰酸胀,呕吐,汗出,面青肢冷,晕厥等。

询问发病后相关诊疗过程:以助于明确诊断与制订诊疗方案。

依照中医四诊要求,收集临床资料,问诊部分参照"十问歌"。

询问既往史、个人史、婚育史、过敏史、家族史等以助于鉴别诊断与选择诊疗方案。

完善病史:2 年前无明显诱因下出现经行腹痛,月经来潮第一天疼痛明显,呈阵发性胀痛,以小腹部疼痛为主,伴两乳胀痛,恶心欲吐,四肢冰凉,曾在外院查子宫附件彩超,提示:"子宫、双附件未见明显异常"。予中药内服治疗 1 周后疼痛症状缓解。

知识点 1

病 因 病 机

痛经的主要病机为精血素亏,经期冲任、胞宫失于濡养,"不荣则痛";或邪气内伏,经期冲任、胞宫气血运行不畅,"不通则痛"。其病位在冲任、胞宫,变化在气血,表现为痛经。

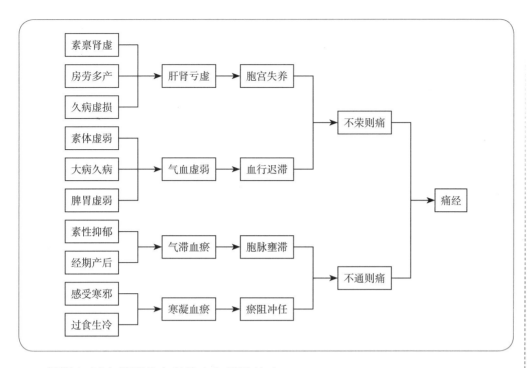

问题 2：还应做哪些专科检查与辅助检查？

思路：原发性痛经在月经初潮后就发生疼痛，盆腔内无器质性疾病。

为了进一步明确诊断，需做以下专科检查与辅助检查：

触诊：下腹部压痛，腹肌无紧张，无反跳痛。

妇科查体：患者无性生活史，未行内诊。

舌象、脉象：四诊合参。

辅助检查：子宫附件彩超、血清前列腺素放免分析、卵巢癌相关抗原 CA-125 测定、腹腔镜检查、盆腔 CT 等。

完善专科检查与辅助检查：中下腹部压痛明显，无反跳痛，腹肌无紧张，舌淡，苔薄白，脉沉紧。专科查体：患者无性生活史，未行内诊，子宫附件彩超提示：子宫大小在正常范围内，双侧附件未见明显异常。

问题 3：初步的中医、西医诊断是什么？ 诊断依据有哪些？ 常见的鉴别诊断有哪些？

思路：根据症状、体征、B 超三者结合原则进行西医诊断与鉴别诊断。通过四诊、辨病因病机、辨病位等进行中医诊断与类证鉴别。

知识点 2

诊 断 要 点

1. 痛经常见于未婚女子，可在月经初潮时发生，然后随月经周期而发作。

2. 以下腹部疼痛且伴随月经周期反复发作为特点，疼痛时间多在经期前后 1 周内或经行 1~2 天内或整个周期。

3. 疼痛可波及腰骶部、肛门、阴道、大腿内侧;可伴有面色苍白、冷汗淋漓、乳房胀痛、头晕头痛等。

4. 腹部检查。下腹部压痛,腹肌无紧张,无反跳痛。

5. 原发性痛经患者,妇科检查无生殖器官质性病变。

6. 子宫附件彩超可了解子宫的位置、大小,子宫、卵巢有无器质性病变。

痛经鉴别
诊断

ER-7-25-2

知识点 3

鉴 别 诊 断

本病应与其他疾病引起的经期或经行前后腹痛相鉴别。如急慢性肠炎、急性阑尾炎、异位妊娠、胎动不安、卵巢囊肿蒂扭转、先兆流产等。

痛经辨证
分型

ER-7-25-3

知识点 4

辨 证 分 型

本病可分为气血虚弱型、气滞血瘀型、寒凝血瘀型、肝肾亏虚型。

问题4:如何进行推拿治疗? 患者如何进行防护?

思路:以任脉、足太阳膀胱经脉为主,手法结合功法治疗。

痛经推拿
手法操作

ER-7-25-4

知识点 5

推 拿 治 疗

1. 治疗原则 急则治标:行气活血,缓急止痛;缓则治本:调和气血,行经通脉。

2. 部位及取穴 腹部、腰背部、下肢,肝俞、肾俞、脾俞、腰俞、腰阳关、八髎、气海、关元、三阴交、地机、章门、期门等。

3. 手法 指揉法、点按法、振法、擦法、一指禅推法等。

4. 手法操作 疼痛期治标手法、经前期治本手法。

知识点 6

防 护

1. 预后 推拿治疗痛经,原发性、非器质性病变引起的痛经预后效果好,而器质性病变引起的继发性痛经预后效果不是很理想。

2. 注意事项 推拿治疗痛经宜在经前1周进行。痛经发作期,宜卧床休息,不宜参加重体力劳动与剧烈运动。注意经期卫生和保养,避免受寒、涉水、淋雨及冷水浴。注意调畅情志,避免七情过度,切勿在痛经前有畏惧感,保持气机和畅。

【临证要点】

1. 痛经属功能性疾病,临床诊断切不可大意,需要仔细询问病史及完善相关检查,注意与急慢性肠炎、急性阑尾炎、异位妊娠、胎动不安、卵巢囊肿蒂扭转、先兆流产等鉴别。

2. 辨证手法治疗,常分为气血虚弱型、气滞血瘀型、寒凝血瘀型、肝肾亏虚型。

3. 针对不同证型,其手法力度、持续时间要有所区别,疗效方显,必要时要配合中药调理。

【诊疗流程】

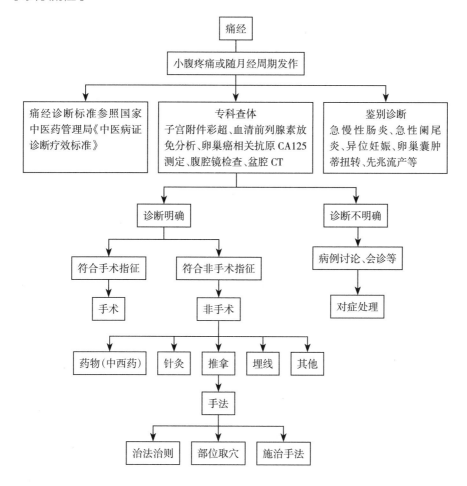

 复习思考题

1. 原发性痛经的影响因素有哪些?
2. 痛经的注意事项有哪些?
3. 中医药治疗痛经的优势有哪些?
4. 年轻女性痛经的原因有哪些?
5. 痛经如何推拿治疗?

PPT 课件

泄泻古医籍
精选

第二十六节 泄 泻

 培训目标

1. 普训阶段 掌握泄泻的病因病机、临床特点、诊断与鉴别诊断以及治疗原则。
2. 专训阶段 掌握泄泻的临床表现、诊断、鉴别诊断和诊疗常规。

泄泻是以大便次数增多,粪便稀溏、完谷不化甚至泻出如水样为主症的一种病症。泄者,便质稀溏而势缓;泻者,便质清稀如水直下而势急,现临床一般统称为泄泻。该病一年四季均可发生,但夏秋两季尤为多见。现代医学中急慢性肠炎、肠易激综合征、吸收不良综合征、肠功能紊乱、肠结核等以腹泻为主要症状的疾病,均可参照本节施治。

【典型病例】

患者李某,男,35 岁。于 2 天前食用烧烤后出现脐周阵发性疼痛,排便次数增多,每日排便 4~6 次,不呕吐。专科检查:腹部平坦,未触及包块,脐周压痛(+),反跳痛(−)。

问题1:为了进一步明确诊断及证型,需要补充哪些病史内容?

思路:患者因食用烧烤后出现脐周阵发性疼痛、排便次数增多,首先需要考虑消化系统疾病,然后再根据患者的症状考虑是否为急腹症。

为了进一步明确诊断,需补充了解以下病史:

询问便质:包括粪便的性状,是否伴有不正常成分如黏液、血便、脓血等。

询问伴随症状与即刻症状:腹痛、腹胀、嗳气、呕吐与排便感等。

询问发病后的相关诊疗过程:包括相关诊疗经过以及用药史等,以助于明确诊断与制订诊疗方案。

依照中医四诊要求,收集临床资料,问诊部分参照"十问歌"。

询问既往史、个人史、婚育史、过敏史、家族史等以助于鉴别诊断与选择诊疗方案。

完善病史:患者于 2 天前食用烧烤后出现排便次数增多,泻下粪便酸臭如败卵,伴有不消化食物,无黏液、无脓血便;脐周阵发性疼痛,泻后痛缓。自服"黄连素"后症状略微缓解。

知识点 1

病 因 病 机

泄泻的主要病位在脾胃与大小肠,基本病机是脾病湿盛,脾胃运化功能失调,肠道分清泌浊、传导功能失司。急性泄泻者多因感受外邪、饮食所伤,慢性泄泻者多因情志失调、脾胃虚弱、久病年老。

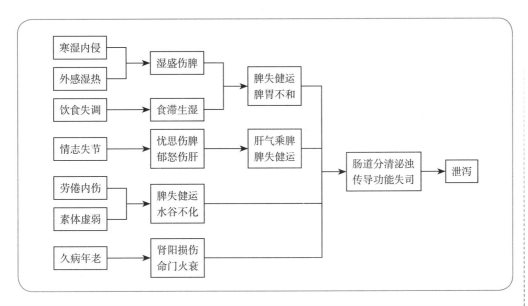

问题 2：还应做哪些专科检查与辅助检查？

思路：需要考虑是感染性腹泻还是其他原因导致的腹泻，急腹症需要鉴别具体的病症。

为了进一步明确诊断，需做以下专科检查与辅助检查：

视诊：腹部皮肤是否紧张、有无腹壁静脉显露及肠型蠕动波等。

触诊：主要是腹部的触诊，如腹部、脐周有无压痛、反跳痛，有无触及包块，肝脾的触诊情况等。

叩诊：腹部的叩诊音，叩击痛，叩击放射痛等。

听诊：肠鸣音是否亢进，有无移动性浊音等。

特殊试验：如 Murphy 征、麦氏点压痛及反跳痛检查等。

舌象、脉象：四诊合参。

辅助检查：血常规、大便常规 + 隐血、腹部平片、CT、钡餐等。

完善专科检查与辅助检查：腹部平坦，未见胃肠型蠕动波及腹壁静脉曲张，腹肌软，中、上腹及脐周有压痛，无反跳痛，麦氏点无压痛及反跳痛，Murphy 征阴性，腹部叩诊呈鼓音，腹部移动性浊音阴性，肝肾无叩击痛，肠鸣音 6~8 次 /min。舌质红，苔黄厚腻，脉滑数。血常规示：白细胞 14.3×10^9/L，红细胞 4.11×10^{12}/L，血红蛋白 122g/L，大便常规 + 隐血示：黄色水样便，镜检白细胞 0~2/HP，隐血：阴性。

问题 3：初步的中医、西医诊断是什么？其诊断依据有哪些？常见的鉴别诊断有哪些？

思路：根据患者的症状、体征、辅助检查结果进行西医诊断与鉴别诊断；通过辨病因病机、辨病位、结合四诊等进行中医诊断与类证鉴别。

知识点 2

诊断要点

1. 粪质稀溏或如水注,或泻下完谷不化。大便次数增多,每日三五次甚至数十次,常伴随有腹痛腹胀,腹痛时常伴肠鸣。
2. 通常有暴饮暴食史或饮食不洁史,可伴有呕吐。
3. 急性泄泻以起病急骤,病程短,泻下量多为主要特点;慢性泄泻以起病势缓,病程较长,反复发作为主要特点。

泄泻鉴别
诊断
ER-7-26-2

知识点 3

鉴别诊断

本病需与急性细菌性痢疾、霍乱、急性胰腺炎、急性阑尾炎等疾病相鉴别。

泄泻辨证
分型
ER-7-26-3

知识点 4

辨证分型

首辨急性与慢性。急性泄泻可分为寒湿困脾型、肠道湿热型、食滞胃肠型,慢性泄泻可分为脾胃虚弱型、肝气乘脾型、肾阳亏虚型。

问题4:如何进行推拿治疗? 患者如何进行防护?

思路:以任脉、足太阳膀胱经、足太阴脾经、足阳明胃经、手阳明大肠经为主进行手法治疗。急性泄泻应止泻调理,综合治疗;慢性泄泻以扶正健脾为主。

泄泻推拿
手法操作
ER-7-26-4

知识点 5

推拿治疗

1. 治疗原则　运脾化湿,和肠止泻。
2. 部位及取穴　腹部、背腰部,中脘、神阙、气海、关元、天枢、脾俞、胃俞、肾俞、大肠俞、长强、足三里、上巨虚、下巨虚等。
3. 推拿手法　一指禅推法、摩法、揉法、按揉法、擦法等。
4. 手法操作　腹部及背部操作。

知识点 6

防　护

1. 预后　急性泄泻者,不宜单纯使用推拿治疗,应进行大便常规、血常规等检查后,中西医结合对症治疗,一般预后良好。慢性泄泻者,推拿治疗效果显著,疗效因病因和病程的不同而有差异。病程短者,治疗 3~5 次即可明显见效,治疗 1 个疗程可基本痊愈;病程长者,则需要 2~3 个疗程方可明显见效。

2. **注意事项** 注意保暖,避免着凉,注意饮食卫生,饮食有节,禁食生冷刺激及不易消化食物,禁食油腻荤腥等肥甘厚腻之品。治疗期间应注意补充水分,生活要有规律,不宜过度疲劳,调畅情志,加强身体锻炼。

【临证要点】

1. 在临床中需要注意询问起病原因及病程,腹泻与腹痛的关系,腹泻的次数及粪便性质,结合化验检查判断疾病的缓急。

2. 推拿治疗对于功能性腹泻效果较好。对于食滞胃肠证的患者,治疗应以消食导滞为主要原则,食滞较重,脘腹胀满,泻下不爽者,可因势利导,通因通用,采用顺时针摩腹等手法;慢性泄泻者应注重"扶正"。

【诊疗流程】

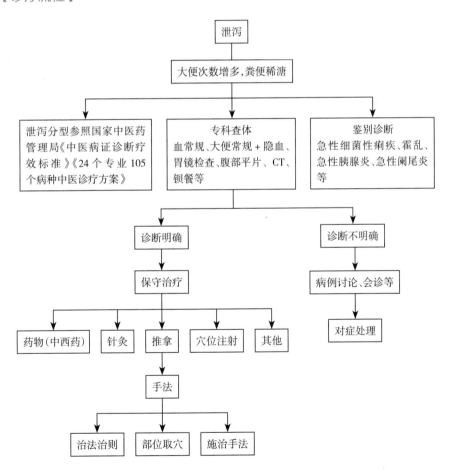

复习思考题

1. 请简述泄泻的病因、病机、病位。

2. 如有一以"腹痛、排便次数增多、大便如水样"为主要症状的男性患者前来就诊,你应如何进行专科检查、诊断、治疗?

第二十七节　胸　痹

培训目标

1. 普训阶段　掌握胸痹的病因病机、临床特点、诊断与鉴别诊断以及治疗原则。

2. 专训阶段　掌握胸痹的临床表现、诊断、鉴别诊断和诊疗常规。

胸痹是指以胸部闷痛,甚则胸痛彻背、喘息不得卧为主要表现的一种疾病。轻者表现为轻微的胸部沉闷或隐痛,呼吸欠畅;重者表现为疼痛剧烈,或呈压榨样绞痛,心痛彻背,背痛彻心。多由劳累、饱餐、寒冷或情绪激动而诱发,亦可无明显诱因或安静时发病。胸痹主要与现代医学中冠状动脉粥样硬化性心脏病(心绞痛、心肌梗死)关系密切,其他如心包炎、二尖瓣脱垂综合征、病毒性心肌炎、心肌病等出现胸闷、心痛彻背、短气、喘不得卧等症状者,亦可参照本节施治。

【典型病例】

患者张某,男,68 岁。因"胸闷痛反复发作半年,加重 2 天"就诊。

问题 1:为了进一步明确诊断及证型,需要补充哪些病史内容?

思路:患者年龄较大,出现胸闷、胸痛,症状较为典型,首先考虑循环系统疾病中的冠状动脉粥样硬化性心脏病。

为了进一步明确诊断,需补充了解以下病史:

询问疼痛:包括疼痛产生的诱因,疼痛的部位、性质、程度、持续时间、加重与缓解情况等。

询问伴随症状与即刻症状:心悸、气短、呼吸不畅、面色苍白、惊恐不安等。

询问发病后相关诊疗过程:包括相关诊疗经过以及用药史等,以助于明确诊断与制订诊疗方案。

依照中医四诊要求,收集临床资料,问诊部分参照"十问歌"。

询问既往史、个人史、婚育史、过敏史、家族史等以助于鉴别诊断与选择诊疗方案。

完善病史:患者近半年来,反复发作性胸部疼痛、胸闷不适。昨日因过量饮酒而诱发胸部疼痛,疼痛剧烈,痛引肩背,面色苍白,同时伴有气喘短促,休息数十分钟后缓解。既往有高血压病史 15 年,否认其他内科病史。

知识点 1

病 因 病 机

胸痹的病位在心,与肝、脾、肾密切相关。胸痹的主要病机为心脉痹阻,病理变化为本虚标实,虚实夹杂。虚者,年过半百,肾气渐衰,温煦滋养无权,则气血运行涩滞不畅,发为心痛。实者,气滞、血瘀、寒凝、痰阻,痹阻心脉,不通则痛。

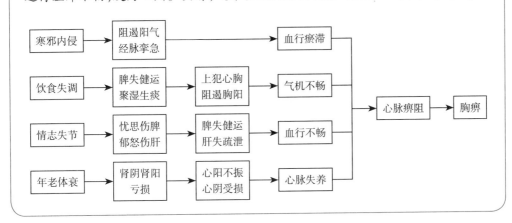

问题 2:还应做哪些专科检查与辅助检查?

思路:需要了解胸痹的进展以及是否有其他危险并发症,是否伴有基础疾病。

为了进一步明确诊断,需做以下专科检查与辅助检查:

视诊:患者的面色、精神、意识,心前区是否有异常搏动、是否有隆起或凹陷,心尖搏动的位置等。

触诊:心尖搏动的位置,是否有震颤、心包摩擦感等。

叩诊:心脏浊音界是否有特殊改变等。

听诊:主要是心脏的听诊。

舌象、脉象:四诊合参。

辅助检查:血常规、肝肾功能、血糖、血脂、心肌酶、心肌损伤标志物、动态心电图、心脏超声、冠状动脉造影等。

完善专科检查与辅助检查:胸廓对称,无压痛,肺部叩诊呈清音,双肺呼吸音清,未闻及明显干湿啰音。心尖搏动不明显,未及反常搏动,心界不大,心率 65 次 /min,律齐,各瓣膜听诊区未及病理性杂音。舌质红,苔薄白,脉沉紧。心电图示:①窦性心律;②不完全性右束支阻滞;③ ST-T 改变。血常规、肝肾功能、血糖未见异常,血脂:总胆固醇为 6.7mmol/L,甘油三酯为 2.1mmol/L。

问题 3:初步的中医、西医诊断是什么? 其诊断依据有哪些? 常见的鉴别诊断有哪些?

思路:根据患者的症状、体征、辅助检查结果进行西医诊断与鉴别诊断;通过辨病因病机、辨病位、结合四诊等进行中医诊断与类证鉴别。

知识点 2

诊 断 要 点

1. 突发胸闷、胸痛,疼痛性质为灼痛、绞痛、刺痛或隐痛,疼痛可窜及肩背、前臂、咽喉、胃脘部等,甚至可沿手少阴经、手厥阴经的循行部位窜至小指或中指。

2. 胸闷、胸痛一般持续几分钟至数十分钟,经服药或休息后可缓解,时作时止,反复发作。

3. 多见于中年以上,常因情志、劳累、多饮暴食或感受寒冷而诱发,但亦有于安静时或无明显诱因时发病者。

4. 心电图常出现心肌缺血引起的 ST 段移位,心电图负荷试验阳性,必要时可做动态心电图、心脏超声、冠状动脉造影等检查帮助诊断。

胸痹鉴别
诊断

ER-7-27-2

知识点 3

鉴 别 诊 断

本病需与胃脘痛、胸痛、真心痛等疾病相鉴别。

胸痹辨证
分型

ER-7-27-3

知识点 4

辨 证 分 型

本病可分为心血瘀阻型、痰浊内阻型、寒凝心脉型、气滞心胸型、气阴两虚型、心肾阴虚型、心肾阳虚型。

问题 4:如何进行推拿治疗? 患者如何进行防护?
思路:以任脉、督脉、心经、心包经、膀胱经背俞穴为主,手法治疗。

胸痹推拿
手法操作

ER-7-27-4

知识点 5

推 拿 治 疗

1. 治疗原则　活血化瘀,理气止痛。

2. 部位及取穴　胸部任脉循行部位,背部督脉、膀胱经循行部位,内关、心俞、厥阴俞、膈俞、膻中、鸠尾、大包、神门、灵道、三阴交、公孙等。

3. 手法　一指禅推法、按法、点法、按揉法、揉法、搓法、擦法。

4. 手法操作　胸背及上肢操作结合平推法或擦法。

知识点 6

防 护

1. 预后 胸痹病程较长,易反复发作。若治疗及时,坚持用药,轻者可治愈。病情重者多可带病生存。若失治误治,病情则可能发展成"真心痛",甚至"旦发夕死,夕发旦死"。

2. 注意事项 患者应注意调摄精神,避免情绪波动。注意生活起居,天气变化,饮食调节,保持大便通畅,禁烟禁酒。注意劳逸结合,适当参与体育活动。

3. 若突然发作,应立即服用芳香温通药,保持镇静,卧床休息,并寻求急救。

【临证要点】

1. 本病的推拿治疗必须具备内科诊治的基础,胸痹急性发作期需到内科就诊,推拿仅用于针对胸痹缓解期,缓解临床症状。

2. 本病使用推拿治疗时,手法一定要轻柔,以使患者感受到轻微的酸胀感为佳,切忌使用暴力和蛮力。

【诊疗流程】

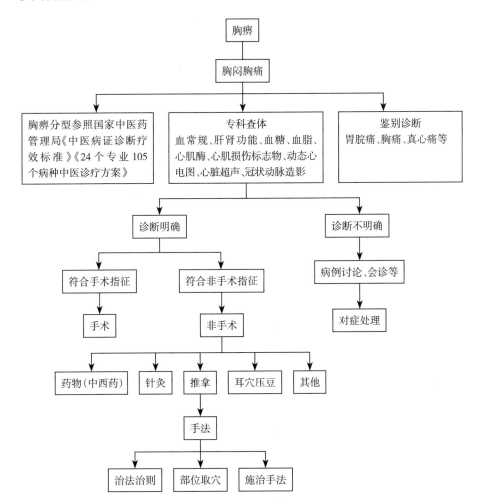

复习思考题

1. 胸痹应与哪些疾病相鉴别?
2. 胸痹应如何进行推拿治疗?

第二十八节　婴幼儿腹泻

培训目标

1. 普训阶段　掌握婴幼儿腹泻的病因病机、临床特点、诊断与鉴别诊断以及治疗原则。
2. 专训阶段　掌握婴幼儿腹泻的临床表现、诊断、鉴别诊断和诊疗常规。

婴幼儿腹泻是小儿最常见的消化系统疾病之一,以大便次数明显增多,粪质稀薄或如水样为主要特征的一种病症。尤以 6 个月至 2 岁的婴幼儿多见,年龄愈小发病率愈高。本病四季皆可发生,尤以夏、秋两季发病为多。如治疗不及时,迁延日久可影响小儿的营养、生长和发育。临床有轻症、重症之分,轻者如治疗得当,预后良好;重症患儿还可产生脱水、酸中毒等一系列严重症状,甚至危及生命,故在临床中必须密切观察病情变化。本病相当于现代医学的急、慢性肠炎及胃肠功能紊乱等疾病。

【典型病例】

李某,男,1 岁。腹泻 2 天。每日 7~8 次,大便量中等,有明显酸臭味。

问题 1:为了进一步明确诊断及证型,需要补充哪些病史内容?

思路:1 岁婴幼儿,腹泻 2 天。首先需要考虑脾胃系统疾病,必要时需要考虑过敏性疾病。

为了进一步明确诊断,需补充了解以下病史:

询问腹泻:包括腹泻的诱因,大便的次数、色、量、性状、气味,腹泻加重与缓解的情况。

询问伴随症状与即刻症状:有无发热、呕恶、脱水征象。

询问发病后相关诊疗过程:以助于明确诊断与制订诊疗方案。

依照中医四诊要求,收集临床资料,问诊部分参照"十问歌"。

询问既往史、个人史、过敏史、家族史等以助于鉴别诊断与选择诊疗方案。

完善病史:患儿 2 天前因不洁饮食出现黄绿色稀水便,每日 7~8 次,大便量中等,有明显酸臭味,有少量黏液,无明显脓血性物,伴发热,最高体温 38℃,时有呕恶,口服保和丸后呕恶减轻。刻下症见:大便次数增多,发热,呕恶,烦躁,口渴,纳差,小便黄,量少。舌红,苔黄腻,脉滑数,指纹紫。

知识点 1

病 因 病 机

本病的病因以感受外邪、内伤乳食、脾胃虚弱为主,病变主脏在脾,主要病机为脾虚湿盛、脾胃运化功能失调。

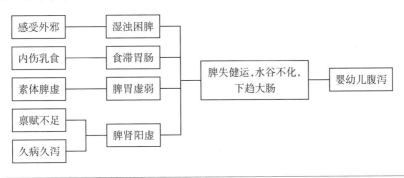

问题 2:还应做哪些专科检查与辅助检查?

思路:脾胃系统疾病需要考虑是感染性腹泻还是非感染性腹泻所致;感染性腹泻需要考虑是病毒性感染还是细菌性感染;非感染性腹泻需要考虑是伤食性腹泻、过敏性腹泻,还是其他腹泻。

为了进一步明确诊断,需做以下专科检查与辅助检查:

视诊:有无皮疹、脱水征。

触诊:腹壁紧张度,有无压痛、反跳痛,腹部有无包块等。

叩诊:腹部有无异常叩诊音。

听诊:肠鸣音的次数及性质。

辅助检查:粪便常规检查、血常规检查、轮状病毒检测、潜血试验等。

完善专科检查与辅助检查:无皮疹,皮肤弹性尚可,双眼窝、前囟无凹陷,口唇黏膜无干燥;腹部柔软无包块,有压痛,无反跳痛;腹部叩诊呈现鼓音,肠鸣音稍活跃,9次/min;粪便常规(−),血常规(−),轮状病毒检测(+)。

问题 3:初步的中医、西医诊断是什么? 其诊断依据有哪些? 常见的鉴别诊断有哪些?

思路:根据症状、体征、辅助检查三结合原则进行西医诊断与鉴别诊断。通过四诊、辨病因病机等进行中医诊断与类证鉴别。

知识点 2

诊 断 要 点

1. 有乳食不节或饮食不洁,及感受时邪的病史。

2. 大便次数增多,粪质清稀,甚则如水样。粪便呈淡黄色或清水样;或夹奶块及不消化物,如同蛋花样;或黄绿稀溏,或色褐而臭,夹少量黏液。可伴有恶心、呕吐、腹痛、发热、口渴等症。

3. 重症腹泻,可见小便短少、高热烦渴、神疲萎靡、皮肤干瘪、囟门凹陷、目眶下陷、啼哭无泪,以及口唇樱红、呼吸深长、腹胀等症。

婴幼儿腹泻
鉴别诊断

LR-7-28-2

知识点 3

鉴 别 诊 断

本病需与细菌性痢疾、生理性腹泻相鉴别。

婴幼儿腹泻
辨证分型

LR-7-28-3

知识点 4

辨 证 分 型

本病可分为寒湿泻、湿热泻、伤食泻、脾虚泻、脾肾阳虚泻。

问题 4：如何进行推拿治疗？患者如何进行防护？
思路：以小儿推拿特定穴为主，辨证分型，手法治疗。

婴幼儿腹泻
推拿手法
操作

LR-7-28-4

知识点 5

推 拿 治 疗

1. 寒湿泻

治法：温中散寒，化湿止泻。

部位及取穴：脾经、三关、大肠、外劳宫、腹、脐、足三里、七节骨、龟尾。

手法：揉法、推法、摩法。

手法操作：小儿推拿特定穴操作。

2. 湿热泻

治法：清热利湿，调中止泻。

部位及取穴：脾经、胃经、大肠、小肠、六腑、腹、七节骨、龟尾。

手法：揉法、推法、摩法。

手法操作：小儿推拿特定穴操作。

3. 伤食泻

治法：消食化滞，和中止泻。

部位及取穴：脾经、大肠、板门、内八卦、腹、七节骨、龟尾。

手法：揉法、推法、摩法、运法。

手法操作：小儿推拿特定穴操作。

4. 脾虚泻

治法：健脾益气，温阳止泻。

部位及取穴：脾经、三关、大肠、腹、脐、七节骨、龟尾、脊柱。

手法：揉法、推法、摩法、捏脊。

手法操作：小儿推拿特定穴操作。

5. 脾肾阳虚泻

治法：补肾健脾，温阳止泻。

部位及取穴：脾经、肾经、三关、大肠、外劳宫、百会、腹、脐、七节骨、脊柱。

手法:揉法、推法、摩法、捏脊。

手法操作:小儿推拿特定穴操作。

知识点6

防　护

　　1. 预后　推拿对于乳食所伤及病毒感染所引起的腹泻疗效较好,一般每日1次,较重时可每日2次,一般3~10次即可治愈。脱水患儿应采用液体疗法。对由肠道感染引起的重症腹泻,应给予综合治疗。

　　2. 注意事项　注意观察大便次数与性状的改变,注意尿量、皮肤弹性、精神状态等情况的变化,预防脱水的发生。注意饮食卫生,不吃不洁食物,饭前、便后要洗手,乳食食具要卫生;治疗期间,宜进食易消化和清淡食物;提倡母乳喂养,不宜在夏季及小儿有病时断奶,添加辅助食品时,品种不宜过多,变换不宜过频;加强户外活动,注意气候变化,及时增减衣服,避免腹部受凉。

【临证要点】

　　1. 西医诊断主要依据大便的次数、性状、伴随症状、体征及辅助检查(粪便常规检查、血常规检查、轮状病毒检测等)。中医辨证多分为寒湿泻、湿热泻、伤食泻、脾虚泻、脾肾阳虚泻。

　　2. 治疗方案主要包括手法治疗和综合治疗。对无明显脱水、酸中毒的腹泻患儿,可用手法治疗;对肠道感染引起的重症腹泻,应给予综合治疗。

　　3. 手法治疗期间应注意观察患儿大便次数与性状的改变,注意尿量、皮肤弹性、精神状态等情况的变化,预防脱水的发生。

【诊疗流程】

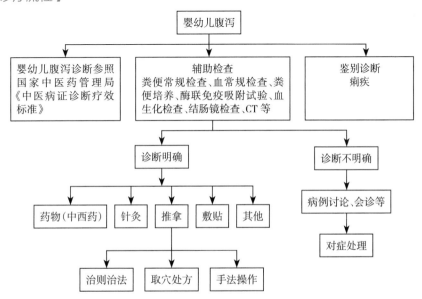

扫一扫
测一测

PPT课件
07章29节PPT

? 复习思考题

1. 简述婴幼儿腹泻的病因病机。
2. 简述婴幼儿腹泻的常见证型。
3. 婴幼儿腹泻的推拿治疗思路是什么?
4. 如何运用小儿推拿治疗寒湿泻?

第二十九节 小儿肌性斜颈

培训目标

1. 普训阶段 掌握小儿肌性斜颈的病因病机、临床特点、诊断与鉴别诊断以及治疗原则。
2. 专训阶段 掌握小儿肌性斜颈的临床表现、诊断、鉴别诊断和诊疗常规。

小儿肌性斜颈是头向患侧歪斜、前倾,颜面旋向健侧和／或颜面部变形为特征的一种常见小儿疾病。本病多发现于出生后 2 周左右,严重的出生后即可发现。临床上一般是指一侧胸锁乳突肌挛缩病变而造成的先天性肌性斜颈。

【典型病例】

孟某,男,50 日龄。发现斜颈 30 日。出生后喜向左侧偏睡,左颈部可触及一肿块。

问题 1:为了进一步明确诊断,需要补充哪些病史内容?

思路:50 日龄婴儿,发现斜颈 30 日。首先需要考虑小儿肌性斜颈。

为了进一步明确诊断,需补充了解以下病史:

询问斜颈:包括斜颈的发作时间、姿势特点,有无颜面畸形,其母孕期胎位情况,有无脐带绕颈、难产及产钳损伤等。

询问伴随症状与即刻症状:颈部有无肿物,肿物的大小、质地、活动度及压痛情况,有无发热、红肿。

询问发病后相关诊疗过程:以助于明确诊断与制订诊疗方案。

依照中医四诊要求,收集临床资料,问诊部分参照“十问歌”。

询问既往史、个人史、过敏史、家族史等以助于鉴别诊断与选择诊疗方案。

完善病史:患儿母亲 30 日前发现患儿斜颈,诉其出生后喜向左侧偏睡,左侧胸锁乳突肌下部近锁骨端可扪及约 15mm×10mm 肿块,质地较硬,推之可移动,无压痛。局部无发热、红肿。患儿出生时横位羊水偏少,有脐带绕颈,剖宫产,出生体重 3.3kg。曾到当地某医院骨科就诊,建议 1 岁后手术治疗,家属遂来寻求保守治疗。刻下症见:患儿仰卧位时颈部始终偏向左侧,下颌转向右侧并后仰,左枕部扁平,右腮下垂明显,饮食及二便正常。舌质淡红,苔薄白,指纹淡红。

知识点 1

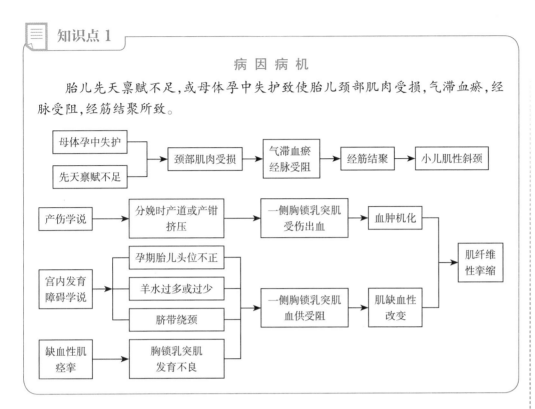

病　因　病　机

胎儿先天禀赋不足,或母体孕中失护致使胎儿颈部肌肉受损,气滞血瘀,经脉受阻,经筋结聚所致。

问题2:还应做哪些专科检查与辅助检查?

思路:需要考虑是肌性斜颈,还是神经性斜颈、眼性斜颈及婴儿良性阵发性斜颈;如果不能确诊,还需要排除骨性斜颈、寰枢椎半脱位等器质性病变。

为了进一步明确诊断,需做以下专科检查与辅助检查:

视诊:有无斜视、眼球震颤,颈部活动度情况等。

触诊:压痛,皮温,脊柱侧弯情况,颈部肌张力等。

动诊:颈部活动度,肢体运动功能情况等。

辅助检查:超声检查、X线检查、CT检查等。

完善专科检查与辅助检查:无斜视、眼球震颤,颈部活动度尚可。颈部无强直,局部无红肿、发热,肢体运动功能正常。超声检查:左侧颈部胸锁乳突肌中下段较对侧显著性增厚,肌纤维纹理紊乱,可见 17mm×12mm 低回声区,与胸锁乳突肌界限不清,"肿物"内回声不均。颈部 X 线检查显示颈椎骨质及骨结构无异常。

问题3:初步的中医、西医诊断是什么? 其诊断依据有哪些? 常见的鉴别诊断有哪些?

思路:根据症状、体征、辅助检查三结合原则进行西医诊断与鉴别诊断。通过四诊、辨病因病机等进行中医诊断与类证鉴别。

知识点 2

诊　断　要　点

1. 患儿不能保持正中位,头向患侧倾斜,颜面转向健侧。

2. 触诊时可发现患侧胸锁乳突肌紧张、增厚、变粗,伴或不伴有肿块(梭形或卵圆形),肿块多位于中下部近胸锁关节处。

3. 头与面部可产生继发性畸形,头颅不对称,患侧颜面部较健侧颜面部变小。

4. 超声检查示胸锁乳突肌较健侧缩短、增厚,肌肉条纹回声较杂乱,有沿肌肉长轴分布的不均匀团块回声,大小不等,不规则,边界不清。

小儿肌性斜颈鉴别诊断
ER-7-29-1

知识点 3

鉴 别 诊 断

本病需与继发性、骨性、眼性斜颈及婴儿良性阵发性斜颈相鉴别。

小儿肌性斜颈临床分型
ER-7-29-2

知识点 4

临 床 分 型

本病一般分为肿块型和无肿块型两种。肿块型表现为患侧胸锁乳突肌局部肿块突出,触之较硬,可以移动,表面无红肿,触之不痛,肿块多位于胸锁关节处;无肿块型表现为患侧胸锁乳突肌挛缩成条索状,质韧。

问题 4:如何进行推拿治疗? 患儿如何进行防护?

思路:以胸锁乳突肌局部为主,兼顾头面及项背部,手法治疗。

小儿肌性斜颈推拿手法操作
ER-7-29-3

知识点 5

推 拿 治 疗

1. 治疗原则　舒筋活血,软坚散结。

2. 部位及取穴　以患侧颈项部为主。

3. 手法　推法、揉法、捏法、拿法、摇法等。

4. 手法操作　局部推揉拿捏与被动运动。

知识点 6

防　护

1. 预后　推拿治疗小儿肌性斜颈有较好疗效,年龄越小,治疗效果越好。一般出生 10 天后即可手法治疗,但早期不宜过早使用牵伸及颈部旋转摇法,以免造成新的损伤。可每日 1 次或早晚各治疗 1 次,疗程 1~6 个月。若病程较长,超过 1 年,且胸锁乳突肌挛缩严重甚至纤维化,经推拿治疗半年仍无明显改善者,应考虑手术治疗。

2. 注意事项　推拿治疗时,医者应使用介质,以防损伤皮肤;手法要柔和,因势利导,切忌动作粗暴;本病病程较长,医者和家长都需有耐心,不可操之过急。

3. 功能锻炼　在日常生活中,家长应注意采用与歪斜相反方向的动作和姿势协助矫正,如喂奶或用玩具吸引患儿的注意力等,并可在患儿睡卧时头部患侧垫枕以巩固疗效。

【临证要点】

1. 主要依据症状、体征及辅助检查(胸锁乳突肌超声检查)进行诊断,并需与继发性、骨性、眼性斜颈及婴儿良性阵发性斜颈相鉴别。

2. 治疗方案主要包括手法治疗和手术治疗。若病程较长超过 1 年,且胸锁乳突肌挛缩严重甚至纤维化,经推拿治疗半年仍无明显改善者,应考虑手术治疗。

3. 手法治疗时,医者应使用介质,以防损伤皮肤;手法要柔和,因势利导,切忌动作粗暴。

4. 功能锻炼强调与歪斜相反方向的动作和姿势,以协助矫正。

【诊疗流程】

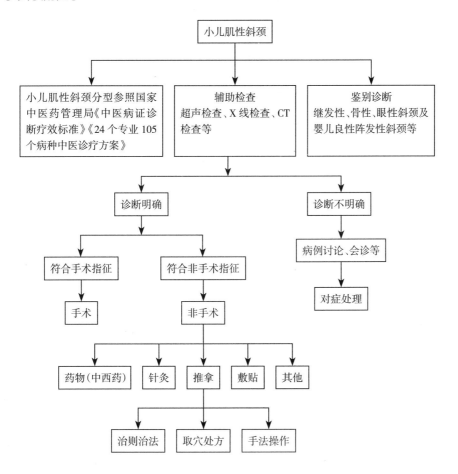

扫一扫
测一测

PPT 课件

小儿脑瘫
古医籍精选
ER-7-30-1

 复习思考题

1. 简述小儿肌性斜颈的诊断要点。
2. 小儿肌性斜颈需与哪些病症相鉴别?
3. 小儿推拿治疗小儿肌性斜颈的具体操作步骤是什么?

第三十节 小儿脑瘫

培训目标

1. 普训阶段 掌握小儿脑瘫的病因病机、临床特点、诊断与鉴别诊断以及治疗原则。
2. 专训阶段 掌握小儿脑瘫的临床表现、诊断、鉴别诊断和诊疗常规。

小儿脑瘫是指患儿在出生前后或出生时,由于各种原因引起脑神经系统损伤,出现非进行性、持续的运动障碍和姿势异常,并伴有多种脑部症状的疾病。属中医"五迟""五软""痿证"等范畴。

【典型病例】

患者,王某,3 岁。行走不稳 1 年余,曾按"佝偻病"给予葡萄糖水钙片、维生素 D 等治疗数月,效果不显著。现症见:面色萎黄,体质虚弱,精神不振,少动,胸部隆起呈鸡胸,两下肢细而弯曲呈 O 形,肌肉软弱无力、行走均不支持,饮食甚少,口不渴,夜眠虚烦不宁,多汗易惊,舌质淡,脉沉细数无力。

问题 1:为了进一步明确诊断及证型,需要补充哪些病史内容?

思路:患儿行走不稳 1 年余,首先需要考虑是运动系统疾病还是神经系统疾病。

为了进一步明确诊断,需补充了解以下病史:

询问:包括行走不稳的诱因,加重与缓解的情况。

询问伴随症状与即刻症状:发热,消瘦,肢体有无肌肉萎缩等。

询问发病后相关诊疗过程:以助于明确诊断与制订诊疗方案。

依照中医四诊要求,收集临床资料,问诊部分参照"十问歌"。

询问既往史、个人史、过敏史、家族史等以助于鉴别诊断与选择诊疗方案。

完善病史:患者,王某,3 岁,行走不稳 1 年余,患儿系早产儿,体质虚弱,消瘦无力,食欲差,长至 2 岁时才会走路,但行走不稳,经常摔跤。曾按"佝偻病"给予葡萄糖水钙片、维生素 D 等治疗数月,效果不显著。现症见:面色萎黄,体质虚弱,精神不振,少动,胸部隆起呈鸡胸,两下肢细而弯曲呈 O 形,肌肉软弱无力、行走均不支持,饮食甚少,口不渴,夜眠虚烦不宁,多汗易惊,舌质淡,脉沉细数无力。

知识点 1

病 因 病 机

本病主要由先天不足,或后天失养,或病后失调,致使精血不足,脑髓失充,五脏六腑、筋骨肌肉、四肢百骸失养,形成亏损之证。

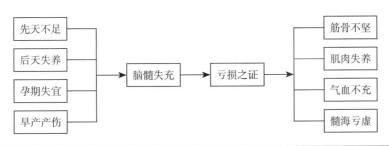

问题 2:还应做哪些专科检查与辅助检查?

思路:小儿行走不稳需要考虑是运动系统因素所致,还是神经系统因素所致。

为了进一步明确诊断,需做以下专科检查与辅助检查:

视诊:四肢关节有无异常,肌肉有无萎缩,步态情况。

触诊:皮温,肌力及肌张力,脊柱有无侧弯等。

叩诊:叩击痛,叩击放射痛等。

听诊:言语与发音。

动诊:粗大运动及精细动作的评定。

量诊:关节活动范围、肌肉长度。

特殊试验:对伴有言语障碍、听力和视觉障碍者做相应的测评检查。

感觉、肌力、腱反射、病理征:脊柱与四肢肌力等。

舌象、脉象:四诊合参。

辅助检查:头颅 CT 或 MRI,脑电图、脑脊液等。

完善专科检查与辅助检查:患者神清,言语欠清晰,精神不振,少动,胸部隆起呈鸡胸,两下肢细而弯曲呈 O 形,双下肢肌力 4 级,双上肢肌力 3 级,神经系统检查(−),脑CT提示:脑沟、裂、池不宽,脑室系统轻度扩张,双侧脑室旁白质内可见点状高密度,边界尚清,中线结构居中,余未见异常。

问题 3:初步的中医、西医诊断是什么? 其诊断依据有哪些? 常见的鉴别诊断有哪些?

思路:根据症状、体征、影像学三结合原则进行西医诊断与鉴别诊断。通过四诊、辨病因病机、辨病位等进行中医诊断与类证鉴别。

知识点 2

诊 断 要 点

1. 引起脑性瘫痪(简称脑瘫)的脑损伤为非进行性。

2. 引起运动障碍的病变部位在脑部。

3. 症状在婴儿期出现。

4. 有时合并智力障碍、癫痫、感知觉障碍及其他异常。

5. 除外进行性疾病所致的中枢性运动障碍及正常小儿暂时性的运动发育迟缓。

小儿脑瘫
鉴别诊断

ER-7-30-2

知识点 3

鉴 别 诊 断

本病应与进行性中枢性瘫痪、锥体外系疾病、孤独症、先天性韧带松弛症等疾病相鉴别。

小儿脑瘫
辨证分型

ER-7-30-3

知识点 4

辨 证 分 型

本病一般分为肝肾不足型与脾胃虚弱型。

问题 4:如何进行推拿治疗?患者如何进行防护?

思路:循经推按与辨证施穴相结合,以掌不离皮肉、指不离经穴、轻重有度、先后有序为推拿手法原则,以柔克刚、以刚制柔为手法准则。

小儿脑瘫推
拿手法操作

ER-7-30-4

知识点 5

推 拿 治 疗

1. 治疗原则 补益肝肾,舒筋通络。

2. 部位及取穴 异常部位肌肉及相关穴位按摩。

3. 手法 点压、推按、拿揉、摇法等运动关节类手法。

4. 操作 背俞穴以及肢体关节部位,手法结合被动运动操作。

知识点 6

防 护

1. 本病需家长配合治疗,尤其要注意加强对患儿的智能和体能训练,并做好家庭护理。

2. 对本病的预防尤为重要。做好孕妇保健,防止早产;出生后要防止窒息及颅内出血;对出现高胆红素血症的新生儿要及时对症治疗;对低体重婴儿要注意营养,防止血糖过低。

【临证要点】

1. 西医诊断主要依据是运动障碍在婴儿期出现;有时合并智力障碍、癫痫、感知觉障碍及其他异常;头颅 CT 或 MRI,脑电图、脑脊液能明确引起的病变部位,中医辨证多为肝肾不足与脾胃虚弱。

2. 治疗方案包括药物疗法、综合康复疗法、中医疗法、手术疗法等。由于不同治疗方法具有各自的优缺点及适应证,加之小儿脑瘫的症状病情存在差异,所以要注意选择与病情相符的方法。干预治疗越早越好,疗效与家庭的支持密切相关。

【诊疗流程】

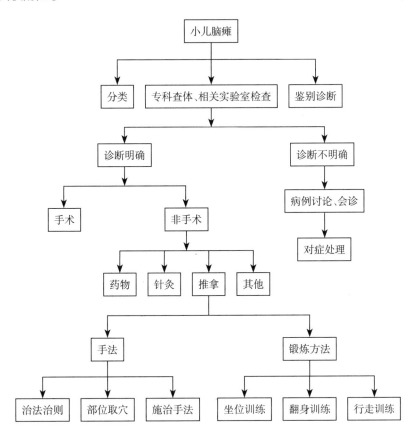

 复习思考题

1. 小儿脑瘫的诊断要点有哪些?

2. 小儿脑瘫需要与哪些疾病相鉴别?

3. 小儿脑瘫如何进行推拿治疗?

扫一扫
测一测

第三十一节　小儿疳积

 培训目标

1. 普训阶段　掌握小儿疳积的病因病机、临床特点、诊断与鉴别诊断以及治疗原则。

2. 专训阶段　掌握小儿疳积的临床表现、诊断、鉴别诊断和诊疗常规。

疳积是疳证和积滞的总称。积滞是指小儿伤于乳食,损伤脾胃,而致脾胃运化失司,积聚留滞于中。疳证是指气液干涸,身体羸瘦,往往是积滞的进一步发展,所以古人有"无积不成疳""积为疳之母"的说法。

疳证的"疳"有两种含义:其一,"疳"就是"甘",因本病多是由于过食肥甘而致,这是对本病的起始原因加以概括;其二,"疳"就是"干",因为本病会出现消瘦、干瘪、气血津液不足等临床表现。临床上,积和疳二者关系密切,难以分开,故统称为疳积。

【典型病例】

患儿,男性,4岁。食少形瘦5个月。患儿近5个月来不思进食,每餐稍食即饱,强喂则哭闹拒食。专科检查:体温:36.4℃,心率:90次/min,呼吸:24次/min,体重:15kg,神志清,精神佳,形体偏瘦,面色少华,心肺(-),腹软,无压痛及反跳痛。

问题1:为了进一步明确诊断及证型,需要补充哪些病史内容?

思路:患者为小儿,食少形瘦5个月。首先需要考虑的是消化系统疾病,同时要进一步考虑是功能性疾病还是器质性病变。

为了进一步明确诊断,需补充了解以下病史:

询问食少的原因、有无诱因等情况。

询问伴随症状与即刻症状:厌食、发热、消瘦、腹满、腹胀、腹泻等。

询问发病后相关诊疗过程:以助于明确诊断与制订诊疗方案。

依照中医四诊要求,收集临床资料,问诊部分参照"十问歌"。

询问既往史、个人史等以助于鉴别诊断与选择诊疗方案。

完善病史:患儿近5个月来不思进食,每餐稍食即饱,强喂则哭闹拒食,无腹满腹胀。刻下:神志清,精神佳,形体偏瘦,面色少华,小便短黄,大便偏干,舌红少津,舌苔花剥,脉细数。

知识点 1

病 因 病 机

疳积的病变脏腑主要在脾胃,也可累及心、肝、肺、肾四脏。其基本病机为脾胃失调,化源不足,气血津液亏耗。

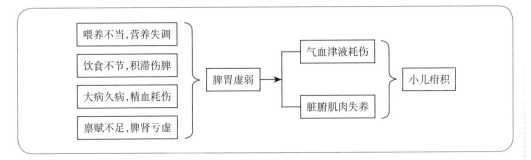

问题2：还应做哪些专科检查与辅助检查？

思路：消化系统疾病需要考虑是功能性疾病还是器质性病变。

为了进一步明确诊断，需做以下专科检查与辅助检查：

视诊：腹部有无膨隆、凹陷，腹部皮肤有无异常，腹壁静脉有无异常，有无胃肠型及蠕动波等。

触诊：腹壁紧张度，压痛及反跳痛，液波震颤及震水声，腹部肿块，肝脏、脾脏、肾脏等。

叩诊：肝浊音界正常、移动性浊音阴性、双肾区无明显叩击痛。

听诊：肠鸣音、血管杂音。

特殊试验：Murphy 征、麦氏征阴性等。

舌象、脉象：四诊合参。

辅助检查：腹部 B 超、胃镜等。

完善专科检查与辅助检查：专科检查，体温：36.4℃，心率：90 次 /min，呼吸：24 次 /min，体重：15kg，神清，精神佳，形体偏瘦，面色少华，心肺（−），腹软，无压痛及反跳痛。

B 超：胃、十二指肠及肝胆脾胰未见明显异常。

问题3：初步的中医、西医诊断是什么？ 其诊断依据有哪些？ 常见的鉴别诊断有哪些？

思路：根据症状、体征、影像学三结合原则进行西医诊断与鉴别诊断。通过四诊、辨病因病机、辨病位等进行中医诊断。

📋 **知识点 2**

诊 断 要 点

1. 疳证

（1）饮食异常，大便干稀不调，或脘腹胀满等明显脾胃功能失调者。

（2）形体消瘦，体重低于正常平均值的 15%~40%，面色不华，毛发稀疏枯黄，严重者干枯羸瘦。

（3）兼有精神不振，或好发脾气，烦躁易怒，或喜揉眉擦眼，或吮指磨牙等症。

（4）有喂养不当或病后饮食失调及长期消瘦史。

（5）因蛔虫引起者，谓之"蛔疳"，大便镜检可查见蛔虫卵。

（6）贫血者，血红蛋白及红细胞减少；出现肢体浮肿，属于营养性水肿者，血清总蛋白大多在 45g/L 以下,血清白蛋白约在 20g/L 以下。

2. 积滞

(1) 以不思饮食、食而不化,腹部胀满,大便溏泄或便秘为特征。

(2) 可伴有烦躁不安、夜间哭闹或呕吐等症。

(3) 有伤乳或伤食史。

(4) 大便化验检查可见不消化食物残渣及脂肪滴。

小儿疳积
鉴别诊断
ER-7-31-2

知识点 3

鉴 别 诊 断

小儿疳积应与厌食相鉴别;疳证需与积滞鉴别。

小儿疳积
辨证分型
ER-7-31-3

知识点 4

辨 证 分 型

本病可分为积滞伤脾型和脾胃虚寒型。

问题 4:如何进行推拿治疗? 患者如何进行防护?

思路:在小儿推拿理论指导下,选取小儿推拿特定穴治疗。

小儿疳积
推拿手法
操作
ER-7-31-4

知识点 5

推 拿 治 疗

1. 积滞伤脾

治疗原则:消积导滞,调理脾胃。

部位及取穴:板门、四横纹、运内八卦、脾经、足三里;腹部中脘、天枢穴。

手法:揉法、分法、推法、运法、按揉法。

手法操作:小儿推拿特定穴操作。

2. 脾胃虚寒

治疗原则:温中健脾,补益气血。

部位及取穴:脾经、三关、内八卦、外劳宫、四横纹、足三里、中脘等。

手法:推法、揉法、运法、掐法、按揉法及捏脊。

手法操作:小儿推拿特定穴操作。

笔记

知识点6

防 护

1. 治疗的同时必须配合饮食调节,合理喂养,提倡母乳喂养。

2. 小儿喂养要定质、定量、定时添加辅食,要掌握先稀后干、先素后荤、先少后多的原则。

3. 不要过早断乳,断乳后给予易消化而富有营养的食物。

4. 经常带小儿到户外,呼吸新鲜空气,多晒阳光,增强体质。

5. 积极治疗并发症及原发慢性疾病。

【临证要点】

1. 西医诊断主要依据是患儿不思饮食、食而不化,腹部胀满,大便干稀不调,大便溏泄或便秘为特征,同时兼见形体消瘦,伴有烦躁不安、夜间哭闹或呕吐等症。

2. 治疗方案主要包括药物、针灸、推拿、食疗等方法,由于本病系脾胃虚损,运化失宜所致,故选取治疗方法时应顾护患儿脾胃,推拿对本病有较好的临床疗效,尤其是"捏脊法",简便有效。

3. 手法治疗以温中健脾、补益气血为治则,选取小儿推拿特定穴,在小儿推拿及中医经络理论指导下进行治疗。

【诊疗流程】

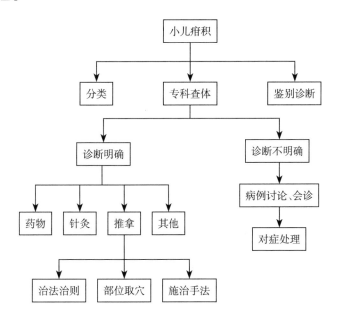

 扫一扫
测一测

? **复习思考题**

1. 如何理解疳证中"疳"的含义?

2. 疳积的诊断要点有哪些?

3. 积滞伤脾如何推拿治疗?

 笔记

PPT 课件

07章32节PPT

小儿厌食
古医籍精选

ER-7-32-1

第三十二节 小 儿 厌 食

培训目标

1. 普训阶段　掌握小儿厌食的病因病机、临床特点、诊断与鉴别诊断以及治疗原则。

2. 专训阶段　掌握小儿厌食的临床表现、诊断、鉴别诊断和诊疗常规。

小儿厌食是指排除全身性和消化道器质性疾病,较长时间的食欲减退或消失,食量减少甚至拒食的一种病症。是现今小儿常见的病症之一,严重者可造成营养不良及多种维生素与微量元素缺乏,影响小儿的体格和智力发育,造成小儿面黄肌瘦,身材矮小,是当今家长十分关注的问题。本病以 1~6 岁为多见。若因外感或某些慢性疾病而出现的食欲不振者,不属本病范畴。

【典型病例】

张某,男,2 岁 6 个月。患儿家长代述。患儿食欲不振 1 年半,近半年加重。刻下:进食量少,不欲饮食,甚者一天不吃主食蔬菜,只吃水果,体瘦,面色萎黄,易出汗,活动后加重,大便常夹有不消化食物残渣。

问题 1:还需要询问哪些相关病史?

思路:2 岁半小儿,食欲不振 1 年半。近半年加重。首先应排除小儿是否因某些慢性疾病或者消化系统器质性病变而出现厌食情况。

为了进一步明确诊断,需补充了解以下病史:

询问既往史:小儿是否有消化系统器质性病变史、手术史,及近期是否有外感病史或者某些慢性病史,发病前是否有惊吓史,平时家长是否因小儿不吃饭而逼迫其进食等。

询问发病后相关诊疗过程:以助于明确诊断与制订诊疗方案。

依照中医四诊要求,收集临床资料,问诊部分参照"十问歌"(小儿不切寸口脉而看指纹情况)。

完善病史:患儿出生后一直坚持母乳喂养,6 个月后开始添加辅食,饮食量偏大,每晚必喝 120ml 奶粉才肯入睡,体胖,大约 1 岁左右开始不思饮食,大便常夹有不消化饮食物,面色黄,体重下降。家长否认曾有过逼迫进食行为,且于正规医院行腹部 B 超检查,未见异常。近 1 年时间间断服用过健胃消食口服液及中草药汤剂(具体不详),未见明显好转。

知识点 1

病 因 病 机

小儿厌食的主要原因是平素饮食不节,或因喂养不当,以及长期偏食等情况,伤损脾胃正常的运化功能。从而见食不贪、肌肉消瘦,影响正常的生长发育。

笔记

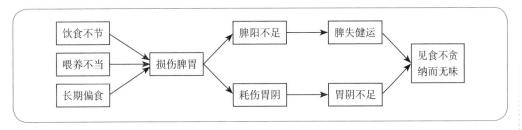

问题2:还应做哪些专科检查与辅助检查?

思路:应注意某些慢性疾病或者消化系统器质性病变的专科检查。

为了进一步明确诊断,需做以下专科检查与辅助检查:

视诊:腹部有无膨隆、凹陷,腹部皮肤有无异常,腹壁静脉有无异常,有无胃肠型及蠕动波等。

触诊:腹壁紧张度,压痛及反跳痛,液波震颤及震水声,腹部肿块,肝脏、脾脏、肾脏等。

叩诊:肝浊音界正常、移动性浊音阴性、双肾区无明显叩击痛。

听诊:肠鸣音、血管杂音。

特殊试验:Murphy 征、麦氏征阴性。

辅助检查:腹部 B 超等。

完善专科检查与辅助检查:专科检查,体温:36.4℃,心率:90 次 /min,呼吸:24 次 /min,体重:15kg,神清,精神佳,形体偏瘦,面色少华,心肺(−),腹软,无压痛及反跳痛。

舌象、脉象:舌质淡,苔白,指纹淡。

辅助检查:消化系统 B 超检查,排除器质性病变。

问题3:该患者初步的中西医诊断是什么? 陈述诊断依据和鉴别诊断要点。

思路:根据症状、体征、影像学三结合原则进行西医诊断与鉴别诊断。通过四诊、辨病因病机、辨病位等进行中医诊断与类证鉴别。

知识点 2

诊 断 要 点

1. 有喂养不当病史,如进食无定时定量、过食生冷、甘甜之物,喜吃零食及嗜食、偏食等饮食习惯。或有先天不足、病后失养及情志失调等病史。

2. 以长期食欲不振、厌恶进食、食量明显少于同龄正常儿童为特征,病程超过 1 个月。

3. 腹软,无明显压痛或脐周轻压痛。小肠上段吸收功能及胰淀粉酶分泌功能差;多种微量元素含量偏低。

小儿厌食
鉴别诊断
图 7-32-2

知识点 3

鉴 别 诊 断

本病需与消化系统器质性病变导致的饮食不振相鉴别。

小儿厌食
辨证分型

ER-7-32-3

知识点 4

辨 证 分 型

本病可分为脾胃虚弱型和胃阴不足型。

问题4:该患者如何进行推拿治疗? 如何防护?
思路:以健脾养胃为总治则,分型治疗。

小儿厌食
推拿手法
操作

ER-7-32-4

知识点 5

推 拿 治 疗

1. 脾胃虚弱

治法:健脾胃,助运化。

部位及取穴:脾经、内八卦、中脘、腹、脾俞、胃俞、足三里、脊柱。

手法:揉法、摩法、擦法、捏脊。

手法操作:小儿推拿特定穴操作。

2. 胃阴不足

治法:滋养胃阴。

部位及取穴:脾经、胃经、二马、板门、内八卦、脾俞、胃俞、内劳宫、天河水、大肠。

手法:揉法、推法。

手法操作:小儿推拿特定穴操作。

知识点 6

防 护

1. 饮食指导,培养良好的饮食卫生习惯。

2. 适宜运动。

3. 心理指导,不强迫恐吓儿童进食。

【临证要点】

1. 需注意排查感冒与其他内科慢性疾病造成的假性厌食、缺铁性贫血以及药物影响小儿食欲造成的类似症状,以免误诊。

2. 注意对厌食儿童的心理矫治,引导并创造良好的进食气氛。

3. 注意在膳食中保持锌等微量元素的摄入。

【诊疗流程】

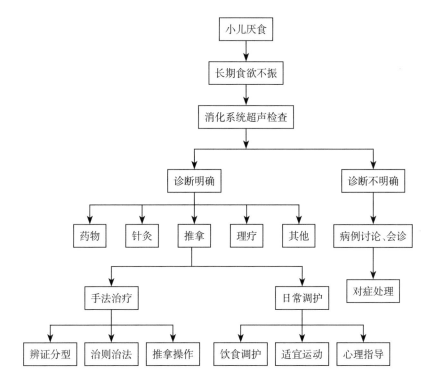

复习思考题

李某,男,2岁8个月。自出生后就食量很少,加辅食后仍食欲不振,平时喜喝奶粉、吃水果,不吃主食,吃蔬菜很少,面色白,唇甲色淡,大便夹有不消化食物残渣,小便正常,舌质淡苔白,指纹色淡。

1. 请写出中医病名及证候类型。
2. 试分析本病的主要病机。
3. 请写出推拿治疗原则及处方。
4. 平时应怎样预防本病的发生?

第三十三节 小儿遗尿

培训目标

1. 普训阶段 掌握小儿遗尿的病因病机、临床特点、诊断与鉴别诊断以及治疗原则。

2. 专训阶段 掌握小儿遗尿的临床表现、诊断、鉴别诊断和诊疗常规。

扫一扫
测一测

PPT 课件

小儿遗尿是指 5 岁以上小儿不能从睡眠中醒来,反复发生无意识排尿行为,每周超过一定次数,持续至少 3 个月。中医学又称"遗溺"。

【典型病例】

李某,男,7 岁。患儿平素易睡中尿床,每晚尿床 2~3 次,吃水果、冰激凌或天凉受冷后加重,白天午睡时也经常出现尿床现象,体瘦,纳呆,小便清长,大便稀溏。

问题 1:还需要询问哪些相关病史?

思路:7 岁小儿,平素易睡中尿床,每晚尿床 2~3 次。首先应排除小儿是否有脊髓相关疾病或泌尿系统手术史及后遗症。

为了进一步明确诊断,需补充了解以下病史:

询问发病史、个人史、家族史:询问小儿是否睡前喝水多,或食用过多西瓜等水分大的水果,是否服用有利尿作用的药物,有无心理及神经发育延迟或落后现象。是否有家族史。

询问发病后相关诊疗过程:是否有脊髓相关疾病或泌尿系统手术史及后遗症,发病之后的诊疗过程等。以助于明确诊断与制订诊疗方案。

依照中医四诊要求,收集临床资料,问诊部分参照"十问歌"(小儿不切寸口脉,而看指纹情况)。

完善病史:患儿自 5 岁后每晚尿床 2~3 次,吃水果、冰激凌或天凉受冷后加重,小便清长。近 2 年断断续续尝试过中药汤剂、耳针、推拿等方法,未能坚持治疗。家长否认服用过有利尿作用的药物,否认有心理及神经发育延迟或落后现象,否认有家族史。

知识点 1

病　因　病　机

小便正常的排泄,有赖于膀胱和三焦的气化功能。而三焦之气化又与肺、脾、肾等脏有关。故遗尿的发生,虽然主要在于膀胱不能约束,但造成膀胱不约的原因是多方面的。

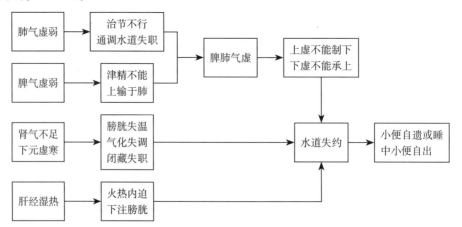

问题2:还应做哪些专科检查与辅助检查?

思路:是否有脊髓或泌尿系统器质性病变。

为了进一步明确诊断,需做以下专科检查与辅助检查:

视诊:腹部有无膨隆、凹陷,腹部皮肤有无异常,腹壁静脉有无异常,有无胃肠型及蠕动波等。

触诊:腹壁紧张度,压痛及反跳痛,液波震颤及震水声,腹部肿块,肝脏、脾脏、肾脏、膀胱、输尿管压痛等。

叩诊:肝浊音界正常、移动性浊音阴性、双肾区无明显叩击痛。

听诊:肠鸣音、血管杂音。

特殊试验:Murphy 征、麦氏征阴性。

辅助检查:腹部 B 超等。

完善专科检查与辅助检查:专科检查,体温:36.4℃,心率:90 次 /min,呼吸:24 次 /min,神清,精神佳,形体偏瘦,面色少华,心肺(−),腹软,无压痛及反跳痛。

舌苔、脉象:舌质淡,苔少,指纹淡。

尿常规、泌尿系 B 超检查无特殊异常(必要时可行腰骶部 MRI 及尿动力学检查)。

问题3:该患者初步的中西医诊断是什么? 陈述诊断依据和鉴别诊断要点。

思路:根据症状、体征、影像学三结合原则进行西医诊断与鉴别诊断。通过四诊、辨病因病机、辨病位等进行中医诊断与类证鉴别。

📝 **知识点 2**

诊 断 要 点

1. 本病多发生于 3 周岁以上儿童。
2. 睡眠较深,不易唤醒,轻者数夜尿床 1 次,重者一夜尿床多次。
3. 小便常规及尿培养多无异常。
4. 部分患儿 X 线片显示隐性脊柱裂。

📝 **知识点 3**

小儿遗尿
鉴别诊断

ER-7-33-2

鉴 别 诊 断

本病需与泌尿系感染、糖尿病、泌尿系畸形、尿崩症、神经源性膀胱、脊髓病变相鉴别。

小儿遗尿
辨证分型

ER-7-33-3

📝 **知识点 4**

辨 证 分 型

本病可分为下元虚寒型、脾肺气虚型和肝经湿热型。

问题4：该患者如何进行推拿治疗？如何防护？

思路：实证以祛邪为主，虚证以扶正为主。安神固脬、清肝泻热为基本治则。根据辨证分型，分别施以温补肾阳、益气健脾、补肾止遗、清心滋肾之法。

小儿遗尿推拿手法操作
ER-7-33-4

知识点5

推拿治疗

1. 下元虚寒证

治法：温补肾阳，固涩下元。

部位及取穴：脾经、肾经、外劳宫、三关、丹田、肾俞、腰骶部。

手法：揉法、推法、擦法。

手法操作：小儿推拿特定穴操作。

2. 脾肺气虚证

治法：益气健脾止遗。

部位及取穴：脾经、肺经、百会、足三里、脾俞、胃俞。

手法：揉法、推法。

手法操作：小儿推拿特定穴操作。

3. 肝经湿热证

治疗原则：清肝泄热止遗。

部位及取穴：肝经、大肠、小肠、天河水、百会、八髎穴。

手法：揉法、推法。

手法操作：小儿推拿特定穴操作。

知识点6

防　护

1. 使儿童养成按时排尿的习惯；安排合理的生活制度，不使其过度疲劳。

2. 已经发生遗尿者，要给予积极的治疗和适当营养，并注意休息；临睡前2小时最好不要饮水，少吃或不吃流质食品。

3. 夜间入睡后，家长应定时叫其起床排尿。

【临证要点】

1. 某些顽固性遗尿患儿与隐性脊柱裂有关，这类患儿治疗较困难。

2. 无论何种证型，均应强调调和五脏，固摄膀胱。

3. 推拿治疗遗尿也需配合正确饮食及家长定时喊醒排尿，养成定时排尿的生物钟。

【诊疗流程】

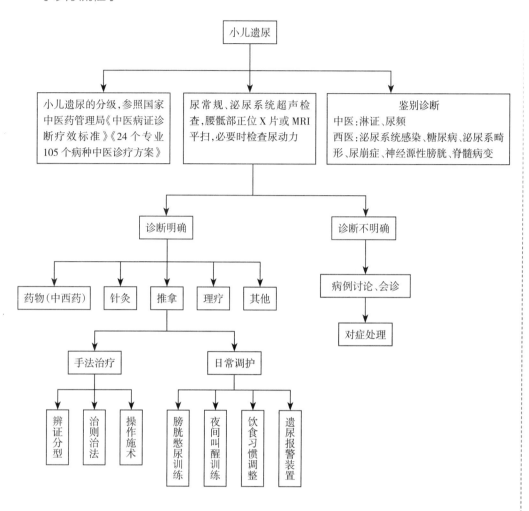

扫一扫
测一测

扫一扫　测一测

复习思考题

张某,女,8岁,睡中经常尿床,醒后方觉,一夜多则 3~5 次,面色苍白,肢凉怕冷,学习成绩差,智力略低于同龄儿童,小便清长,舌淡苔白,脉沉细无力。

1. 请写出中医病名、证候类型及病机。

2. 本病需与哪些疾病相鉴别(分别写出中医、西医鉴别疾病)?

3. 若要进一步确诊,还需做哪些检查?

4. 请写出推拿治疗原则及推拿处方,并分析。

5. 除推拿外,临床还可采用哪些治疗方法?

PPT 课件

小儿夜啼
古医籍精选

第三十四节　小儿夜啼

培训目标

1. 普训阶段　掌握小儿夜啼的病因病机、临床特点、诊断与鉴别诊断以及治疗原则。

2. 专训阶段　掌握小儿夜啼的临床表现、诊断、鉴别诊断和诊疗常规。

小儿夜啼是指白天如常,夜间烦躁不安、啼哭不眠,间歇发作或持续不已,甚至通宵达旦的一种常见小儿疾病。民间俗称"夜哭郎"。本病多见于新生儿及 6 个月内的小婴儿,当于现代医学的婴幼儿睡眠障碍疾病。

【典型病例】

杨某,女,4 个月。夜间啼哭 1 个月。白天正常,夜间啼哭不止,难以入睡。

问题 1:为了进一步明确诊断及证型,需要补充哪些病史内容?

思路:4 个月婴儿,夜间啼哭 1 个月。首先需要考虑小儿夜啼。

为了进一步明确诊断,需补充了解以下病史:

询问啼哭情况:包括啼哭的诱因、啼哭发作及持续时间,哭声强弱,啼哭加重与缓解的情况。

询问伴随症状与即刻症状:有无发热、呕吐等。

询问发病后相关诊疗过程:以助于明确诊断与制订诊疗方案。

依照中医四诊要求,收集临床资料,问诊部分参照"十问歌"。

询问既往史、个人史、过敏史、家族史等以助于鉴别诊断与选择诊疗方案。

完善病史:患儿 1 个月前因腹部受凉后,每于凌晨 1 点开始啼哭,哭声低弱,时哭时止,持续约 2 小时。哺乳、及时更换尿布等均不能改善。无环境改变及其他异常情况,无发热、呕吐。刻下:睡喜俯卧,四肢欠温,纳差便溏,小便色清,面色青白,唇色淡红,舌苔薄白,指纹淡红。

知识点 1

病因病机

以脾寒、心热、惊恐、食积等为发病原因。主要的病机是脾寒腹痛,热扰心神,或惊恐伤及心神,神不得安,以及胃不和则卧不安。

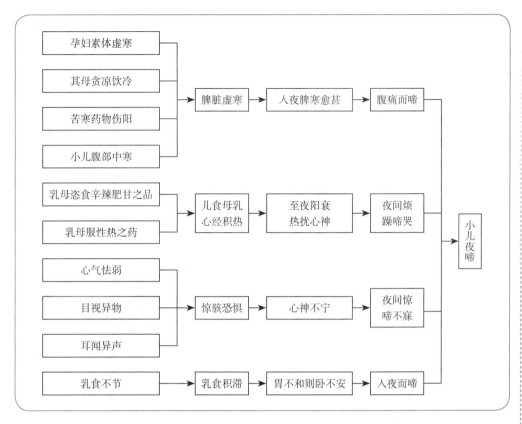

问题2:还应做哪些专科检查与辅助检查?

思路:夜间啼哭需要考虑是小儿夜啼,还是本能性正常反应啼哭、小儿习惯不良性夜啼,必要时需要考虑中枢神经系统疾病、消化系统疾病,以及其他疾病如外感发热、佝偻病、口疮、虫病、肠套叠、疝气等。

为了进一步明确诊断,需做以下专科检查与辅助检查:

视诊:精神状态,有无扁桃体肿大、口疮、疝气、营养不良体征。

触诊:腹壁紧张度,有无压痛、反跳痛,腹部有无包块等。

听诊:心肺有无异常,肠鸣音的次数及性质。

辅助检查:血常规、粪便常规、血液生化、X线、腹部超声等。

完善专科检查与辅助检查:精神可,扁桃体无肿大,无口疮、疝气、营养不良体征;腹部柔软无包块,无压痛及反跳痛;双肺听诊呼吸音清,未闻及干湿性啰音;心音低钝,未闻及病理性杂音;肠鸣音正常。粪便常规(-),血常规(-)。

问题3:初步的中医、西医诊断是什么? 其诊断依据有哪些? 常见的鉴别诊断有哪些?

思路:根据症状、体征、辅助检查三结合原则进行西医诊断与鉴别诊断。通过四诊、辨病因病机等进行中医诊断与类证鉴别。

知识点 2

诊 断 要 点

1. 本病多见于 6 个月以内的婴幼儿。
2. 白天正常,入夜啼哭。
3. 难以查明原因,体格检查及相关检查正常。
4. 排除因夜间饥饿或尿布潮湿等引起的啼哭。
5. 无发热或其他疾病。

小儿夜啼
鉴别诊断

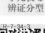

ER-7-34-2

知识点 3

鉴 别 诊 断

本病需与疾病啼哭、本能性正常反应啼哭、小儿习惯不良性夜啼等相鉴别。

小儿夜啼
辨证分型

ER-7-34-3

知识点 4

辨 证 分 型

本病可分为脾脏虚寒、心经积热、惊恐伤神、乳食积滞。

问题 4:如何进行推拿治疗? 患者如何进行防护?
思路:以小儿推拿特定穴为主,辨证分型,手法治疗。

小儿夜啼
推拿手法
操作

ER-7-34-4

知识点 5

推 拿 治 疗

1. 脾脏虚寒
治法:温中健脾,止痛安神。
部位及取穴:脾经、三关、外劳宫、腹、中脘、一窝风、脊柱。
手法:揉法、推法、摩法、捏脊。
手法操作:小儿推拿特定穴操作。
2. 心经积热
治法:清心导赤,泻火安神。
部位及取穴:心经、小肠、天河水、总筋、五指节、小天心。
手法:揉法、推法、掐法、捣法。
手法操作:小儿推拿特定穴操作。
3. 惊恐伤神
治法:镇惊定志,养心安神。
部位及取穴:攒竹、坎宫、肝经、心经、小天心、五指节、脾经、脊柱。
手法:揉法、推法、捏脊。

手法操作:小儿推拿特定穴操作。

4. 乳食积滞

治法:消食导滞,和胃安神。

部位及取穴:脾经、大肠、板门、腹、中脘、七节骨。

手法:揉法、推法、摩法。

手法操作:小儿推拿特定穴操作。

知识点 6

防　护

1. 预后　推拿治疗小儿夜啼疗效甚佳,尤其是 6 个月以内者,治疗越早,效果越好。推拿治疗时,应明确诊断,辨证施术,方能奏效。

2. 注意事项　注意保持周围环境安静祥和;孕妇及乳母注意不可过食寒凉及辛辣热性食物;小儿平素寒温调护适宜,注意防寒保暖,但不可衣被过暖;不要将小儿抱在怀中睡眠,不通宵开启灯具,养成良好的睡眠习惯。

【临证要点】

1. 西医诊断主要依据是白天正常,入夜啼哭,难以查明原因,体格检查及相关检查正常,排除疾病啼哭、本能性正常反应啼哭、小儿习惯不良性夜啼等。中医辨证多为脾脏虚寒、心经积热、惊恐伤神、乳食积滞。

2. 推拿治疗时,应明确诊断,辨证施术,则疗效甚佳,治疗越早,效果越好。

3. 注重日常调护。小儿平素寒温调护适宜,注意防寒保暖,保持周围环境安静祥和,养成小儿良好的睡眠习惯。

【诊疗流程】

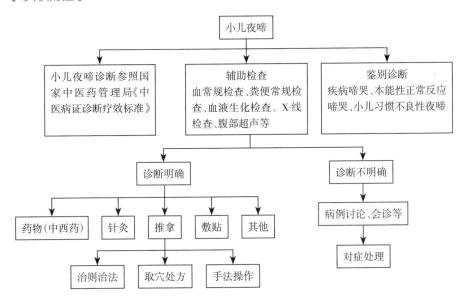

复习思考题

1. 简述小儿夜啼的概念、发病年龄及预后。
2. 简述小儿夜啼的常见证型及表现。
3. 如何运用推拿治疗脾脏虚寒型小儿夜啼?
4. 如何运用推拿治疗心经积热型小儿夜啼?

第八章

推拿主要流派

培训目标

1. 普训阶段　了解一指禅推拿、滚法推拿、内功推拿三大流派学术观点。
2. 专训阶段　熟悉一指禅推拿、滚法推拿、内功推拿三大流派学术观点,以及特色手法在临床中的应用。

第一节　一指禅推拿流派

对于"一指禅推拿"流派源头尚无定论。据宋代《景德传灯录》记载:金华俱胝和尚向天龙和尚询问关于佛教教义时,天龙竖起一个手指,俱胝马上大悟。此后凡有人来求教,他也经常竖起一指。俱胝临死前说:"吾得天龙一指头禅,一生用不尽。"故"一指禅"这一名词源于《景德传灯录》"一指头禅",乃佛教用语,属佛学修为法门。1936年版《辞海》中就有关于"一指禅"条目的解释:"按摩术亦称一指禅。按摩创于岐伯,至达摩大备,于按、摩、推、拿四法之外,复增搓、抄、滚、捻、缠、揉六法,名曰一指禅。"正式提出了作为"按摩术"的"一指禅",来源于达摩。相传禅宗创始人菩提达摩在南北朝梁普通元年(公元 520 年),来华传法,由梁武帝迎至金陵,后渡江居魏,至嵩山少林寺面壁九年后,将古印度婆罗门按摩术与中国推拿流派融为一体所创,后世将这种按摩方法演变为一指禅推拿。更广泛流传的一指禅推拿源头,是根据师承相传的脉络,追溯到 150 多年前,即清咸丰年间,由河南李鉴臣传扬州丁凤山。李鉴臣,传说为咸丰年间武举人,以一指禅推拿术行医于扬州、江都一带。其弟子问他"一指禅"技艺从何而来,李说:"吾面壁十余年,而悟出'一指禅'机矣。"后至江苏邢江,遇丁凤山(道名,原名丁永春,1842—1915 年)与人比武负伤,李鉴臣用一指禅推拿为之疗伤,后丁凤山拜李鉴臣为师,得传一指禅推拿。丁凤山勤学苦练,颇得李氏一指禅真谛,发展了一指禅推拿学派,在江浙两省颇负盛名,疗效卓著。故后世尊李鉴臣为江南一指禅推拿开山鼻祖。

一指禅推拿流派的学术思想主要是以阴阳五行、脏腑经络和营卫气血等中医基

297

本理论为指导,以四诊八纲为辨证手段,强调审证求因,辨证施治,因人而治,因证而治,因部位而治。临床操作遵守"循经络、推穴位"的原则。一指禅推拿流派手法包括推、拿、按、摩、滚、捻、搓、抄、缠、揉、抖、摇等十二种手法。具有疏通经络,行气活血,调整脏腑功能等功效。适用于气血失和,经络不通,寒湿凝滞,以脏腑病为主。根据"万法归一"的法则,一指禅推法为主要手法,故常将一指禅推法简称为一指禅。推拿手法要求均匀、持久、有力、柔和,从而达到深透。一指禅推拿有三个特点:一是手法柔和深透,柔中寓刚,刚柔相济,强调以柔和为贵。主要手法和辅助手法施行时讲究法度,要求意守丹田,气凝指尖,将一指禅功透入肌肤,沿着经络直达病所,"法之所施,使患者不知其苦"。二是取穴准确,以指代针。一指禅的主要手法是推法,即以医者拇指尖点按穴位,有规律地快速摆动腕、指关节,犹如针刺的捻、转、提、插,达到治疗目的。由于拇指尖接触面积小,所以相对于其他推拿手法取穴更准,力度更集中。并适用于全身所有的穴位。三是注重练功。练外壮功,锻炼医者强壮的体魄,功法是达摩"易筋经",以其练者达到"缓节柔筋",祛病健身的目的。练手指功,使指力强健,聚精、气、神于手指尖,柔能克刚。

第二节　滚法推拿流派

　　丁季峰是推拿创新发展的代表人物,在20世纪40年代变法图新,在一指禅推拿疗法基础上创立发展了滚法推拿。丁季峰出身于一指禅推拿世家,其伯祖父丁凤山,父亲丁树山均为一指禅推拿流派传人。丁氏自幼师承家教,刻苦学习,精研一指禅推拿手法,深得一指禅推拿流派精髓。丁氏成年后,即悬壶沪上,声名渐盛,后经过反复、细致、认真的临床观察,发现神经系统、运动系统疾病和软组织损伤的病因病机和转归有着共同的规律性,而与内科疾病存在本质的差异,原有的许多推拿手法操作于人体体表,对上述疾病和损伤并非都可以产生满意的治疗效果。为此,丁氏潜心研究诸家手法的特点,结合现代医学有关神经系统、运动系统、软组织的解剖、生理及病理学知识,以中医经络学说为理论指导,兼收一指禅推拿及其他流派各种手法的长处,创造出滚法手法,并以它作为主治手法,以其他手法作为辅助手法,再配合以自主性和被动性的运动治疗而形成了滚法推拿学术流派。

　　滚法推拿流派以中医经络学说为基础理论,结合有关的生理、解剖、病理等西医基础和临床知识作为实践依据。根据病理变化,在人体体表的适当部位上,进行滚法、揉法、按法、捻法、拿法和搓法等六种手法的操作,并配合被动运动以及指导患者进行自主性运动。滚法是滚法推拿流派的主要手法,适用于颈项、肩、四肢及腰背等部位软组织损伤和疾病的治疗。揉法分大鱼际操作揉法和拇指外侧操作揉法,适用于头面部及胸胁部,是治疗头痛,口眼歪斜及胸胁痛的主要手法,并能缓和软组织疼痛和局部肿胀。按法、捻法、拿法和搓法是根据病理变化和患病部位的不同,进行配合的辅助手法。"被动运动"是在手法操作过程中,根据病情,对患部关节进行配合的各种被动动作。"自主性运动"是根据病情,指导患者进行旨在增强患部肌肉力量的功能锻炼的活动。各种手法在被动运动等正确适当的配合下,具有舒筋通络、活血化瘀、濡调筋骨、滑利关节,消除运动障碍,促进功能恢复正常的作用。

第三节　内功推拿流派

内功推拿是以擦法为主治手法,并指导患者锻炼"少林内功",以防治疾病的一种推拿疗法和推拿流派。内功推拿可追溯到清末山东济宁的李嘉树。李氏擅长武艺,且精于手法疗伤。李传同乡马万起(1884—1941年),马于 20 世纪 20 年代从山东来到上海,以拳术和内功推拿饮誉沪上。其子马德隆、弟马万龙得其衣钵。内功推拿主张治病配合指导患者进行锻炼,或以患者自我锻炼少林内功为主,手法治疗为辅。其特点是强调整体观念,扶正祛邪。其手法包括擦拿(五指拿捏拿)、点(包括肘按)分、合、扫散、理、劈、抖、搓运、拔伸、击(掌击、拳击、棒击)等法,并有一套从头面到腰骶,涉及十二经和奇经八脉的全身推拿常规操作方法,临床应用时根据不同疾病适当改变,治疗范围不仅包括骨伤科疾病,还广泛应用于内科的虚劳杂病,以及妇科经带诸症。内功推拿是以擦法作为主要治疗手法,这一手法的特点在于取得温热效应,除能起到舒通经络、行气活血的作用外,还能明显提高内脏功能,提高免疫力,具有温补的作用。推桥弓是其特有手法,具有平肝息风、潜阳健脑的作用。叩击类手法广泛应用于全身各部,掌击百会以安神定魄,拳击大椎以通调阳气,拳击法以引火归原,桑枝棒击肢体以通络祛风。

第四节　正骨推拿流派

正骨推拿是医者在病患体表的特殊部位,运用特定手法治疗骨折、关节脱位、小关节紊乱和软组织损伤等骨伤科疾病,以达到疏通经络、运行气血、理筋整复之目的的物理疗法。正骨推拿手法种类繁多,但根据其治疗用途主要有三个方面:一为骨折整复;二为脱臼复位;三为伤筋治疗。

正骨推拿手法治疗骨伤科疾病,始于古代按摩、导引之术。其中,清代的医学巨作《医宗金鉴》在正骨推拿流派的发展中,起到了承前启后的作用,此书对正骨手法作了系统全面的归纳,将其总结为摸、接、端、提、推、拿、按、摩 8 种方法,并明确了提出了"骨出缝、筋出槽"的理论,对正骨推拿有极大的指导意义。而据此理论进行的传承演变中,造就了一大批善治跌打损伤的名家。他们或提出创新理论,或掌握家传秘方,或善于气功导引。他们在掌握师传医术的同时,又在临床上融汇新知,不断发展,代代相传,逐渐形成了各具特色的"伤科流派"。又因他们的治疗方法多以正骨推拿手法为主,故称为"正骨推拿流派"。

第五节　脏腑推拿流派

脏腑推拿,是指运用推拿手法作用于人体躯干部位(以腹部为主)的经络穴位或特定部位,以治疗因脏腑功能失调导致的内科、妇科以及儿科等病症的中医外治疗法,是中医推拿的一个重要流派。其主要是根据中医学理论为指导,遵循辨证施治的原则,以各种不同手法作用于人体,平衡阴阳,调理脏腑,防治疾病。历代推拿医家的不断探索和临床实践,使脏腑推拿形成了各具特色的推拿流派。根据不同按摩原理、操作手法和治疗部位,当前在社会上流传和有较大影响的主要有脏腑图点穴疗法、骆氏腹诊推拿术和段氏脏腑按摩疗法三个流派。

第六节　小儿推拿流派

推拿手法应用于儿科疾病的治疗,逐步形成了独具特色的小儿推拿流派。小儿推拿历史源远流长,在现存最早的古典医籍《五十二病方》中就有:"以匕周抿婴儿瘛所"的记载,说的是用勺边刮擦婴儿患处,这是小儿推拿迄今见到的最早的原始资料。至明清时代,小儿推拿形成独特的体系,成立了小儿推拿专科,此时现存最早的第一部小儿推拿专著《小儿按摩经》问世,标志着小儿推拿流派的形成。后世医家在《小儿按摩经》的基础上不断进行补充,包括穴位、手法、操作方法,加之儿科工作者对小儿生理病理认识的不断进步,促进了小儿推拿理论、实际临床操作、学术思想逐渐成熟。而在此发展过程中,由于地域特点引起的人体生理病理的不同,不同医家对此又产生不同的理解,逐渐发展成为小儿推拿的不同流派,这些流派丰富了小儿推拿理论体系,并为小儿推拿的发展起到了促进和推动作用。目前在国内影响比较大,具有清晰的传承脉络、独特的学术思想、特有的技法特征、代表著作与地域性的小儿推拿流派主要有三字经小儿推拿、孙重三小儿推拿、张汉臣小儿推拿、湘西刘氏小儿推拿等。

扫一扫
测一测

 复习思考题

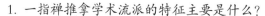

1. 一指禅推拿学术流派的特征主要是什么?
2. 滚法推拿学术流派的主要特征有哪些?
3. 内功推拿流派的特点有哪些?
4. 正骨推拿的治疗途径是什么?
5. 脏腑推拿的主要学术思想有哪些?

第九章

推拿现代研究

1. 普训阶段　了解推拿临床研究进展。
2. 专训阶段　熟悉推拿临床研究进展,了解推拿基础研究进展。

第一节　推拿临床研究

推拿作为中医学的重要组成部分,为人类健康发挥重要作用,其内涵丰富、疗效确切,在临床中得到广泛应用。随着循证医学、分子生物学、基因工程等学科的兴起,多学科交叉的系统化研究被广泛应用到推拿学领域的研究中,并取得了丰富的研究成果,促进了推拿学的继承与发展创新。

一、伤科推拿临床研究主要进展与成果

伤科推拿,临床以矫正"筋出槽、骨错缝"等骨伤、软组织损伤类疾病为主。隋代巢元方《诸病源候论》指出,"猝然致损"而引起"血气隔绝,不能周荣",临床通过按摩、导引等法可使气血恢复正常。

(一)伤科推拿治疗病种研究

伤科疾病的发生主要是由于外伤、劳损,或正气不足,感受风、寒、湿邪所致。临床上以疼痛、麻木、关节活动障碍为主症,好发于中老年人,随着现代工作方式和生活习惯的改变,伤科疾病的发病有年轻化趋势,是目前推拿治疗的优势病种。常见疾病包括落枕、颈椎病、前斜角肌综合征、腰椎间盘突出症、第三腰椎横突综合征、膝关节骨性关节炎等肌肉骨骼系统病种约43种。

(二)伤科推拿临床研究

伤科推拿手法种类繁多,包含:放松类手法、温通类手法、整复类手法等。具有疏通经络、行气活血、滑利关节、理筋整复、调和脏腑的作用。其中,放松类手法临床中应用较多的为点按理筋、揉法、推法、滚法、拿法、拨法、捋法、搓法、击法、拍法等。临床治

疗除对局部肌肉、韧带、筋膜放松之外,需进行沿经络的滚法、穴位点按法、穴位拿法、拔伸法等,以患者自觉酸麻胀痛为度。此类软组织推拿手法可以松弛痉挛,调畅气血,疏通经络,消除粘连,同时可以调节局部动力平衡,消除异常应力,纠正力线,从而恢复静态与动态的平衡。此外,扳法可以纠正关节错位,缓解肌肉痉挛;解除滑膜嵌顿以及机械性卡压。相关资料表明,神经根型颈椎病患者的血液流变学参数异常与颈椎局部的化学刺激以及机械性卡压有直接关系。因此,扳法在解除机械性卡压之外,还可以改善颈部的微循环。

二、脏腑推拿临床研究主要进展与成果

脏腑推拿是在中医理论指导下,根据脏腑经络学说,以手法作用于人体腹部为主,具有健运脾胃、化生气血,补益肾气、平衡阴阳,疏泄肝胆、调畅气机,畅达三焦、通利水道的治疗作用。纵观推拿发展史,是以脏腑病症治疗为开端,并逐渐发展演变的。

(一)脏腑推拿治疗病种研究

脏腑推拿在常见内科疾病及疑难杂病治疗方面有很大的临床优势。目前研究发现,脏腑推拿治疗的疾病涉及消化系统、泌尿生殖系统、肌肉骨骼系统、结缔组织和神经系统疾病、精神和行为障碍疾病等共41种。消化系统疾病占比最大,约占总量的1/3,较其他系统疾病具有明显的优势。除此之外,目前对痉挛性斜颈、脊髓侧索硬化、再生障碍性贫血等疑难病症,通过脏腑推拿的介入治疗,也取得了可观的临床疗效。

(二)脏腑推拿临床研究

从殷墟出土的甲骨文中的"拊"字,表示人手在另一个人身上或祖露的腹部抚按,即是脏腑推拿的雏形。《史记·扁鹊仓公列传》载扁鹊用按摩治疗虢太子的尸厥症。两汉时期淳于意运用推拿治疗头痛。《黄帝内经》在《素问·血气形志》《素问·异法方宜论》等篇也多次谈及按摩疗法。隋唐时期推拿治疗内科病症的范围更是逐渐扩大;宋金时期推拿具有催产及汗、吐、下作用……脏腑推拿手法以腹部的揉法、按法、摩法、振法等为主,一方面通过对腹部"有形脏腑"的直接刺激,起到促进胃肠蠕动、调整脏腑功能的作用;另一方面,通过对腹部冲脉、任脉、带脉等奇经八脉及十二正经的刺激,起到对人体"无形脏腑"的调节,"脑肠轴"是近年来的研究热点,亦是脏腑推拿治疗疾病的理论基础。

三、小儿推拿临床研究主要进展与成果

小儿推拿为推拿学科中最具中医特色、理论体系较为完整的一个重要分支,以其操作简便、疗效卓著、绿色安全等优势在儿科常见疾病的治疗中发挥着独特的治疗作用。早在秦汉时期医学著作《五十二病方》中,即记载有古人用汤匙边摩拭病变部位治疗小儿惊风抽搐。随着明清时期小儿推拿专著的问世,小儿推拿形成了独立的学术理论体系。

(一)小儿推拿治疗病种研究

对小儿推拿疾病谱研究表明,小儿推拿临床适应证涉及15类148种病症,应该

说临床应用较为广泛。消化系统、神经系统、肌肉骨骼系统、呼吸系统和结缔组织疾病的病种总和占所有病种的 56.76%，与西医院患儿以呼吸系统、消化系统疾病排名前两位的疾病谱相比较，该病谱反映了小儿推拿学科的独有临床特点。

（二）小儿推拿临床研究

小儿推拿手法，与成人手法比较，有其特殊之处，有单式手法和复式手法之别，单式手法主要以推、揉、运、掐、摇、捏、拿等为主，复式手法是小儿推拿独有手法。小儿推拿手法补泻作用较为突出。手法治疗作用的产生，与手法作用力的方向、穴位的属性及作用力的轻重等关系密切，临证必须熟知。如临床一般离心推为泻，向心推为补等。在治疗方面，小儿呼吸和消化系统等内科病症多以小儿推拿特定穴遣方施治，肌肉骨骼系统和结缔组织病症沿袭成人推拿治疗理念，神经系统疾病治疗兼顾小儿推拿特定穴及十四经穴。

第二节 推拿基础研究

随着科学技术的不断发展，推拿学研究不断引入新技术、新方法、新成果，揭示推拿疗效的规律性，从而为进一步研究推拿的作用机制，寻找最佳治疗方案提供参考，为提高推拿临床疗效提供指导，为推拿的标准化提供依据。

一、推拿手法的时效与量效研究

推拿学科发展最重要、最根本的问题是手法与疗效之间的关系问题。其中，切实解决推拿手法与时效、量效之间的关系问题，是科学发展推拿学科的重点。

（一）推拿手法的时效关系

时效关系，是指时间因素对推拿疗效所产生的影响，以及推拿疗效随着时间变化的规律。时间因素，包括单次治疗时间的长短、两次推拿治疗的时间间隔、治疗次数，以及治疗时间的选择等方面，是影响推拿疗效的关键因素。推拿疗法作为一种物理疗法，在单次治疗过程中疗效呈现特定的起落消长变化，因此并不是治疗时间越长疗效越好。一般来说，当治疗急性病变时，因病情重、病程短，需适当缩短治疗间隔时间及治疗次数，对于慢性病变，病程长，需适当增加治疗次数以提高疗效。但需注意，急性软组织损伤后 48~72 小时内一般不宜行推拿手法治疗，这就是治疗时间切入点的问题。

因此，时间因素的决策与病情、病性、病位和手法等因素密切相关，此外还与患者的年龄、性别、体质、职业、生活环境相关。一般而言，小儿治疗时间和治疗次数相对要少，成人治疗时间和治疗次数相对要多；身体强壮的人治疗时间稍短，身体虚弱的患者治疗时间稍长。此外，患者的职业、心理状态、既往史等对治疗时间也有一定影响。

（二）推拿手法的量效关系

量效关系，是指手法的刺激量与推拿疗效之间的关系。适宜的刺激量是决定推拿疗效的关键因素。刺激量过小，难以发挥治疗作用；刺激量过大，容易造成损伤。在时间固定或确定条件下，手法的动力学和运动学因素决定着刺激量的大小，主要体现在手法作用力的大小、角度、方向、方式(频率、幅度)和受力面积等几方面。

1. 作用力大小 在人体生理可承受的范围之内,手法作用力的大小和作用疗效呈正比。影响作用力大小的因素,除了操作者本身的体力和手法技术的熟练程度外,还和有无使用介质、使用何种介质有关。

2. 作用力方向、角度 手法的操作方向和角度对推拿的刺激量有不同的影响。如在同样的条件下,作用力垂直作用于穴位时,刺激量最大,随着角度的变化,刺激量减少。

3. 作用力频率 在传统的推拿理论中,频率快的手法,多属于泻法,频率慢的手法,多属于补法;现代推拿也认为频率快的手法具有的刺激量大,对人体的组织器官一般起到抑制作用,频率慢的手法具有的刺激量小,对人体的组织器官起到兴奋作用。

4. 受力面积 一般在相同作用力的情况下,受力面积越大,压强越小,刺激量也越小。如相同条件下,拇指端点法的刺激量明显要大于掌按法的刺激量。

(三) 推拿手法时效与量效研究

推拿手法的力度、时间、方向、幅度等要素在临床中并不是一个固定量,根据不同病证或疾病发展的不同阶段,手法的治疗量都是不同的,选取适当的手法才能提高疗效。目前对于手法的时效与量效研究从多角度开展,主要集中在对血流改善、肌肉力量、解剖结构、神经功能评分、血清学检查等临床改善情况方面的研究。

二、推拿手法的生物力学研究

推拿疗法主要通过在人体体表施用各种不同手法的外源性刺激,促进机体产生生物物理和生物化学等一系列变化,达到预防和治疗疾病的目的。生物力学是应用力学原理和方法对生物体中的力学问题进行定量研究,能够分析推拿手法作用力大小、时间、频率、力矩、动量等诸多手法运动学和手法动力学参数,以揭示手法操作原理及进一步探讨推拿的治疗作用机制。

(一) 推拿手法的运动学研究

手法运动学是手法生物力学的重要部分,是施术者正确施力于受术者从而达到治疗效果的前提。主要研究施术者肩、臂、肘、腕和手等在操作过程中,随时间变化的复杂动作和姿态变化。以一指禅推法操作为例,以前臂主动运动带动腕部前后摆动,进而带动拇指被动的屈伸。这种屈伸动作是由于腕部空间位置不断改变而拇指仍吸附于一点所引起的被动动作,拇指运动肌群本身并不收缩。正确的一指禅推法操作"沉肩、垂肘、悬腕、掌虚、指实",能持久操作不易疲劳,不会引起关节肌肉的运动型劳损。目前推拿手法运动学研究测试技术主要有光学摄影技术、肌电图学等。

(二) 推拿手法的动力学研究

手法动力学,研究施术者所施力的变化以及施术者自身肩、臂、肘、腕、手内在力的变化。在生物力学介入以前,依据中医传统理论和初步的力学概念,按模糊的手法作用力度来估计手法可能达到的层次,将手法分为五类:①手法用力很轻,仅达到患者体表或皮毛,能产生放松、柔软、舒适感的,定为轻度手法;②手法用力较轻,可达皮下、血脉组织、有行气活血的作用,能产生酸麻胀感者为较轻手法;③手法用力适中,可达肌肉组织,可解痉镇痛、清除肌肉组织代谢产物,并能产生可忍受的酸胀沉重感者,定为中度手法;④手法用力较大,可达深层组织、筋骨或脏腑组织,能刺激神经、解除粘连、促进内脏活动,并有明显酸麻胀痛感、点击感的,定义为重度手法;⑤手法用力很大,或使用突然的爆发力,促使骨关节位置发生改变,能产生理筋整复、纠正错位功效的,定为特重手法。这种分类是从初步的力学数值大小的角度来认识手法。目前手法动力学研究测试技术主要有推拿手法测定仪等。

三、推拿手法镇痛的效应机制研究

推拿通过手法作用于人体体表的经络、穴位或特定部位,调节机体的生理、病理状态,具有明确的镇痛效应。推拿作为一种物理力的刺激,一方面直接在人体局部起着治疗作用;另一方面还可以转换成各种不同能量和信息,通过神经、体液等系统传递,对人体的镇痛作用有着相应的调节机制。推拿镇痛的研究成果较为丰富,主要体现在对神经系统、循环系统及软组织为主的运动系统有关痛症的独特镇痛效应。

(一) 推拿镇痛的神经机制研究

推拿镇痛的神经机制可分为外周水平机制、脊髓水平机制、脊髓上中枢水平机制。在外周水平,推拿可以直接作用于损伤局部或特定部位,通过特有的机械刺激改善局部血液循环,减少致痛物质堆积,同时,推拿可能通过降低外周血清 P 物质含量而发挥镇痛效果;在脊髓水平,推拿对人体经穴产生的各种良性刺激,可激活皮下感受器,使产生的信号作为非伤害性感觉沿粗纤维传入脊髓后角,从而抑制粗纤维末梢同 T 细胞突触的联系,过滤或阻断伤害性感觉传入中枢而发挥镇痛作用;在脊髓上中枢水平,推拿产生的信号沿脊髓通过脑干上升入脑区,激发多种中枢递质的释放,选择性激活脑内镇痛机制,进而通过其下行控制通路,影响闸门的控制效应。

(二) 推拿镇痛的分子机制研究

推拿的生物力学效用是推拿镇痛调节的重要机制,肌肉痉挛、关节弯曲等会引起局部移位和组织损伤,产生组胺、5-羟色胺(5-HT)、K^+、缓激肽等大量炎症致痛物质,这些物质可使机械性刺激感受器敏化,并直接激活痛觉感受器,推拿手法可以改善肌群收缩力量、做功功率及协调能力,从而恢复肌群的生物力学性能。同时,推拿对骨骼肌肌纤维骨架的肌间线蛋白、α-肌动蛋白的表达和骨架形态恢复起到一定作用。

(三) 推拿镇痛的心理性机制研究

疼痛产生的原因不仅是物理化学因素引起的,心理因素也可以使人产生疼痛,并影响着疼痛程度。目前认为,推拿手法在疼痛信号传递的任何环节上可通过心理因素给予调控,痛信号和推拿作用信号均可到达中枢大脑边缘系统不同脑区,而边缘系统正是与情绪密切相关的结构。同时,推拿还具有舒适性与安抚性的特征,能够影响患者心理活动,降低中枢对痛觉的敏感性,提高痛阈水平。

四、推拿手法对各系统的作用机制研究

(一) 运动系统疾病

推拿可通过促进血液循环改善肌肉等组织的营养代谢,促进炎症水肿的消退和吸收,因而广泛地用于治疗肌肉、肌腱、筋膜、韧带等软组织损伤。推拿手法还可分离、松解粘连,用于治疗软组织损伤后瘢痕组织增生、粘连,各种神经血管束卡压综合征等,并可有效提高疼痛阈值。另外,推拿可改善肌肉和关节的生物力学特征,达到"束骨"和"滑利关节"的效果。推拿调节运动系统的机制可归纳为如下几点:

1. 推拿加快静脉、淋巴回流　推拿手法的压力能传递到血管壁,使血管壁有节律地被压瘪、复原,复原后受阻的血流骤然流动,使血流加快。特别是使血液从小动脉端流向小静脉端的速度得到提高。此外,推拿对改善淋巴系统回流也有积极作用。推拿手法可以使组织内压力增高,组织间液在受到挤压后进入毛细淋巴管,淋巴液生成增加,同时,受到手法压力的作用,使淋巴回流速度加快,以减轻神经末梢周围的液体压力,使炎性物质迅速被淋巴液带走,清除体液里致痛物质,能够有效减轻疼痛和缓解水肿。

2. 推拿促进炎症因子吸收和稀释　软组织损伤后,血浆及血小板分解产物形成许多炎症介质,这些炎症介质有强烈的致炎和致痛作用。在推拿手法作用下,肌肉横断面的毛细血管数较之前增加 40 余倍,微循环中血液流速、流态改善,体内活性物质的转运和降解加速,炎性产物得以排泄。推拿还可使机体血液中白细胞总数、白细胞吞噬能力及血清中补体效价有所增加。此外,还可促使淋巴回流,加快物质运转,以及炎症介质的分解、稀释,使局部损伤性炎症消退。

3. 推拿整合各级疼痛信号　当推拿手法作用于人体某一特定部位时,它所产生的推拿信号沿脊髓通过脑干上升入脑区,将激发多种中枢递质的释放,选择性地激活脑内镇痛机制,进而通过其下行控制通路,影响闸门的控制效应。

4. 推拿的生物力学效应　推拿手法可以恢复生物力学平衡,通过调节脊柱周围的肌群以维持关节稳定和平衡的功能,并通过静力平衡的调节,维持和保护关节稳定和平衡。同时,推拿手法可以间接引起机械力感受器发生变化,手法的这种生物学效应是手法的力学刺激所引发,力学信号转变为生物信号的关键是机械力感受器。目前认为可能潜在的机械刺激感受器包括离子通道、G- 蛋白连接受体、酪氨酸激酶及整合素家族等。

(二) 神经系统疾病

推拿调节神经系统功能的作用形式主要表现为影响神经兴奋与抑制的过程,轻柔和缓、有节律的刺激使交感神经受到抑制,具有抑制和镇静作用;急速而较重的手法刺激使交感神经兴奋,而副交感神经抑制。其对神经系统的作用机制主要体现在以下几个方面。

1. 推拿对神经传入途径的影响　推拿通过皮肤或皮下感受器对推拿机械力信息的编码和抽提是推拿发挥作用的基础,也是推拿影响神经传入的主要途径。推拿手法的刺激强度主要取决于压力,其直接作用导致施术部位皮肤及深层组织变形,因此,被体表或深层组织中机械力感受器所感知;另外,推拿施术过程中会产生一种胀痛或

酸胀的疼痛感,这种疼痛感具有模糊持续性的特点,刺激停止后可持续一段时间,是一种生理性疼痛,这表明推拿治疗效应可能与感受这种生理性疼痛的伤害性感受器有关。

2. 推拿对神经传导过程的调节　各种推拿手法的刺激部位和治疗穴位,大多分布在周围神经的神经根、神经干、神经节、神经节段或神经通道上。手法的刺激作用,可改善中枢、周围神经装置及传导路径,促使中枢、周围神经产生兴奋,以加速其传导反射。

(1) 对中枢神经系统的调节:手法刺激可通过反射传导途径来调节中枢神经系统的兴奋和抑制过程。如较强的手法刺激推拿能引起大脑皮质的抑制;节律性的轻柔手法可使大脑皮质的电活动趋向同步化,有较好的镇静作用,可以解除大脑的紧张和疲劳状态。

(2) 对外周神经系统的调节:推拿对于外周神经系统的影响,主要体现在神经系统中传出途径的影响。如振动法,可使脊髓前角炎患者对感应电流不产生反应的肌肉,重新产生收缩反应,重新产生膝腱反射和跟腱反射。同时手法还可改善局部神经营养状况,促使神经细胞和神经纤维恢复的作用。另外,手法还可以改变同一节段神经支配内脏和组织的功能活动。在沿神经走行方向按压时,还可使神经暂时失去传导功能,起到局部镇痛和麻醉作用。

(3) 对神经递质的调节:推拿对神经递质的影响也是十分重要的,大量研究表明,推拿对神经递质具有双向良性调节作用,可以通过调节神经递质的紊乱发挥治疗疾病的作用。有研究表明,推拿治疗腰椎间盘突出症,腰部产生疼痛时,唾液中的 5-HT 含量升高,而经过牵引推拿手法治疗后,患者腰腿部疼痛消失或减轻,处于安静状态后,其唾液中 5-HT 显著下降,充分说明推拿治疗在神经递质调节中发挥的作用。

(4) 对受损神经元的修复:推拿手法的机械性刺激对周围神经系统和中枢神经系统均有保护和修复的作用。有研究者从电生理和生物细胞学角度观察推拿机械振动手法对大鼠臂丛神经损伤的恢复作用,发现机械振动推拿能够有效防治肌肉萎缩,促进大鼠下颌下腺内源性神经生长因子的分泌,加速受伤臂丛神经的修复。

(三) 呼吸系统疾病

推拿对呼吸系统具有良性的双向调节作用,并体现在多个层次、多个途径。现代医学认为,推拿手法对肺活量、气道反应性及提高机体免疫功能等都有作用。

1. 推拿对肺通气量、肺活量的调节作用　推拿对肺活量可产生明显影响。有研究证实,推拿按揉缺盆穴、中府穴、云门穴,擦膻中穴、胸大肌,按揉肺俞穴,拿肩井,推拿前肺活量为 3 809 ± 337ml,推拿后肺活量可达到 4 065 ± 336ml,表明推拿能提高正常人体肺活量。推拿手法通过揉中府、云门、膻中、神封、神藏、肺俞、膈俞等穴位后,肺功能检查证实能使呼吸道阻力减少,提高人体肺通气量,增加肺活量,提高人体的肺功能。

2. 推拿对气道反应性的调节　气道反应性是指气道对各种物理、化学、变应原的反应程度。有研究者在缓解期哮喘正规方案治疗的基础上,采用足穴推拿防治小儿哮喘,经 3 个月推拿治疗后,肺功能测定指标最大呼气流量(MEF)、第 1 秒用力呼气容积（FEV₁）较治疗前有明显改善，表明推拿能改善小儿哮喘患者的肺功能。

（四）循环系统疾病

推拿手法直接作用于人体，能够扩张毛细血管，改善局部血液循环，提高血流速度，改善心脏功能，提高心肌供血，进而调节人体的血压、心率、脉搏、代谢等功能。

1. 推拿对血管的调节作用　推拿对血管的调节主要表现在促使毛细血管扩张，开放储备状态下的毛细血管，促进血管壁弹性功能恢复等方面。推拿时在人体表组织产生的压力与摩擦力，能使血管壁上的脂类物质被大量地消耗与清除，促进了血管壁弹性的恢复，改善了血管的通透性，减缓了血管硬化，降低了血管类疾病的发生率，同时也降低了血液流动时所产生的外周摩擦力。推拿手法可以引起组织内压的波动，增强促进血液流动的剪切力，降低血液的黏滞度，改善血液流动性，尤其对改善微循环起到了重要的调节作用。

2. 推拿对血压的调节作用　推拿手法具有显著的降压作用。传统"推桥弓"疗法被广大患者熟知与接受。有研究者通过"推桥弓"及对攒竹、风池、心俞、曲池、三阴交等穴进行刺激，发现颈动脉窦会感受到显著的"牵拉"作用，进而引发孤束核反射调节，起到抑制交感神经活性的效果，对这些穴位进行刺激之后，研究对象的周围血管舒张，心率减慢，血压明显下降。同时，推拿能使肌肉放松，扩张周围血管，提高血流的通畅性，减轻心脏负担，通过对神经和血流的调节间接起到调节血压的作用。

3. 推拿对血液循环的调节作用　对体表进行推拿产生压力会刺激血管壁，并导致其周期性的收缩、复原，当血管壁再次复原后，受阻的血流会骤然流动加快，使血管内血液量增大。由于动脉内压力很高，管内血液不会逆流，因此推拿对局部微循环起到了很大的调节作用，提高了血液从小动脉端向小静脉端的流动速度；手法作用于机体时所产生的组织内压远远大于静脉压和毛细血管压，使血液与组织液之间的物质交换得到加强，促进细胞间液的毛细血管壁滤过过程和重吸收过程，改善血液流变学的特性。

4. 推拿对血液成分的调节作用　推拿可引起人体血液成分中血浆和血细胞含量的变化。从推拿对人体血浆成分影响的研究中发现，推拿对血浆中血浆蛋白、总胆固醇、甘油三酯、低密度脂蛋白胆固醇等成分有明显的调节作用。从推拿对人体血细胞成分影响的研究中发现，推拿可增加血液中红细胞、白细胞的数量，增强白细胞的噬菌能力，提高血清中补体含量。

5. 推拿对心功能的调节作用　推拿可使得心肌收缩力显著提升，并可起到调节心率、心律、心脏射血能力和自身血流的作用，还可使外周阻力降低。临床研究发现，推拿可提高冠心病患者左心室收缩力，对缓解冠状动脉缺血状况效果显著，还可以缓解心绞痛，对提高交感神经活性有积极作用，并起到调节心率的作用。

6. 推拿对淋巴循环的调节作用　推拿在改善淋巴循环方面也有明显的作用，早在 2008 年淋巴推拿手法得到了广泛的发展，例如"人工淋巴引流术"等，该类手法可以加快局部淋巴回流的速度，减轻神经末梢周围的液体压力，使炎性物质迅速被淋巴液带走，清除致痛物质，明显减轻疼痛和缓解水肿。

7. 推拿对微循环的调节作用　在安静情况下，平均仅有 8%~16% 的毛细血管处于开放状态,经推拿治疗后,可以增加局部毛细血管的开放量,增加局部毛细血管的数量,明显改善局部微循环。有学者选择家兔佐剂性关节炎模型进行推拿治疗研究,发现推拿治疗后球结膜微循环状况显著改善,血栓消除,相关指标和治疗前相比提高显著。表明推拿可以改善微循环的功能,有利于增强血液流动性和扩大血管管径。

（五）免疫系统疾病

推拿手法对免疫系统各组织器官、细胞及因子的调控,体现在多个方面、多个途径。其作为一种物理疗法,通过机械性刺激人体相应治疗部位,既可以直接改善局部体液循环,调节体温,又可以通过整体经络按摩,调节脏腑组织器官的功能,提升人体内部正气,从而提高机体的免疫防御能力,治疗相应疾病。

1. 推拿对机体免疫器官的影响　皮肤是人体抵御外邪的第一道防线,也是人体最大的"免疫器官",通过手法刺激皮部,具有一定的治疗疾病及保健强身作用。研究表明,背部足太阳膀胱经部位行按揉法、推法及捏脊法推拿操作,可使免疫抑制家兔淋巴结中的 β-EP（β 内啡肽）含量增加,血浆中的 β-EP 降低,从而增强机体免疫能力。胸腺和脾脏均为机体的免疫器官,研究表明推拿能够影响免疫器官内去甲肾上腺素浓度的变化,且不同推拿手法对免疫器官内去甲肾上腺素浓度的调节与手法的操作部位有关。

2. 推拿对机体免疫细胞的影响　免疫细胞指直接参与免疫反应或者与免疫反应有关的细胞,有学者对推拿前后的白细胞计数、白细胞吞噬能力、淋巴细胞比例做过比较,证实推拿后白细胞数量增加,淋巴细胞比例升高,白细胞噬菌指数提高。研究表明,推拿可增加 T 淋巴细胞及其亚群的含量,对健康女性进行推拿治疗后观察发现,机体内部分淋巴细胞含量较正常状态下的 T、B 淋巴细胞升高。

3. 推拿对机体免疫因子的影响　免疫球蛋白根据重链抗原特异性的不同,可分为 IgM、IgG、IgA、IgE、IgD 五类,它们与其相应抗原结合,从而执行机体的体液免疫功能。研究表明,系统性红斑狼疮患者进行规律的中医推拿按摩,可提高白细胞总数量,增加白细胞吞噬能力,并提高白细胞分类中淋巴细胞比例,提高血清中补体效价,降低 IgM、IgG、IgA 表达,进而提高机体免疫能力。

（六）内分泌系统疾病

推拿可调整机体内分泌系统的生理功能。推拿刺激人体后,可以引起机体内分泌系统功能及相应的生物活性物质发生变化,并在一定时间内引发机体产生一系列病生理反应。

1. 推拿对胰腺功能的调节　现代医学认为,自主神经系统管理着消化、生殖、泌尿等系统的活动,调节新陈代谢,主要支配内脏和血管中的平滑肌及腺体,以维持体内外环境的平衡。自主神经分为交感神经与副交感神经,各脏器都受两者双重支配。轻柔而有节律的慢性推拿手法刺激,如掌推振动法,副交感神经功能加强,血管舒张,消化道蠕动增强,腺体分泌增加,糖的利用代谢加快,血糖含量降低。同时副交感神经兴奋,能直接促进胰岛素分泌,使血糖下降。

2. 推拿对雌孕激素分泌的影响　推拿研究表明,足穴推拿治疗可以使血清雌二醇（E_2）水平明显升高,血清卵泡刺激素（FSH）、促黄体生成素（LH）水平明显降低。另一项研究发现,快频率的腹部振动,能刺激腹部神经,促进肾上腺素分泌增加,通过信息传递到达脑垂体前叶,分泌促甲状腺激素和促性腺激素,从而达到调节内分泌的目的。

3. 推拿对单纯性肥胖症的干预　推拿能够抑制肥胖患者亢进的胃肠消化吸收功能,逆转肥胖患者异常的糖脂代谢,调整患者的神经-内分泌系统,有较好的减肥功效。研究发现,腹部推拿中摩腹、揉腹、运腹、按腹等手法,能够促进腹部肌肉收缩,增加能量消耗,使基础代谢率增加、胃肠蠕动加快,促进体内代谢产物的排泄,使腹部多余脂肪转化为热量而被消耗。

4. 推拿对内分泌激素的调节　早期研究表明,推拿对于内分泌激素的调节作用明显。推拿研究发现,捏脊疗法在一定程度上能防治小儿厌食症,其作用机制可能是推拿调节研究动物模型中枢及外周 CCK-8 的分泌与释放。另有研究证实,手法推拿 1 个月后,幼兔的生长激素(HGH)、甲状腺素(T_3、T_4)、胰岛素(INS)、胃泌素(GAS)均不同程度提高,表明手法推拿具有促进生长发育的作用。

（七）消化系统疾病

推拿手法对消化系统有直接和间接两个方面的作用:直接作用,是指通过手法的直接作用力使胃肠管腔发生形态改变和运动,促使胃肠蠕动速度加快和力度加大;间接作用,是指通过手法的良性刺激,激活经神经的传导反射作用,促进胃肠蠕动和消化液分泌,增强对食物的消化吸收能力,改善消化系统的功能。

1. 推拿对胃肠动力的调节作用　无论是推拿手法的直接作用还是间接作用,均可刺激到胃肠,使平滑肌的张力、弹力和收缩能力增强,从而促进胃肠蠕动,调节肠动力。研究表明,穴位推拿能促使消化道平滑肌内毛细血管开放,使平滑肌获得更多的血液和营养物质,增强平滑肌的张力和弹性,促进胃肠蠕动。摩腹通过柔和有力的手法刺激,可通过反射调节使中枢受到抑制,从而使位于降结肠和直肠的副交感神经兴奋,降结肠、直肠蠕动增加。推拿足三里穴,对胃体及胃窦的胃电波幅具有双向调节作用。

2. 推拿对胃肠分泌功能的调节作用　推拿对于胃液的分泌具有重要影响。一般认为,推拿手法的刺激信号通过交感神经系统的反射作用,使支配内脏器官的神经兴奋,促使胃肠消化液的分泌。而在推拿手法治疗胃溃疡的研究中发现:推拿手法的刺激信号通过交感神经系统的反射作用,使支配内脏器官的神经兴奋,促使胃肠消化液的分泌;推拿点按脾俞、胃俞、足三里等穴位,可观察到胃液分泌减少,胃蛋白酶的活性被抑制,从而表明推拿疗法对抑制胃溃疡发生也有一定作用。另外,在胃体部有大量胃肠动力激素的表达,如血管紧张素等,在推拿干预后上述胃肠激素可见明显变化。

3. 推拿对胃肠消化功能的调节作用　推拿手法能改善胃肠血液淋巴的循环流动,因此手法的合理刺激也可加强胃肠的消化吸收功能。如小儿推拿,运用捏脊手法治疗小儿疳积,发现患儿的血清胃泌素显著高于正常儿童,捏脊治疗 2 周后血清胃泌素水平降至正常。同时,捏脊手法配合按揉足三里等穴,还可以提高疳积患儿的木糖排泄率和尿淀粉酶活性,改善疳积患儿的小肠吸收功能,小儿推拿的补脾经可以提高胃蛋白酶的生物活性。这些酶类都是消化过程中必不可少的中间物质,它们的生物活性直接决定了消化功能的正常与否。

4. 推拿对肝脏功能的调节作用　推拿对于某些肝脏疾病具有一定的疗效。研究报道推拿治疗脂肪肝疗效显著,推拿治疗脂肪肝主要是通过腹部推拿及特殊穴位的点、按方法,使腹部肌肉产生运动,增加肝细胞的通透性和改善微循环障碍,消耗肝内脂肪,促进肝脏脂肪的转运,减少其肝内脂肪的堆积,从而达到治疗目的。此外,推拿还具有防治酒精性脂肪肝的作用,改善酒精引起的肝细胞脂质代谢紊乱,从而有效地防止肝组织的脂肪变性,延缓酒精性脂肪肝的发病过程。

5. 推拿对胆囊功能的调节作用　推拿对于胆汁分泌、胆囊运动及其周围的血运功能均有显著的调节作用。有研究发现,斜扳法可以使脊椎松动,反射性地使胆囊交感中枢兴奋,从而抑制胆囊收缩,减少胆汁分泌,同时点按两侧胆囊穴使 Oddi 括约肌松弛,淤积的胆汁可顺利排出。此外,通过超声波检查等研究,推拿还可以抑制胆囊壁平滑肌的痉挛,使胆道通畅,胆压下降,从而起到缓解胆绞痛的作用。

（八）泌尿生殖系统疾病

推拿对泌尿系统疾病的调治,是在中医理论指导下,以中医学整体观念和辨证论治为基本原则,借助现代解剖学、生理学知识,发挥推拿手法优势。常用的推拿手法包括:摩腹、揉腹、振腹、横擦腰骶、循经推按等,也可以配合特定穴位行一指禅推法、揉法、按法等。

1. 推拿疗法对泌尿系统的调节作用　首先,推拿能够间接影响尿道括约肌的调节作用。一般认为,脑桥排尿中枢协调着膀胱和尿道外括约肌位于骶髓的运动神经元,刺激骶髓相对应体表的穴位有刺激膀胱和尿道外括约肌的作用。其次,推拿对逼尿肌具有双向调节作用。不同的力度反复刺激或叩击膀胱区域,压力直达膀胱逼尿肌,可以增加膀胱张力,引起逼尿肌对牵拉反射的反应,进而影响尿液的储藏与排出。当推拿腹下耻骨联合正中,紧张性膀胱经推拿后内压下降,而松弛性膀胱经推拿后内压上升。再次,推拿对盆底肌具有调节作用。研究证实,推拿能促进盆底肌的收缩,有助于改善膀胱功能,缓解尿失禁,但相关机制仍待进一步研究。此外,推拿能够调节尿动力学,研究表明推拿不仅能提高膀胱的容量,增加尿液的排出量和排出速度,减少膀胱内的残余尿量,还可以改变尿动力学形态,调整逼尿肌的压力。

2. 推拿对生殖系统的调节作用　首先,推拿对卵巢功能及形态具有调节作用。研究表明,推拿手法可促进卵巢功能恢复,调整内分泌紊乱和基础体温异常,降低血清促黄体生成素(LH),升高卵泡刺激素(FSH),降低睾酮(T),改善 LH/FSH 比值,减小卵巢体积。其次,推拿对输卵管形态及功能具有调节作用。腹部推拿手法作用部位正是子宫、卵巢、输卵管在体表的投影区,缓慢柔和的手法,能带动腹部脏器产生共振,同时手掌上的热量会逐渐随振波向四周扩散,加快血液循环,恢复内部脏器的功能。再次,推拿能够调节子宫形态及功能。研究表明,针对青春期功能性子宫出血的患者,配以子宫推拿手法,压迫子宫,可使子宫腔面相贴,机械性地压迫宫腔内开放血管,达到止血目的。此外,推拿还可以调节男性生殖器官功能。推拿通过在腹部、大腿内侧及背部的手法操作,可直接调节前列腺的血液供应,影响支配前列腺的交感和副交感神经,调节前列腺功能,缓解前列腺炎导致的疼痛、坠胀等尿路症状。

扫一扫
测一测

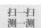

? 复习思考题

1. 什么是脏腑推拿?
2. 推拿手法对运动系统疾病的作用机制有哪些?
3. 推拿的临床研究包括哪几方面?
4. 推拿的时效关系指什么?
5. 推拿的量效关系指什么?

主要参考书目

1. 俞大方．推拿学［M］．上海：上海科学技术出版社，1985.
2. 曹仁发．中医推拿学［M］．北京：人民卫生出版社，2006.
3. 严隽陶．推拿学［M］．北京：中国中医药出版社，2009.
4. 房敏，刘明军．推拿学［M］．北京：人民卫生出版社，2012.
5. 王之虹，于天源．推拿学［M］．北京：中国中医药出版社，2012.
6. 吕立江．推拿功法学［M］．北京：中国中医药出版社，2013.
7. 罗才贵．推拿治疗学［M］．北京：人民卫生出版社，2001.
8. 王华兰．推拿治疗学［M］．上海：上海科学技术出版社，2011.
9. 国家中医药管理局．中医病证诊断疗效标准［M］．南京：南京大学出版社，1994.
10. 王麟鹏，房敏．针灸推拿学［M］．北京：人民卫生出版社，2015.

复习思考题答案要点与模拟试卷